中医药科研思路与方法

主编　彭　军　褚剑锋

U0262515

科学出版社

北京

内 容 简 介

　　本书主要介绍医学科研特别是中医学科学科研的思路与方法，旨在使中医药专业学生增强课程思政意识，掌握医学科研的思维方法和基本程序，开阔学生的视野，激发学生对医学科学研究的兴趣，以及对本专业的热爱。本书内容主要包括中医药科学研究发展历程与重大成就、科研选题策略与方法、基础医学研究的常用方法、临床研究常用的设计方案和设计方法、中药研究新技术、中药新药申报的方法与规范、循证医学思想及其核心研究方法、医学科研论文写作、科研课题的申报以及研究生开题报告撰写等科研思路与方法。相关内容体现了继承中医药基础上，融合现代医学、现代自然科学，重视宏观与微观相关哲学思维的结合科学特点。

　　本书实用性强，可供中医药工作者和研究者阅读，也可作为医药学等相关专业的教学用书。

图书在版编目（CIP）数据

中医药科研思路与方法 /彭军，褚剑锋主编. —北京：科学出版社，2023.3
ISBN 978-7-03-074876-8

Ⅰ. ①中⋯　Ⅱ. ①彭⋯ ②褚⋯　Ⅲ. ①中国医药学－科学研究－研究方
法　Ⅳ. ①R2-3

中国版本图书馆 CIP 数据核字（2023）第 026009 号

责任编辑：刘　亚　鲍　燕 / 责任校对：刘　芳
责任印制：徐晓晨 / 封面设计：蓝正设计

科 学 出 版 社 出版
北京东黄城根北街 16 号
邮政编码：100717
http://www.sciencep.com
北京中科印刷有限公司 印刷
科学出版社发行　各地新华书店经销

*

2023 年 3 月第 一 版　开本：787×1092 1/16
2023 年 3 月第一次印刷　印张：13 3/4
字数：326 000
定价：**79.80 元**
（如有印装质量问题，我社负责调换）

编　委　会

前　言

　　党和政府高度重视中医药工作，特别是以习近平同志为核心的党中央把中医药工作摆在更加突出的位置。为全面贯彻《中共中央国务院关于促进中医药传承创新发展的意见》和全国中医药大会精神，更好地继承与发扬中医药文化，培养中医药创新型人才，按照全国高等中医药院校人才培养目标，在中国中西医结合学会科研院所工作委员会的指导下，在中国科学院资深院士、福建中西医结合研究院院长陈可冀教授的关心下，由福建中西医结合研究院的科研骨干组织和规划了本书的编写工作。

　　本书在编写的过程中，认真听取了各方面专家、学者、中医药教育教学一线教师的反馈意见及建议，坚持问题导向、目标导向以及需求导向原则，对整体知识体系、结构安排等进行了系统优化，希望通过本书将中医药的新知识、新技术、新方法介绍给读者，以供全国高等中医药院校本科、研究生学习以及供中医药工作者和研究者阅读，也希望本书能服务于全国高等中医药院校人才培养和学科建设，促进中医药教育事业的发展。

　　在编写过程中，力求不断提高教材整体质量，加强理论和实际的联系，保证思想性、科学性、先进性、实用性及启发性的统一。本书一共分为十一章，主要内容包括中医药科学研究发展历程与重大成就、科研选题策略与方法、基础医学研究的常用方法、临床研究常用的设计方案和设计方法、中药研究新技术、中药新药申报的方法与规范、循证医学思想及其核心研究方法、医学科研论文写作、科研课题的申报以及研究生开题报告撰写等科研思路与方法。相关内容充分利用了中医药学的独特理念和方法与先进科学技术相融合，促进了中医药学的传承创新发展。

　　本书中的某些内容可能还不太成熟，难免有许多不足之处，敬请读者在使用过程中不惜斧正，以使本书能不断完善。谨此，向指导、编写和使用本书的专家和学者表示衷心的感谢！

编　者
2023 年 2 月

目　录

第一章 绪 论

第一节 科研的概述

科学研究是推动科学发展、人类进步的动力，按其研究对象的不同，可分为自然科学研究和社会科学研究。前者以自然界的事物和现象为研究对象，后者以人类社会为研究对象。中医药学科研主要归属于自然科学研究的范畴，但也兼具社会科学研究的属性。

一、科研的定义和分类

1. 科研的定义

科研又称科学研究，是指运用科学的理论和方法，探索自然界未知领域中物质运动的现象及其规律，创造新理论、新技术的认识活动。

医学科学研究与其他科学研究一样，也是认识客观事物、探索未知的过程，是探索人体在正常或疾病状态下的生命规律，研究疾病诊断、治疗和预防措施的实践活动。

中医学的科学研究是以中医学理论和知识为指导，应用现代和传统的科学技术，揭示中医学理论的本质，探索人体健康和疾病的规律，研究保持健康、防治疾病的理论知识和方法，从而促进中医学理论的发展，提高人类健康水平。

2. 科研的类型

根据研究工作的目的、任务和方法，通常将科学研究划分为以下三种类型。

（1）基础研究 是对未知事物的现象本质和规律进行探索的科研活动，目的是发现新理论、新原理、新知识等，从而丰富和发展为科学理论，为新的技术发明和创造提供理论依据。当一项科学研究是为获得对自然界更充分的了解，或为获得对新的探索领域的发现，但又没有考虑近期的实用目标时，这项研究就可以称为基础研究。基础研究的成果常常对广泛的科学领域产生影响，并常常说明一般的、普遍的真理，它的成果也常常成为普遍的原则、理论或定律。

中医药学基础研究的目的是探讨中医学基本理论的本质和规律，促进中医药学理论的发展。例如，阴阳五行理论的研究，藏象学说的研究，经络实质的研究，六淫学说的研究，中药采集、炮制、药理、药效、毒理的研究等，都属于中医药学的基础研究范畴。

（2）应用研究 是把基础研究发现的新理论和新知识应用于特定的科学领域，具有明确的研究目标的科研活动，是基础研究的延续，目的在于为基础研究的成果开辟具体的应用途径，使之转化为实用技术。应用研究是基础研究成果在生产实践活动中的体现，是为达到某些特定的实际目标提供新的方法或途径。应用研究的成果能够解决特定科学技术领域的实际问题。

对中医药学来说，应用研究主要是研究中医学理论在疾病诊断、辨证、治疗、预防和药品生产中的应用问题，可以为进一步研究临床诊疗技术方法或药品生产打下基础。如清热解毒、活血化瘀、补益肝肾等治法机制的研究等。

（3）开发研究　又称发展研究，是指运用基础研究、应用研究所获得的知识和方法，研制新技术、新材料、新产品的科研活动。其实把基础研究、应用研究的成果应用于生产实践的科学研究，是科学转化为生产力的中心环节。

对中医学来说，开发研究主要是研究临床疾病的中医诊断和治疗方法，特别是有效的方药。如新药的开发，新的医疗器械的研制等。

3. 中医药学科研的类型

（1）动物实验　以实验动物为研究对象的医学科研活动，利用生物学、物理学、化学等技术方法在实验动物身上进行科学实验，研究实验过程中动物发生的生理、病理变化以及产生这些变化的机制，从而为生命科学服务。

（2）临床试验　是指以人体（患者或健康人）作为研究对象的医学科研活动，以揭示研究因素（新药、新疗法等）对人体的作用、不良反应，或探索药物在人体内的代谢规律等。临床试验的目的是探寻疾病的诊断、治疗和预防措施。通常把参加临床试验的人员称作"志愿者"或"受试者"，他们可以是健康的人，也可以是患者，主要根据试验的性质和目的而定。临床试验必须符合医学伦理的要求。

（3）预防医学研究　以人群为研究对象，应用宏观与微观的技术手段，以预防疾病为目的，研究健康影响因素及其作用规律，阐明外界环境（自然、社会）因素与人群健康的相互关系，制定公共卫生策略与措施，以达到控制疾病、保障健康、延长寿命的目的。

（4）新药研究　新药是指化学结构、药品组分和药理作用不同于现有药品的药物。根据《中华人民共和国药品管理法》（简称《药品管理法》）及《药品注册管理办法》的规定，新药包括未曾在中国境内上市销售的药品，以及已上市但改变剂型、改变给药途径、增加新适应证的药品。新药的研究包括临床前研究、临床研究和售后调研三个环节。

（5）调查研究　是一种观察性研究，研究者不需要采取什么特别措施，只要到现场收集所需要的数据资料，这些资料为客观存在的结果或条件，不包括任何影响结果的因素或变量。调查研究分为横向调查研究和纵向调查研究。

（6）文献研究　是指搜集、鉴别、整理文献，并通过对文献的研究形成对事实的科学认识。科学研究需要掌握相关领域的研究动态、前沿进展，了解前人已取得的成果、研究的现状等，因此需要充分地占有资料，进行文献调研。通过对文献资料的挖掘整理，不仅能够为中医科研提供研究资料、研究方法，还可对研究工作的思路发挥重要的指导作用。

（7）名医学术思想研究　名医学术经验是将中医理论、前人经验与当今临床实践相结合的典范，是中医药学宝库中的瑰宝，将名医的学术思想通过科研的方式转化成科研成果，既有利于后来者的继承和学习，又便于推广和应用；既可对名医学术经验进行评价，促进名医学术思想的继承和发展，又利于培养高素质的中医人才，提高临床诊疗水平，推动中医学术进步和理论创新。

二、中医药学科研的特点

科学研究是创造新理论、新知识、新技术的认识活动，具有创造性、探索性、积累性、继承性等基本特点，中医学具有独特的学术体系，其研究对象是具有复杂属性的人类，所以中医药学科研活动除了具有上述基本属性外，还有以下一些特点。

1. 复杂性

中医药学的学术体系尤其重视人与自然、社会的和谐统一，所以在中医科研中除了立足于人的生物学因素外，还重视心理因素、自然因素、社会因素等对人体产生的影响，从而使中医药的科研具有显著的复杂性和困难性。

2. 伦理性

凡涉及人体试验的，必须严格遵守医学伦理学原则，如知情同意原则、实验设计及实验过程的道德原则等，不能直接、间接地有损人体健康。世界卫生组织和我国的卫生管理部门都对医学科研，特别是临床试验做了严格的规定，颁布了相关的管理条例，医学科研人员必须严格遵守。

3. 整体性

整体观是中医药学理论的核心。人与自然界和社会保持着统一的整体关系，自然环境和社会环境的变化都会对人的生命活动和疾病过程产生影响。

4. 实践性

在长期的医疗实践过程中，中医学总结积累了一整套预防及诊治疾病的理论、方法。在指导思想、研究方法和研究内容等方面，都突出了临床实践的重要性。

5. 辨证性

辨证论治集中体现了中医学对人体病理规律和临床诊疗思维的认识，具有有别于西医学诊疗体系的特色和优势。抓住"证候"这一关键环节开展科学研究，才能够充分保持和发扬中医学的优势，推动中医学理论的发展。

三、中医药学科研的意义

1. 提高健康水平

千百年以来，中医药学对于中华民族的繁衍昌盛发挥了重要的作用。开展中医科学研究，保持和发扬中医学的特色和优势，对提高人类的健康水平具有重要的作用。

2. 发展中医学理论

中医学理论有其自身的特色和优势，也有一些局限性，需要在科学发展过程中不断完善，进一步构建科学合理的中医学理论体系。不断吸取当代的科学技术成果和科学方法，深入开展中医科学研究，不断解决学科发展中遇到的新问题，对中医学理论的发展和学科体系的完善具有重要的意义。

3. 促进现代生命科学理论的发展

中医学认为，人体是一个有机的整体，机体各脏腑、组织相互协调，相互影响，维持着人体生命活动的动态平衡，以保持健康的状态。同时人体的生理、病理活动也受自然因素和社会因素的影响。这一认识揭示了人体内部的协调统一及对外部环境的适应性的生命活动规律。同时也将丰富现代医学的内涵，促进现代生命科学理论的发展。

四、中西医结合研究成就

1. 中西医结合科研成果举世瞩目

1）开创了中西医结合科研工作：一是认真继承发掘中医药学；二是紧跟现代科学技术及现代医药学突飞猛进的发展，及时而充分引用现代科学技术方法；三是多学科、多层次地从临床到基础、从理论到实践、从宏观到微观等开展系统综合研究；四是敢于突破、勇于创新。形成了我国中西医结合研究的显著特点，并保持着世界领先水平。

2）探索了中西医结合思路方法，而且研究出了令全世界瞩目的科研成果。据初步统计，全国获省部级以上的科研成果达 1100 多项，其中中西医结合治疗急腹症、活血化瘀治疗心血管病、中西医结合治疗骨折、中西医结合救治多脏器衰竭、中西医结合针麻研究及针刺镇痛原理研究、抗疟新药青蒿素研制成功、中药砒霜（三氧化二砷）治疗急性早幼粒细胞白血病及其分子水平和基因水平机制研究等，均居国际领先水平。

2. 中西医结合临床研究成绩卓著

1）中西医结合的"病证结合"诊断模式和方法，即辨病诊断与辨证诊断相结合，临床诊断与实验室和特殊检查（如影像学诊断）相结合，宏观辨证与微观辨证相结合。实现了对疾病和患者机体状态的综合诊断。不仅促进了中医辨证客观化、标准化、规范化和现代化发展，而且丰富和发展了临床诊断学。

2）形成了辨病论治与辨证论治相结合、疾病的分期分型辨证论治与微观辨证论治相结合、同病异证而异治、异病同证而同治及围手术期中西医结合治疗等"病证结合"治疗模式和方法。丰富和发展了临床治疗学，提高了临床疗效。各临床学科经过大量临床研究，证明了中西医结合治疗疾病的疗效优于单纯西医药或单纯中医药的疗效。

3）密切结合临床研制开发中药新药成果累累。如首创利用中药青黛研制成功的治疗慢性粒细胞白血病的靛玉红，利用中药砒霜研制成功的"癌灵1号"（三氧化二砷）注射液治疗急性早幼粒细胞白血病，利用中药川芎研制成功的川芎嗪注射液，利用中药丹参研制成功的丹参酮、丹参素或复方丹参注射液等防治心脑血管病，利用中药五味子研制成功的治疗肝炎新药联苯双酯，利用中药薏苡仁研制成功的抗癌新药康莱特，利用中药青蒿研制成功的抗疟新药青蒿素等，均广泛有效地应用于临床。

五、医学科研的基本程序

医学科学研究课题虽然性质不同，目的各异，但都具有基本的工作程序，即选题、设计、实施、资料分析、提出研究结论、撰写研究报告等。

1. 选题
科学研究的第一步工作就是选择所要研究的课题，确立研究目标和方向。

2. 课题设计
课题设计是指围绕课题选题，进行构思、计划，设计课题研究方案，主要包括以下步骤。

（1）立项依据　依据是科研工作的关键，主要包括课题的研究意义、国内外研究现状分析等。

（2）研究方案　计划是课题设计的重中之重，研究计划的设计水平是研究者科研水平的直接反映。研究方案包括研究目标、研究内容、拟解决的关键问题、拟采取的研究方法、技术路线、可行性分析、项目的特色和创新之处、预期研究成果等。

（3）实施计划 主要内容包括课题组的组成、任务分工，研究工作总体安排和年度进度计划，研究工作基础，已具备的研究条件，尚缺少的条件及解决的途径，经费预算等。

3. 课题研究的实施

科研课题立项后，就要根据研究方案开展各项研究工作。该阶段是把研究方案付诸行动的实施阶段，是运用科学的方法获取研究资料的阶段。课题研究的实施主要采取观察、实验与调查等研究方法。

4. 研究资料的整理分析

在课题研究过程中，获得一系列研究资料，如数据、图形、实物（如切片、照片）等。下一步的研究工作就是对所获取的研究资料进行整理和分析，特别是通过对研究数据进行统计学分析，以揭示各因素之间的相互关系，这是提出研究结论的前提和条件。

5. 提出研究结论

在对研究资料进行整理分析获得研究结果以后，需要运用科学的思维方法和专业的理论知识，通过总结分析、归纳推理、抽象概括等把客观的研究结果，上升为理性认识，提出课题研究的科学结论，达到课题研究的目的；也是对课题的科学假说进行分析验证、修改补充或者否定的过程。

研究报告是各类研究课题中最基本的步骤，标志着课题完成的通用表现形式。无论是基础研究、应用研究还是开发研究，无论是动物实验还是临床试验，课题完成后都必须写出研究报告及完成课题研究的主要技术资料。研究报告主要包括两大部分，一是工作报告，二是技术报告。前者是工作总结性质的报告，主要是介绍课题的立项情况，研究背景，计划执行情况，研究结果情况和存在的问题，下一步的打算等；后者是成果的核心材料，反映的是课题研究的全部技术内容。

第二节 中医思维特征

由于中医学与古代哲学在共同的发展过程中互相沟通、互相交织，所以古代哲学朴素的唯物论和辩证法思想渗透及移植到中医理论体系之中，成为中医学的指导思想。中医学对人体的生命现象和病理变化的认识具有浓厚的思辨色彩，强调人与自然的和谐关系，因此，中医的思维方法具有鲜明的特点。

一、整体观

1. 人体是一个有机的整体

人体是由若干脏腑、组织和器官组成的。每个脏腑、组织或器官各有其独特的生理功能，而这些不同的功能又都是人体整体活动的组成部分，这就决定了人体内部的统一性。人体以五脏为中心，通过经络系统，把六腑、五体、五官、九窍、四肢百骸等全身组织器官联系成有机的整体，并通过精、气、血、津液的作用，完成机体统一的功能活动。

2. 人与自然界具有统一性

"此人与天地相应者也"（《灵枢·邪客》），"人与天地相参也，与日月相应也"（《灵枢·岁露论》），这种人与自然相统一的特点称为"天人合一"。正是由于人体本身的统一性及人与自然界之间存在着既对立又统一的关系，所以因时、因地、因人制宜诊治疾病，就成为中医治疗学上的重要原则。

二、辨证观

所谓辨证，就是根据四诊所收集的资料，通过分析、综合，辨清疾病的病因、性质、部位，以及邪正之间的关系，概括、判断为某种性质的证。辨证即是认证、识证的过程。证是对机体在疾病发展过程中某一阶段病理反应的概括，包括病变的部位、原因、性质及邪正关系，反映这一阶段病理变化的本质。中医临床认识和治疗疾病，既辨病又辨证，但主要不是着眼于"病"的异同，而是将重点放在"证"的区别上，通过辨证而进一步认识疾病。

三、天人相应

天人相应指自然和人互相感应、互为反应、互为映照，即人体与自然有相似的方面或相似的变化。《灵枢·邪客》载"此人与天地相应者也"，其主要精神是强调在预防疾病及诊治疾病时，应注意自然环境及阴阳、四时、气候等诸因素对健康与疾病的影响。例如在辨证论治时，必须注意因时、因地、因人制宜等。人生于天地之间，宇宙之中，一切生命活动与大自然息息相关，这就是"天人相应"的思想。

四、司外揣内

司外揣内是中医学重要的思维方法，是中医学辨证诊断、分析病理变化的重要方法。是通过观察事物外在表象，以揣测分析其内在状况和变化的一种思维方法。事物的内部和外部有着密切的联系，即"有诸内，必形诸外"。内在的变化，可通过某种方式，从外部表现出来，通过观察表象，可在一定程度上认识内在的变化机制。藏象学说主要是以此为方法来认识的。藏者，藏也，即是藏在体内的器官；象指脏腑表现于外的生理、病理现象。

五、取类比象

取类比象是中国古代传统的思维方法，是在实践和思考中逐步形成的思维模式。"取类"是人们把长期劳动实践中积累的经验、体验和直觉感受集中起来，发现了事物之间的相类性，也就是共性。"比象"是人们对"类"有了认识，形成一种理念以后，再遇到相类似的事物，就可以演绎推理。"类"反映的是属性，"象"反映的是实体。取类比象的思维方法在中医学中运用较为广泛。例如：由于花朵多生于植物的顶端，所以它多治头部疾病，故有"诸花皆升"之说；藤类植物，因其枝干运送水分、营养成分的功能强大，故能治疗肢体、关节疾病；而动物的骨、肉、脏器之类能治疗人身体内与之相同或相近部位的虚损类疾病，因此被称为"血肉有情之品"；等等。

第三节 医学科研选题

一、选题原则

选题是科学研究的第一步，也是最为关键的一步。德国物理学家海森堡说："提出一个正确的问题，往往等于解决了问题的大半。"爱因斯坦也指出："提出一个问题比解决一个问题更重要，因为解决问题也许仅是一个数学上或实验的技能而已，而提出新的问题、新的可能性，从新的角度去看旧的问题，都需要有创造性的想象力，而且标志着科学的真正进步。"故科研选题是创造、创新的过程。在选题过程中需要遵循以下原则。

1. 创新性

科研的本质决定了其本身必须具有创新性。创新性是多方面的，包括理论方面的创新，技术方面的创新，以及应用方面的创新等。例如现代中药研究中，提出黄芪之类"补气固表药"有提高机体免疫功能的作用，从而把"卫气"从免疫机制上加以阐述，属于理论创新。而显微镜、内镜、多层 CT 扫描仪、磁共振（MR）仪器等则属于应用技术上的创新。另外还有一类创新称为原始性创新，原始性创新是最重要、最高水平的创新。例如，牛顿万有引力的发现，瓦特蒸汽机的发明等都属于原始性创新。与原始性创新相对的是进展性创新，又称次级创新，主要表现在对现有概念、理论、方法等的补充和改良。基础研究一般是原始性创新，应用研究一般是进展性创新。

2. 科学性

科学性首先要求选题必须有依据，以现有的理论和研究成果为依据进行严密的逻辑推理，以保证选题的正确性。一是要求科研人员对已有的科学知识、科学技术在继承的基础上进行创新。在保证科学性的基础上追求创新性。也就是说任何选题必须具有一定的科学理论和实践事实，以保证选题的正确性。二是要求科研设计必须符合客观规律，实事求是，即某一选题在现有的条件下，通过努力是可以完成的，是符合客观事实的，要求选题在研究设计上有科学性，符合实事求是的原则。三是科研技术路线清晰、明确、合理，对整个研究工作的手段、方法、实验进度、人员组合与分工做出科学的安排。

3. 需要性

需要性就是要体现选题的实用性与目的性。科学的目的是改造世界和有效地利用世界，因此，科学研究绝不应做无目的的投入。为了引导科研工作者按国家和地区的需要选题，国家及科技管理部门往往在卫生方针、政策方面给予导向，并且选择医学领域中急需解决的重大问题，向社会公开招标。这是保证选题符合社会需要性的手段之一。科技工作者在选题时，要了解和掌握政府管理部门的方针、政策及科研招标方向，在此前提下，发挥自己的专业特长与优势，最大限度地满足与适应社会发展的需要。

4. 可行性

可行性就是有完成课题的可能性，具备完成课题的客观条件，包括以下三个方面。

（1）研究人员 包括主持者和科研团队的知识结构、业务水平、研究能力、科研经验、科研素质。

（2）研究条件　课题实施条件的可行性包括研究的仪器设备、技术条件、实验动物、临床基地、信息文献、经费保障等。

（3）研究方案　课题研究方案本身的可行性包括课题设计的科学性，课题关键性技术的解决策略与方法，确保研究质量的科学设计，测量指标的科学性与可能性，获取测量工具的途径与方法等。

5. 特色性

特色性要求选题应充分体现中医药的特色，注重从中医药基础理论、中西医临床问题中进行选题。

6. 效能性

效能性是预期研究成果可能产生的效益，包括经济效益、社会效益和生态效益。

二、选题步骤

选题步骤是选题的思维过程，包括提出问题、查阅文献、建立假说、确定选题 4 个步骤。

1. 提出问题

提出问题是选题的开始，问题的提出起始于初始意念，即最初的疑问。要有孩童般的好奇心和大胆质疑、敢于质疑的勇气。在日常工作中要注意以下几个方面：①开阔眼界；②捕捉灵感；③打破常规；④追根求源。例如"为什么针灸能治疗疾病"、"为什么不同疾病具有共同的症状、体征"，初始意念往往缺乏具体性，需要研究者进一步凝练问题。

2. 查阅文献

初始意念是否能够上升为研究问题，需要查阅文献资料。在查阅文献过程中，研究者能够系统了解本研究领域的研究现状与背景、国内外研究进展情况和达到的水平，拓宽思路，开阔视野，发现研究的空白点，从而借助别人的研究结果，发挥自己的专业特长与优势，找到研究的突破口和创新点。

3. 建立假说

任何科学研究的选题都需要假说作支撑。处理因素、研究对象与干预效应之间需要一个暂定的理论框架，即假设为干预研究的理论框架，否则，该选题就无法成立，假说的建立必须符合科学性与创新性。

4. 确定选题

在科研假说成立后，就应该围绕该假说进行科学构思，确定科研课题，从而选定课题的题目。题目即研究课题的名称，它是研究的核心。题目应该符合简洁、明了、新颖、醒目、高度概括的原则，题目至少应包括处理因素、研究对象和干预效应三个要素，并且能够反映三者之间的关系。除此之外，题目中还应该暗含研究假说。例如"电针对脑卒中患者上肢运动功能恢复的研究"，电针为处理因素，脑卒中患者为研究对象，上肢运动功能恢复为研究的干预效应。同时，这个研究暗含的研究假说是：电针对脑卒中患者的上肢功能恢复有效。

三、科研假说

1. 假说的定义

科学假说具有科学性、预测性的特点。假说的形式是一个暂定的理论框架，其构成要素包括前提、相关概念及论述。也就是说假说是以已知的科学事实或科学理论为前提，对未知事物及其规律、结果进行推测、推断的暂时性的假定，是一种带有推测性、假设性、未被证实性的理论思维。假说是由已知到未知，再将未知转化为已知的桥梁，是继承与创新的纽带，是科学创新的一种思维方式。针对某一具体干预性研究选题来说，假说是在观察事实和研读文献的基础上，以客观事实和科学理论为前提，对研究对象、处理因素、干预效应三者之间将要发生的变化的合理推测。

2. 假说的特征

科学假说具有科学性和推测性、可验证性、动态性四个特征，其中以科学性、推测性最为重要。

（1）科学性 科学假说是研究者在分析、观察客观事实的基础上，利用已知的科学理论或事实，对拟解决问题或现象给出的推测性的解释，它是以客观事实与科学理论为依据的，因此，它具有科学性。正是由于假说立足于既有的科学知识和科学事实，这就决定了科学性是假说的必然条件，即假说的科学性。假说应具备原则上的可检验性，如果不具备原则上的可检验性，有关陈述就不能称之为科学假说。例如牛痘的开发与应用，就是建立在假说基础上的成功案例。1798 年英国科学家琴纳发现挤牛奶的工人不会得天花，由此，他提出"致敏"的假设，因为挤牛奶的工人在工作中小量感染过天花病毒，体内产生了抵御天花病毒的抗体，所以不会感染天花。并以此为假说，成功研制出了预防天花的疫苗——牛痘。牛痘的开发与应用，就是建立在假说基础上的成功案例。

（2）推测性 假说来自客观观察、科学知识，但它又不等同于已知的客观事物和科学原理，它是对多种科学知识综合分析、归纳演绎后，形成的新的观点、新的认识。因此，它具有一定的推测性。如在席尔的"精神压力"学说研究案例中，他开始推测这些患者的血液中可能存在某种相同的激素，相同的激素导致了相同的症状、体征。经反复实验，除了肾上腺皮质激素升高外，并没有发现新的激素。于是，他推翻了自己的假说，基于这个新的客观事实，提出了"精神压力"学说，所以，假说具有一定的推测性，是在反复研究中逐渐被完善的。即便假说为伪，对科学的发展也有一定的影响作用。

3. 假说在科研中的作用

（1）科研的激发 科学研究的目的在于创新，假说是暂定的理论思维的形式，是否具有科学性尚需科学实践活动的证实。而有目的、有计划地进行各种观察和实验，是发现、认识事物内部规律，建立新的科学理论的必由之路。因此，假说为观察、实验等的科研活动指明了方向，避免了盲目性，激发科研人员为验证假说而设计研究方案，从事观察、实验。观察、实验的结果无论是验证假说或是推翻假说都能直接或间接地推动科学的发展，当假说被验证时，暂定的理论框架上升为科学理论，当假说被否定时也能起到重要的借鉴作用。

（2）创新的桥梁 假说的一端连接着被客观事实和科学理论验证过的过去，而另一端连接着有待创新的未来。科学发展史是一部继承和创新不断更迭的历史，当既有的科学理论难以解释新的事物时，假说就产生了，当假说被科学研究所证实时，昨日的假说就被证实为今天的科学新理论，此时，这种新的科学理论即成为继承的对象，成为新假说的奠基石。自然科学就是沿着假说、理论、新假说、新理论的途径不断向前发展的。由此可见，假说的提出和完善需要经历以下几个阶段：①出现新问题、新事物，利用现有的理论无法对其做出圆满的解释。②以已知的科学理论为前提，建立假说。③用观察、实验等科学手法，收集验证假说的数据。④用数理等统计手法验证假说，假说为真，则假说上升为科学理论。假说在此起到了承上启下的桥梁作用。

（3）科研的主线　科学研究就是围绕着提出问题，建立假说，验证假说而展开的一系列活动，假说是科研的主线。一般来说，科研活动可分为十个步骤，包括：①初始意念、提出问题；②文献查阅；③假说形成；④问题的陈述；⑤实验设计；⑥实验观察；⑦数据积累；⑧数据处理；⑨统计分析；⑩得出结论。

4. 建立假说的方法

建立假说必须综合运用逻辑思维的方法，其中主要有以下几种方法。

（1）类推法　中医学理论中取类比象的方法，就是类推的思维方法。如中医学的五行学说，就是根据自然界金、木、水、火、土五者之间相互生成、相互制约的关系，来类推人体的五脏六腑之间具有类似的相互生成、相互制约的关系。譬如自然界里木可以疏松土地，存在着"木克土"的相互关系，就把肝脏帮助脾胃消化饮食的作用也称为"木克土"，并把肝比喻为木，脾胃则比喻为土。又如治疗热性病初起，病变在上焦肺卫阶段时的治则，因肺在人体上部，所以指出"治上焦如羽，非轻不举"；而对病变在下焦肝肾阶段的治则，则指出"治下焦如权，非重不沉"。

（2）演绎法　是把一般事物的现象或规律推理到个别事物。在中医学理论中，对演绎法的运用也是很广泛的。如中医学中有"不通则痛"之说，故凡是出现疼痛的病证，都要考虑到用疏通的方法，在治疗痹证、胃脘痛、腹痛、头痛、痛经等病证时，应参考这一理论，或理气，或活血，或化痰等。在用演绎法认识事物时，只是为假说提供了一种思维方法，并不意味着通过演绎所得出的结论都是可靠的。

（3）对比法　是用已知事物的现象或规律与未知事物做比较，从而得出未知事物的现象或规律；也可以把几个研究对象做对比，从中发现它们的异同点。对比法既是提出假说的思维方法，也是进行实验研究的重要方法。如在研制中医病证的动物模型时，需要把动物的外在表现和相关检测指标的变化与患者的临床表现和实验室检查相比较，若所复制的动物模型与同一病证患者的临床表现和实验室检查有较大或较主要的相似点，这一动物模型的复制就是成功的，否则就是失败的。

（4）归纳法　是把大量零星的、分散的事实和现象进行综合化、系统化，从中找出共同点或内在的规律，从而揭示事物的本质。归纳法在中医学理论的形成过程中占有重要的地位，古人正是在大量的生活和临床实践中，通过对无数事实的观察，从中发现人体生理、病理和诊断的共性规律，从而形成了相关的理论。如根据药物都能改善人体的阳热状态，因此把这类药物的药性定为寒性。

四、选题方法

1. 从招标指南中选题

从科研项目招标指南中选题可以提高选题的命中率，达到事半功倍的效果。国家自然科学基金委员会及各级科研主管部门均定期发布科研项目指南和国家科学技术发展规划，明确提出鼓励科研的领域和重点资助范围及可供选择的研究项目和课题。科研人员可以根据已有的研究基础、工作条件、个人专长、本单位优势，申请课题。

2. 从实践中选题

（1）发现共同特征的疑问　一般来说，同种疾病具有相同或相似的临床表现及病理变化，相同的药物具有相似或相同的疗效。但是，临床上也会遇到一些例外的情况，1925年加拿大医生席尔（Selye）作为实习生，初次进入临床就发现了一个问题，他发现不管是患什么病的患者都有共同的症状，即精神萎靡，面色苍白，疲惫不堪，为什么患不同的疾病会有共同的表现呢？他大胆质疑，而后经过十几年的潜心研究，他首次从生理学角度揭开了"精神压力"学说的面纱。

（2）发现特殊特征的疑问　相同疾病有时会发生特殊的现象，蓝光疗法的发现就起始于对特殊特征的疑问。1958年英国护士在护理患儿时发现，睡在靠窗位置的新生儿的黄疸总是比其他患儿消退得快，她把这个现象告诉医生科里莫（Cremer），科里莫敏锐地感觉到这是一个很值得研究的问题，而后经研究发现，自然光线中有一种能够使游离胆红素转化为结合胆红素的蓝光，于是蓝光照射疗法由此诞生。

（3）偶然发现的疑问　实际工作中这一类的案例很多，最有代表性的是青霉素的发现。1928年的一天，弗莱明在他的一间简陋的实验室里研究导致人体发热的葡萄球菌。由于培养皿的盖子没有盖好，他发觉培养细菌用的琼脂上附了一层青霉菌。这是从楼上的一位研究青霉菌的学者的窗口飘落进来的。使弗莱明感到惊讶的是，在青霉菌旁，葡萄球菌不见了。这个偶然的发现深深吸引了他，他设法培养这种霉菌进行多次实验，证明青霉素可以在几小时内将葡萄球菌全部杀死。弗莱明据此发明了葡萄球菌的克星——青霉素。

（4）难以解决的问题的疑问　科学研究中经常出现难以解决的问题，攻克难题一直是科研人员面临的机遇与挑战。1956年物理学的基本粒子研究遇到一个令人困惑不解的问题，荷电的K介质有两种衰变方式，即π介子和θ介子衰变，依照数据分析，这两种衰变表明：要么π介子与θ介子是不同粒子，要么原先认定的宇宙守恒定律不能成立。如何解释这一现象呢？这个"π和θ之谜"是人们在基本粒子性质测定的科学实验时发现的一大难题。李政道、杨振宁等科学家正是下决心攻克这一难题，才引领了"弱相互作用下宇称不守恒"理论的创立。

3. 从原有课题中选题

根据已经完成课题的范围和层次，可从横向联系、纵向交叉和相互渗透中，挖掘、拓展出新颖的课题。也可以在原有课题中发现重大突破口，申报新课题，使研究系统化、规模化。另外，在原有课题中发现的阴性的、相互矛盾的结果也是研究的可拓展之处，这些阴性结果有时更能丰富和发展课题的选题。

4. 从医学文献中选题

（1）从研究的空白点选题　查阅国内外相关文献，从中找出尚未被重视但具有探索价值的课题，并通过进一步确认近年来的相关选题，决定立题的可行性。寻找科研的空白点必须广泛查阅文献，掌握研究的深度与广度，分析、综合、比较、跟踪某一领域的研究现状，及时发现某一研究领域的空白点，作为前期资料。

（2）从理论研究和学术争鸣中选题　对于同一问题、同一现象，存在不同的看法，甚至产生激烈的争论，这在学术界非常普遍，学术争鸣将会吸引更多的学者关注某一问题，而共同讨论，争议的结果，可碰撞出意想不到的思想火花，为科研选题提供素材。因此，各种学术会议、讲座、病例讨论等是选题的大好时机，要积极参与。同时，要系统地收集、积累某一领域的文献，跟踪了解国内外对某类课题的研究动向与进展情况，了解和掌握国内外争论的焦点，深入做好课题选题的积累工作，及时选出有价值的课题。

（3）从学科交叉中选题 事物间存在着错综复杂的普遍联系，科学研究也不例外。渗透、交叉是科学在广度、深度上发展的必然趋势，现代科学已从相对独立转变为注重学科间的相互渗透交叉，交错学科的交叉点是扩大专业技术领域、探索奥秘的宝藏之地，有大量亟待解决的、创新性的课题。学科交叉给医学带来了大量的新课题。例如：材料医学的发展，大大促进了再生医学、口腔医学的发展；分子生物学的发展，促进了临床诊断医学的发展。

5. 从名老中医经验和民间独特疗法中选题

名老中医在长期的临床实践过程中，形成各具特色的诊疗技术。民间独特疗法与之有着某种程度的相似性，但尚停留在经验阶段，缺乏揭示其科学性的理论与客观指标。这既为科学选题提供了机会，也是对名老中医经验、民间独特疗法的科学升华。在选题上，可以从医术、医理、医道等多个层面，研究其临床经验、思辨特点和学术思想，挖掘个性特点，总结共性规律，提炼学术观点，并进而开展临床应用研究、理论创新探索。

6. 从想象和灵感中选题

想象和灵感是科研人员选题的来源之一，虽然想象和灵感常常出现在无意间或精神放松状态下，但这是长期思考和实践积累的结果，灵感的火花选择在一个不经意的时机突然降临。历史上，许多杰出的科学家都意识到想象和灵感的力量，德国化学家凯库勒一直试图发现苯的化学结构，虽然苯是由 6 个氢原子和 6 个碳原子构成的，但如果这些原子也像其他有机物一样彼此串成一串的话，那么氢原子的数量就显得太少，根本不可能形成稳定的结构。凯库勒一直被这个问题所困扰，所有的努力似乎都是白费的，他苦思冥想，疲惫不堪，竟在书房里打起瞌睡，睡梦中眼前浮现出旋转状的碳原子，碳原子的长链像一条蛇，盘旋着、扭转着身体，蛇的嘴巴还咬住了自己的尾巴。他猛然醒来，奋笔疾书，一夜间破解苯环结构。

第二章　基础实验研究方法

第一节　动物实验研究方法

　　医学研究的方法，经历了由单纯观察到实验的发展。所谓实验，是在人为控制的条件下，向受试对象施加处理因素，并根据实验效应检验某种假说。一切医学实验基本上包括三个要素：受试对象；设置各种对照；严格控制处理因素。在排除干扰的前提下，进行单因素或多因素的分析，使实验效应更加易于分析，更能说明问题和更加可信。因此，在探索医学科学的规律时，实验的方法显然比单纯观察的方法更为积极、主动和有效。从某种意义上甚至可以说，我们今天所认识的医学科学，是从实验方法的采用开始的。

　　在医学实验中，以人为受试对象的研究称为临床试验，以其他动物作为受试对象的研究则称为动物实验。动物实验是根据研究目的，恰当地选用标准的并符合实验要求的实验动物，在设计的条件下，进行各种科学实验，观察、记录动物的反应过程与反应结果，以探讨或检验未知因素对生命活动的作用与影响的医学实验。

　　科学的动物实验需要有健康、符合实验要求的实验动物和相应的进行动物实验的条件，而实验动物的价值就在于它们表达了人类许多的生命现象，从形态、功能和某些生物放大系统显示出来。因此，实验动物能够成为"人的替身"去承受各种各样的实验和科学研究。20世纪50年代形成了实验动物学这门学科，它包括实验动物、动物实验、实验动物医学和比较医学等内容。生命科学的发展，自然科学的进步，有力地促进了实验动物学的进步，而实验动物学的成就也推动了生物医学的发展。实验动物学技术范围很广，本节将从动物实验的角度介绍动物实验的特点和意义、实验动物的选择、实验动物模型的复制、实验动物用药量的确定及计算方法、动物实验常用基本技术等内容。

一、动物实验的特点和意义

（一）动物实验的特点

　　动物实验不同于临床试验，具有一些独特的优点。

1. 严格控制实验条件

　　虽然临床试验也可对实验条件加以控制，但由于作为社会的人所具有的高度复杂性，在多数情况下难以做到严格控制，有时甚至在设置对照组时都会遇到很大阻力，给实验的进行和分析结果带来很多困难。但是，在动物实验中，由于受试对象和整个实验的进程都处于实验者的完全控制之下，所以大大减少了影响因素的干扰，从而提高了实验结果的可靠性。例如，可以通过选择纯系动物获得大量均一的受试对象，可以根据实验的需要随机设置各种对照组，在病因分析中可以使用无菌动物等。

2. 便于控制处理因素

医学的宗旨是防病治病，促进健康。任何一种处理因素都不得损害人的健康。因此严格来说，任何预防或治疗措施在未真正确定其有益无害之前，均不允许在临床应用，一些已知对机体有害的因素则更是在所禁之列。任何一种新的药物在临床应用前都必须先通过动物实验，肯定疗效，确定剂量，弄清有无不良反应和远期后果；一种新的手术，也必须在动物身上先进行实验，以明确其可行性、效果及存在的问题，并在动物身上充分掌握其技巧后，才可用于临床。对于研究毒物、病原微生物、极恶劣环境等各种因素的致病作用，动物实验不仅是不可缺少的，而且往往是唯一的方法。

3. 最大限度获取实验资料

在临床试验中，从受试对象取得反映实验效应的资料，常需要受一系列因素的限制，例如对象拒绝提供、可能损害健康等。但在动物实验中，通过各种安排，几乎可以不受限制地获得反映实验效应的所有资料，而这些资料对于机制分析是至关重要的。

4. 实验动物可有目的地培育

动物实验可以根据研究的内容和目的培育所需的动物，如培育基因型明确的纯系或有各种遗传缺陷的特殊品系等，为遗传、免疫、肿瘤等研究提供了极大的方便。由于多数实验动物传代比人类快，所以容易在相对短的时间内获得所需数量的研究对象。

5. 实验动物饲养简便

实验动物繁殖的房舍、设备、饲料、管理等方面都相对经济，有利于医学研究的顺利开展。

（二）动物实验在医学研究中的意义

1. 作为"人的替身"承受各种科学研究

科学研究涉及多方面的内容，处理因素往往复杂多样，有些甚至会对生物体造成一定程度的伤害。因此，确保科学研究的最终成果对人体没有伤害，使用后最大范围内保持安全，在临床前以动物作为"人的替身"进行研究，就成为医学研究中必不可少的重要环节。不仅如此，有些病因学的研究在临床上以人为对象难以进行，如肿瘤、外伤、中毒、环境污染、辐射等，只能通过动物实验开展研究。

2. 可以更深入地揭示微观变化

由于通过动物实验可以最大限度地获取实验资料，因此，无论是疾病病机还是治疗机制的研究，均可从更深的角度揭示其内在本质。如在研究中药茵陈或茵陈蒿汤的利胆作用时，运用动物胆囊造瘘的方法可以从影响胆汁分泌的角度揭示其作用机制。在中医血瘀证的研究中，可以观察动物局部微循环的状况，甚至体内微循环的变化，来阐述血瘀证的本质。

3. 相对减少研究周期

医学研究的重点是疾病的治疗，而人类某些疾病潜伏期长，病程迁延和（或）发病率低，临床研究有相当的难度。以动物作为研究对象，则可克服这些困难。有些动物本身生命周期很短，或者通过复制动物模型的方法，可以在相对短的时间内获得所需的样本，从而有效减少了科学研究的周期。

（三）动物实验对中医药发展的特殊作用

1. 动物实验在中医学领域运用的必然性

实验研究是人们根据研究的目的，利用科学仪器和设备，人为地控制和模拟自然现象，排除干扰，突出主要因素，在有利条件下阐明自然规律的研究方法。在现代科学技术高度发展的今天，有目的地将医学实验的方法，尤其是动物实验融入中医学领域，对中医学的发展具有特殊意义。

唯物辩证法认为，认识事物的本质应从现象入手。在没有科学仪器观察的古代，中医学就是从现象入手，运用"有诸内，必形于外"和"知常达变"的原则，广泛而具体地分析人类生理病理变化的内容和条件，通过哲理的思辨和推测，来把握生命活动的本质和规律。如中医的藏象学说就是把人体作为一个有机的整体，从五脏六腑之间的关联性，由表及里地揭示了生命活动内在的变化特点。但是，这种归纳和分析从方法论而言，只是宏观层次的，具有很高的抽象性，缺乏微观的观察指标，因而难以深入研究人体内部的细微结构，并做出定量化的精密表述，造成中医理论的"模糊"性质。长期以来，中医研究着重于经典校释，引证、发挥和以临床观察为基础的临床研究，因此，促进了中医学理论的快速发展。

实际上，现代医学在古代也曾经有过与中医学类同的整体观、动态观及相应的认识方法，但是，由于欧洲文艺复兴运动的影响，科学实验逐渐成为西方学术界认识自然事物和自然过程的主要研究方法。随着科学实验日益成为独立的社会实践形式，自然科学的形态也发生了变化，出现了与古代实用科学和自然哲学不同的新形态。以科学实验为基础的自然知识，即实验科学，成为近代自然科学的主要形态。正是在这种背景下，西方医学在方法上吸收了分析法，在与此相应的研究手段上纳入了实验研究。从此，研究的重点深入到人体和疾病的细节，对物质结构和内部运动形式进行了细微的定量研究，揭示了许多从具体的、细微的、微观的角度说明物质结构的规律，使医学的认识大大深化，理论也日益精确和严谨。特别是从19世纪末以来，实验方法高度发展，在各方面都得到了长足的进步。

可见，现代医学飞速发展的原因之一，就是充分应用实验研究手段对人体及疾病过程做出定性和定量的客观研究。中医学由于历史的原因没有能够与实验医学相结合，这可能是中医学理论发展较慢的原因之一。自然科学发展表明，研究方法和思维方法的改变，往往会使这门学科进入新的领域。自20世纪50年代后期以来，国内外一些中西医学者便尝试运用分析法作为理论基础的实验方法，来研究中医学。几十年的实践证明，这是一个行之有效的途径，并已经取得了显著的成效。因此，中医学要发展，就必须吸取现代科学技术的精华，应用实验动物进行实验的优越条件开展实验研究，这是事物发展的必然过程。

2. 动物实验对中医药发展的特殊作用

医学科学研究的基本途径是实验方法和临床观察。实验方法的研究对象主要是动物和人。而临床观察只能在人身上进行。实验方法比临床观察有明显的优点。临床观察只能在临床的自然发展进程中进行，而实验方法可以人为地干预、控制研究对象，尤其是对动物，可在有意识地变革生命和疾病过程中认识生命和疾病，有利于提高人们揭示未知生命和疾病奥秘的能动性。因此，随着中医药现代化和中西医结合发展进程的不断深化，实验研究具有更为重要的作用。

（1）验证中医药疗效　在科学研究中，通过临床实践所取得的治疗效果，必须通过实验方法的重复加以验证。只有这样才能排除临床过程中出现的各种偶然、次要的因素对临床治疗效果的干扰。只有通过实验研究的纯化过程，临床治疗效果才能得到科学的验证。例如，对某一疾病的中医药疗法效果的判定，可以运用统计学方法进行实验设计，设立对照组，排除接受其他疗法的干扰因素，然后对结果进行统计学处理，从而使中医药的疗效判定建立在科学验证的基础上。

（2）展示和检验传统理论　在中医学研究中运用实验方法，可以形象地展示和说明中医学的基础理论。中医学理论的阐明，往往依赖推理，并借助古代的哲学理论，抽象性和思辨性较强，但缺乏具体的、形象的、客观的指标，概念较模糊，甚至有多种解释。例如，中医对风、寒、暑、湿、燥、火"六淫"病因的论述，对表证、里证、寒证、热证、虚证、实证、脏腑病变等中医病机理论的论述，对病邪的"六经传变"、"卫气营血传变"的认识等。而运用实验方法，则可在动物身上检测各种客观指标，甚至通过解剖的方法，使原本模糊而不可见的理论，从宏观、微观的形象到各种反映内在变化的检测指标，较直观地得到展示。同时，通过实验方法还可检验中医理论的正确性，尤其是一些较难解释的理论，比如"三焦理论"、"肺主皮毛"及"肺与大肠相表里"等理论。如果仅从中医理论本身来论述，很难深入而具体地阐述清楚。动物实验指标明确、可比性强、重复性强，利用这个特点，就可以在动物身上验证其理论是否正确。当然，由于实验手段的局限性，一些中医理论目前尚不能通过实验加以验证，即使如此，也不可轻易加以否定。

（3）扩大认识范围　科学实验是发展科学的重要途径之一，中医学要改变过去单纯地从临床实践和直观观察中获得材料和经验的方法，就需要将实验方法引入到中医学的研究领域，从科学实验中取得材料和经验，加深中医学对生命、疾病和防治疾病认识的程度。实验方法通过运用各种仪器设备，可以大大扩展人类的感官能力，使人们对生命和疾病的认识达到更大的范围、更深的层次。从微观认识科学的角度研究中医，可以帮助我们在中医学传统理论的指导下，探索尚未认识的生命和疾病的新现象、新规律。同时，还可围绕中医理论对生命和疾病过程进行科学实验，排除次要、无关或暂时难以测定的各种因素，从而有利于发现中医学理论所揭示的生命和疾病的规律及其本质。科学发展史表明，近代自然科学的每一个重大突破，往往首先是在实验中发现的，而科学实验往往是新理论的先导。因此，一定要重视实验研究在发展中医学过程中的重要作用。

（4）精确诊察手段　科学研究的结果强调质和量的统一。因此，科学实验按实验中质和量的关系加以分类，即所谓定性实验和定量实验。定性实验主要用以判定某些因素间是否有关联性等；定量实验则是用以测定某些对象的数值，求出某些因素间的经验、公式、定律等。实际上，两者是相互联系的。例如，中医临床获取资料的方法主要是"望、闻、问、切"四诊。以切脉为例，以往主要是医者对患者脉象的主观评定，具有很强的模糊性，不易标准化，增加了不确定因素，影响了相关研究的精确性。然而，在脉象研究中，通过脉象仪描记脉象图的实验方法，不仅可根据脉象图的图形进行定性分析，还可对脉象图的各种数据进行定量处理分析，判定出脉象类型及有力、无力等客观指标。脉象仪的运用，作为诊察脉象的手段，无疑是中医宏观"四诊"的延伸，提高了中医传统诊察方法的精确性。

二、实验动物的选择

动物实验的对象是实验动物，它是接受处理因素的主体，人们对假说的检验，主要根据实验动物对处理因素的反应而确定。因此，在动物实验中，实验动物的选择十分重要，它直接影响实验的质量，甚至是成败。总体来说，选择实验动物要以满足实验要求、获得稳定可靠的实验结果为目的。

实验动物种类很多，选择的基本原则是：其一，该动物对拟施加的处理因素敏感，能充分反映；其二，该动物经济、易于获得。具体来说，应考虑以下几个方面。

（一）种属

动物具有种属的区别，不同种属的动物，在各方面均有差异，但也存在一些共性。因此，在医学研究中，可以有目的地运用这些共性或个性进行实验。一方面，所有哺乳动物（甚至整个动物界）的生命现象，特别是一些最基本的生命过程，均有相似之处，这种"共性"正是在医学实验中可以应用动物进行实验的基础。另一方面，不同种属的动物，在解剖、生理特征和对各种因素的反应上，又各不相同，具有"个性"。尤其是不同种属的动物对同一致病因素的易感性不同，甚至对某一种动物是致命的病原体，对另一种动物则可能完全无害。因此，熟悉并掌握这些种属差异，有利于动物实验的进行，否则可能贻误整个实验。例如，家兔是"反射性排卵者"，即一般情况下只有交配才引起排卵。这一特点可以用来方便地试验各种处理因素的抗排卵作用；但另一方面，这种排卵和人及其他一些哺乳动物的自发排卵有很大不同，又使这种实验结果的意义有一定局限性。再如，醋酸棉酚对雄性大鼠或地鼠的生殖功能有明显的抑制作用，但对小鼠却不敏感，所以在此类实验中就不宜选用小鼠。

根据我国实验动物的使用情况和国外文献报道的常用实验动物，最常用的实验动物品种为小鼠、大鼠、地鼠、豚鼠、兔、犬、猫和非人灵长类中的猕猴。有些专业或课题或教学用的实验动物有蛙、蟾蜍、鸡、鸭、鸽、长爪沙鼠、棉鼠、雪貂、羊、猪等。以下是各种实验动物的主要用途。

1. 小鼠

小鼠在哺乳类实验动物中用途最多、用量最大，也是在实验动物中被研究得最多、最细，质量控制最严格的动物。在分类学属 *Mus musculus*，实验用小鼠多为白化（albino 白毛红眼）品种，也有许多品系是野生色、黑色、褐色或其他颜色。

小鼠广泛用于药物评价和毒性试验，传染病、老年病、肿瘤、遗传学及遗传疾病的研究，生育研究，免疫学研究等。大量小鼠还用于新化合物的筛选，并有 100～200 种近交系广泛地应用于移植研究。

2. 大鼠

大鼠肝脏切除 60%～70%，仍有很强的再生能力。其肝脏的 Kupffer 细胞担负着机体 90% 的吞噬功能。大鼠对营养性缺乏症很敏感，所以常使用大鼠做维生素，氨基酸类（组氨酸、亮氨酸、异亮氨酸、色氨酸、甲硫氨酸、赖氨酸、精氨酸、苯丙氨酸），钙、磷代谢，传染病，支气管肺炎，甲状旁腺代谢，肝癌，淋巴腺炎，多发性关节炎，中耳疾病和迷路炎等及其他代谢，肿瘤和行为的研究。研究大鼠的排卵和阻断排卵是生殖生理研究中常用的动物模型。

3. 豚鼠

豚鼠的妊娠期在啮齿类实验动物中最长，但初生时即被毛长全、睁眼、门齿已为永久齿，并能采食软饲料。三个月龄就达到性成熟。

豚鼠不能自行合成维生素 C，所以应全部由饲料中补给，按体重每日需要量为 1mg/100g，妊娠期 10mg/100g。在生化方法建立之前，豚鼠曾用于维生素 C 的生物鉴定。

豚鼠有敏感的耳蜗，可用于听觉试验。它也能耐低氧和对青霉素极为敏感。它又可用于细菌性感染病，如结核菌（对人型结核菌和鸟型结核菌很敏感）、炭疽和钩端螺旋体等感染的研究，也是研究过敏反应和免疫疾病的良好动物。

4. 金黄地鼠

金黄地鼠是哺乳动物中胎儿发育最快的动物。地鼠有一个很大的颊囊，缺少组织相溶性抗原，可作为组织培养、人类肿瘤异体移植和观察微循环改变的良好部位。地鼠也可用于维生素 A、维生素 B_2、维生素 E 缺乏症的研究。近交系可用于肿瘤、药物筛选、毒性和遗传性异常等方面的研究。

5. 黑线仓鼠（中国地鼠）

中国地鼠多用于肺炎球菌所致的肺炎、利什曼病、白喉、结核病、狂犬病、流感和病毒性脑炎等疾病的研究。有些品系具有典型的糖尿病症状，可用于经辐射和化学诱发剂损害部位处细胞的研究。由于中国地鼠妊娠期短，也常用于畸胎学的研究。

6. 长爪沙鼠

长爪沙鼠产于干旱沙漠边缘地带，摄取极少水分即可生存，水分和胆固醇的代谢均较特殊，是一种尚未充分驯化的实验动物。此鼠适应性较强，易于饲养，性喜干燥。但比较神经质，可因某些突然刺激引起癫痫病发作，因此常用于脑神经学研究，此鼠也用于寄生虫病、微生物学、血清学、内分泌、肿瘤和术后脑贫血的研究。

7. 棉鼠

棉鼠是丝虫研究中的重要实验动物，但尚未充分实验动物化。此鼠比较神经质，厌恶金属噪声，较难驯化。

8. 兔

家兔是心脏外科、高血压、动脉硬化、关节硬化、传染病、病毒学、胚胎学和胚胎毒性剂筛选研究的良好动物。家兔诱发排卵的生物学特性，也是口服避孕药研究的有用特性。

家兔对热源敏感，易于产生发热反应，是进行药品热源检验和解热药物研究的首选动物。家兔的眼球大，便于手术操作和观察，常用于眼科研究。其生物副产物（如血液、血浆、细胞和脑组织）是血清学、生理学常规研究所必需的材料。

9. 犬

犬是与人类关系最久远的家畜，但其实验动物化程度尚不高。仅近年来才有少数几个品种，进行了近亲繁殖并无特定病原体动物（SPF）化。犬的中枢神经系统比较发达，而且容易驯化，体格健壮，耐受力强。

犬在医学领域内多用来做实验外科生理研究。犬的一些病毒性疾病与人相似，尤其犬的神经系统和脑病毒感染更近似于人。犬适应于研究条件反射的高级神经活动及实验外科手术。beagle 品系的犬极其温驯，甚至能安静地接受静脉注射、采血等操作。此外，药理学及前临床（preclinical）动物实验多使用"纯种"犬。在犬的各品种中也发现有类似于小鼠突变的品系，其中某些有可能用作疾病模型。

犬在生理上缺乏汗腺、精囊、尿道球腺和唾液中的淀粉酶，食管全部由横纹肌构成，肠管短而肝脏大，并有一个双分泌的胰脏。犬通常用于磺胺药物代谢的研究。犬对不同的饲喂有不同的代谢过程。

10. 猫

各品种的猫在形态学上的比例是比较固定的，尤其是头盖和脑等在形态上更是如此，其外耳道与颞骨面近垂直位，便于固定在立体定位器上，所以它是脑神经生理学领域中的良好实验动物。此外，猫还用于循环、消化、分泌作用、反射、对光和声的感觉及弓形虫和葡萄球菌肠毒素等方面的研究。猫有稳定的血压、坚韧的静脉和高度发育的虹膜，虹膜的收缩适宜用于记述脑内刺激。猫在代谢上有产生正铁血红蛋白的能力，适用于镇痛解热药（乙酰苯胺）的毒性试验。猫对酚类很敏感，并有耐受麻醉的能力。

11. 小型猪

小型猪在解剖学、生理学及疾病发生机制等方面与人类有很多近似之处，在生命科学研究中受到人们的极大重视，现已用于心血管系统疾病、消化系统疾病、烧伤、肿瘤、口腔疾病、血液病、遗传病、营养代谢病、新药评价等方面的研究。猪的皮肤组织结构与人相似，其上皮的再生、皮下脂肪层和烧伤后内分泌与代谢等也相似，常选用小型猪作为烧伤的研究。此外，小型猪还是人类异种移植的常用供体。在中医学动物实验中，可用小型猪观察舌苔的变化。

12. 猴

猴是灵长目动物。在实验动物中，猴在解剖学和生理学上最接近人类，所以有很多特性是其他实验动物所不能比拟的，如猩猩和猕猴多用于行为的研究。但正是因为它与人类非常近似，所以有不少疾病可以在人与猴之间互相传染，如细菌性痢疾、肺结核、阿米巴痢疾。在饲养和使用时应特别注意。猴的主要组织相容性抗原（RhLA）与人类白细胞抗原（HLA）相似，因此也是研究人类器官移植的重要实验动物。

灵长目动物有时也用于毒性和药物代谢方面的研究，但其生化和代谢的变化与人的反应有一定区别。

目前，在动物实验中应用最多的实验动物是大鼠和小鼠，已培育出很多纯系和具有各种遗传异常的特殊品系、无菌或无特定病原体动物（SPF），由于繁殖速度快，价格经济，因此几乎被用于一切领域的研究中。

猪、羊、牛、马等大动物有时也被应用，但不普遍，因为价格昂贵，操作不方便。而且其身体巨大，不仅饲养不便，用药量也大，很不经济。

一般来说，在进化阶梯上越接近人类者，其生理特点与人的差异越小，如灵长目的猴、狒狒、猩猩等。用这些动物进行实验所得结果，适用于人类的可能性比其他动物大，有些人类的病理状态，如精神活动异常、脊髓灰质炎等，只能选用这类动物进行复制。但这类动物不易获得，而且价格昂贵，又常涉及动物保护等因素，因而限制了它们的普遍应用。

（二）品系

由于遗传变异和自然选择的作用，即使同一种属的动物，也有不同品系。而且，经过杂交后，又使不同个体之间在基因型上千差万别，表现型上参差不齐。这种离散的倾向有利于动物对外部环境变化的适应，但却不利于医学实验的进行。多年来，人们通过连续20代以上血缘交配的方法，培育出各种纯合子型动物，即纯系动物。这种动物同一品系的个体基因相同，从而决定了它的解剖生理特征和反应性的一致性，这就为动物实验提供了较理想的均一的群体，可以用较小的样本，取得较好的结果。

例如，小鼠迄今已育成300多个纯系，有名的如BALB/C、C_3H/He、$C_{57}BL$等；大鼠也已育成100多个纯系，较有名常用的如Wistar、Sprague-Dowley（SD）、Long-Evans等；家兔已有20多个纯系，如New Zealand等。此外还有土拨鼠、犬、鸡和鹌鹑等纯系。但并非一切动物都能育成纯系，如豚鼠至今纯系甚少。不同品系的动物，虽为同一种属，有些方面差异却相当显著。不同实验室用同一种动物进行同一类型实验，有时结果却不同，往往是由于所用动物的品系不同所致。因此，在选择实验动物时一定要考虑到品系问题，并应详细说明使用的是杂交动物还是纯系动物，纯系的名称等。尤其应当提到的是一些具有特殊遗传异常的品系，这种异常有时对特定的医学研究有非常重要的作用。如有名的裸鼠，由于其先天性缺乏胸腺，因而细胞免疫缺陷，不能对异种组织的移植发生排斥反应，从而被广泛用于肿瘤移植和免疫学的研究。又如Brattleboro大鼠，先天性缺乏血管升压素，因此是天然的尿崩症模型。同时由于这种鼠在应激反应中照常释出促肾上腺皮质激素（ACTH），证明了抗利尿激素（ADH）并不是丘脑促肾上腺皮质激素释放因子（CRF），使这一长期争论的问题获得解决。尚有糖尿病、肥胖症、白血病、高血压等突变系小鼠或大鼠等，均为最理想的疾病模型。

（三）年龄及性别

1. 年龄

年龄是一个重要的变量，动物的解剖生理特征和反应性随年龄而有明显的变化。年龄的选择要根据实验目的和不同年龄动物的特点而定。例如：研究激素对性别分化的影响，一定要用新生动物；制备alloxan糖尿病模型，用老年动物更易成功等。一般的研究多用成年动物，但不同种属或品系的动物成熟期和寿命不同（表2-1）。

表 2-1 不同种类动物生育成熟期和寿命的比较

	小鼠	大鼠	豚鼠	兔	狗
生命成熟期/天	50～60	70～90	75～90	120～180	250～270
平均寿命/年	1～2	2～3	>2	5～8	13～17
最高寿命/年	>3	>4	>6	>13	34

选择实验动物时最好知道实际年龄，如实际年龄无法确知时，亦可根据其他发育指标来估算。根据体重也可估算动物的年龄，但只有充分了解两者间的关系时才比较可靠（如纯系动物），否则很可能造成相当大的误差，因为这些指标不仅与年龄有关，也受其他因素影响，如体重受营养状态的影响很大等。甚至同一品系的动物，随每胎产仔数不同，体重与年龄的关系可发生相当大的变动。同是30g体重的小鼠，有的是青年，有的可能已为成年。

2. 性别

一般的实验研究多兼用雌、雄两性动物。但不同性别的动物在解剖生理特征上存在差异，有些情况下，如不加考虑随意选用，就可能导致错误的结论。例如 AB/Jena 系小鼠，50%雌性的平均寿命为 100～110 周，而雄性者则仅 50 周左右，如果用这种小鼠进行 50 周以上的慢性毒理学实验，并以存活率作为观察指标，则将导致不正确的结论。又如，雄性大鼠血中促性腺激素波动较小，但雌性者随着发情周期，有十分显著的波动，如果观察某种处理因素对血中促性腺激素的影响时，就要事先考虑到这种性别因素的影响。

多数实验动物，特别是成年个体，根据第一性征（外生殖器）或第二性征（乳房、肉冠等）不难鉴别。但有些动物，特别是幼龄动物则较困难，可参考肛门与生殖器之间的距离加以判断，一般规律是雄性动物肛门-生殖器距离较长，雌性动物肛门-生殖器距离较短。如 42～50 天年龄的大鼠，肛门-生殖器距离为 20.0mm，而雌性大鼠则只有 13mm。

（四）健康状态

不言而喻，动物的健康状态对医学动物实验的效果有重要影响，除了应用疾病模型的实验外，都应选用健康状态良好的动物。"健康"的标准随实验的要求和客观条件不同可能有些出入，但一般而言，实验动物应该外观正常[无畸形或异常（如外伤、皮肤感染等）]、营养状态良好（体重不低于该年龄应达到的标准，毛发清洁、有光泽等）、行为正常（反应不迟钝亦不亢进，步态无异常）等。

对于长期的实验感染、实验治疗和毒理学实验，如应用了有潜在感染的动物，各种处理因素可能使之被诱发，甚至导致死亡，使结果混乱。在血清学、免疫学、微生物学和肿瘤学等研究中，对动物的感染状态要求更为严格。因此，近年来已广泛应用无菌动物和 SPF 动物。

对于疾病模型的动物，则应注意维持其状态，防止受其他因素的干扰。如前述裸鼠，在无菌条件下能生存 400～600 天，在隔离条件下可生存 250 天，但在普通环境中则平均寿命仅 90 天。

（五）分级与分类方法

1. 实验动物按微生物分级

1988 年经国务院批准，国家科学技术委员会制定并颁发了《实验动物管理条例》第 2 号令（简称《条例》）。1989 年，卫生部根据《条例》制定和颁布了《医学实验动物管理实施细则》（简称《细则》），并制定了《医学实验动物标准》（简称《标准》）和《医学实验动物监测手册》（简称《手册》）。农业部（现名农村农业部）、国家医药总局（现名国家药品监督管理局）也先后制定了本部门的实验动物管理方面的文件。这些文件的颁布和执行使我国实验动物工作走上法治的轨道，也使得实验动物的分级、监测和饲养管理等技术有法可依，有章可循，对提高我国实验动物水平起到了重要的指导作用。

实验动物是经过科学培育、繁殖生产和供应的动物，在它的生长过程中受着各方面的制约和影响，如环境因素、生物学因素、化学因素和自身遗传因素等。实验动物的繁殖生产和科学家的使用都需要排除这些干扰，否则实验动物的质量达不到应有的标准。使用不合格的动物进行的实验，其结果是不可信的和不科学的，其成果也是不被认可的。

为此，我国将实验动物按其微生物和寄生虫存在或潜在感染的情况进行分级和监测，与此同时对动物的遗传学、营养学、环境卫生学和病理学等项目进行监测以保证动物的质量。目前监测的实验动物为小鼠、大鼠、豚鼠、地鼠、兔、猫、犬和猴。我国已在北京、天津、上海和云南等地建立了国家级实验动物中心。根据《标准》和《手册》规定，实验动物按微生物、寄生虫存在的情况分为四级。

（1）一级　为普通动物（conventional animal，CV），要求必须不携带主要人兽共患病的病原体及体外寄生虫和动物的烈性传染病的病原。

（2）二级　为清洁动物（clean animal，CL），除不能带 CV 级传染病的病原外，还不能携带对动物危害大和对科研干扰大的病原。

（3）三级　为无特定病原体动物（specific pathogen free animal，SPF），除应排除 CV、CL 级病原外，还不能携带主要潜在感染或条件致病病原和对科学研究有干扰的病原。

（4）四级　为无菌动物（germ free animal，GF）和悉生动物（GN）。GF 要求不能带有任何使用现有方法可检出的微生物（即一切生命体）。而 GN 要求在 GF 体上植入一种或数种已知的微生物。

2. 实验动物按遗传学控制分类

实验动物遗传学质量控制是实验动物标准化的主要内容之一，培养适合不同实验目的的健康动物品系，可通过遗传育种和遗传监测获得。根据其遗传特点和基因纯度不同，实验动物主要分为四类，即近交系、杂交群、突变系、封闭群。

（1）近交系　近交系动物又称为纯系动物，是动物通过连续全同胞兄妹、亲子、堂兄妹交配经 20 代以上培育而成，其近交系数达 98.6%以上，是群体基因达到高度纯合和稳定的动物群。近交系动物是目前生物医药学研究中应用最广泛的动物。如 BALB/C、$C_{57}BL$等。近交系动物个体差异小，对实验反应较为一致，实验结果有较高的均一性。个体之间组织相容性抗原一致，对异体移植不产生排斥反应，在组织细胞或肿瘤移植的实验中是最为理想的实验动物。而且，由于近交系动物隐性基因纯合性状暴露，因而可以获得一些先天性畸形及高肿瘤发病等动物模型，如糖尿病、肿瘤、高血压等。

（2）杂交群　即杂交一代动物，是指两个不同近交系之间进行交配产生的第一代动物。但杂交一代动物不能繁殖出遗传特征相同的动物，繁殖的第二代（子二代）就会发生遗传性状的分离。杂交群具有杂交优势，很大程度上克服了因近交繁殖引起的近交衰退现象，生命力强，有较强的抗病能力，适用于各种长期慢性实验。在医学研究中，也广泛用于营养、药物、病原和激素的生物评价等。此外，杂交群动物还常用于移植、免疫及发育生物学等研究领域。

（3）突变系　是指保持有特殊突变基因的品系动物，即动物的正常染色体基因发生变异，出现了某种遗传缺陷，通过人工培育的方法将这些突变基因保留下来育成的动物。突变系动物是最为常用的人类疾病动物模型，也广泛用于移植和免疫学的研究。如肥胖症和糖尿病小鼠、白血病小鼠、高血压大鼠、白内障大鼠、肌萎缩症小鼠、侏儒症小鼠、裸鼠等。

（4）封闭群　是指 5 年以上不从外部引入新个体的条件下，在群体内以非近亲交配方式连续繁殖至少 4 代的种群。封闭群动物具有遗传杂合性，有较强的繁殖力和抗病力，群内基因能保持稳定。其饲养成本低，可大量供应，因而广泛应用于科学研究的各种动物实验，使用量大大超过了近交系动物。例如，实验中常用的 Wistar 大鼠、SD（Sprague-Dawey）大鼠、昆明种（KM）小鼠、NIH 小鼠、LACA 小鼠、Dunkin Harleg 豚鼠、青紫蓝兔、新西兰家兔、大耳白家兔等都属于此类。

除此之外，近年来还培育出了转基因动物及嵌合体动物等新型实验动物。转基因动物是指通过实验手段将新的遗传物质导入动物胚胎细胞中，并能稳定遗传，由此获得的动物。建立转基因动物的转基因方法主要有显微注射法、反转录病毒感染法和胚胎干细胞法，这三种方法均是将外源 DNA 导入受精卵及其不同的发育阶段。无论选用哪种方法建立转基因动物，其结果均使动物基因组包括一个外源性的 DNA 片段。这种遗传特征是一般培育方法所不能达到的。转基因动物能进一步繁殖，并保持外源性 DNA 的存在。其关键是外源 DNA 能在动物染色体上整合稳定。嵌合体动物是指将动物早期胚胎进行分割后与同种或异种的胚胎细胞聚合而发育成的个体。1961 年首次培育成功了黑白斑杂的嵌合体小鼠，此后，对嵌合体动物的研究进展迅速，除同种外，种间、属间的嵌合体动物也相继问世。嵌合体动物体内带有两种遗传组成不同的细胞，从遗传组成特征来说，是自然界前所未有的类型。本类动物广泛应用于基因表达、细胞分化、胚胎发育、免疫功能、遗传病等研究领域。嵌合体动物的培育方法主要有聚集法、胚胎干细胞移植法等。嵌合体动物不能进一步繁殖，只能在需要时随时生产。

三、实验动物模型的复制

在现代医学科学领域内，任何新理论的提出或验证，任何旧学说的修改、完善，都必须具有实验研究的坚实基础。而动物实验研究又是整个医学实验研究中最为重要的组成部分。要保证实验研究准确无误、更接近真实，所选择的动物模型是其关键所在。没有正确、合理的动物模型，任何实验都无法进行。即使勉强进行实验，其结果也往往会因缺少科学性和重复性而得不到公认。因此，掌握好动物模型的复制方法，是实验研究取得成功的第一步。

（一）复制动物模型的常用方法

医学研究进行动物实验的主要目的是解决人类防病治病的问题，所以必须在实验动物身上复制出人类疾病的模型，才能进行发病机制、治疗、预防等方面的研究。尤其在中医药研究中，复制出符合中医基本病证特点的动物模型，是研究辨证施治相关内容的重要前提。实验研究可采用多种多样的方法复制动物模型，大致来说，主要有以下几个方面。

1. 感染病原体

感染病原体即利用各种病原体感染动物造成各种感染性疾病，如用金黄色葡萄球菌、伤寒杆菌、巴氏杆菌等复制相应的疾病模型（多属中医温病），用流感、副流感病毒复制肺炎模型（中医表证、肺热证模型），用肝炎病毒复制肝炎模型等。

2. 药物和化学试剂

药物和化学试剂，即利用各种化学药品、生物制剂、中药等进行造模，如运用四氯化碳复制肝损伤模型，用各类激素（肾上腺皮质激素、皮质酮、甲状腺素）复制肾虚、脾虚模型，用利尿药复制阴虚模型，用动物的抗血清复制过敏性疾病的动物模型，用细菌内毒素复制温病模型，用免疫抑制药复制免疫功能障碍的模型，用抗肿瘤药复制肺纤维化模型，用中药泻下药、苦寒清热药等复制脾虚证模型等。

3. 改变生活和饮食条件

改变生活和饮食条件，即通过物理环境或营养摄入情况的变化来复制模型，如改变动物饲养处的温度、湿度，用高温、高湿复制温病湿热证或发热模型，用低温、寒冷复制痹证模型，用烟雾熏的方法复制肺虚证模型，用限制活动或激怒的方法复制肝郁证模型，用高脂食物复制高脂血症模型，用过度营养法复制厌食症模型或从饲料中排除各种成分造成营养不良性模型等。

4. 手术损伤

如用手术切除法复制慢性肾衰竭及各种内分泌腺缺陷性疾病模型，用血管结扎法复制脑缺血模型，用电灼伤法复制胃溃疡模型等。

5. 其他

如用致癌物质诱发各种肿瘤。此外，通过培育纯系和选择性育种的办法，已发现了不少有遗传异常的品系，也是常用的疾病模型。

（二）复制动物模型的基本原则

在科学研究的认识活动中，模型是作为研究人员的主体与认识对象的客体两者之一的一种特殊中介，既是认识客体的工具，又是被研究的对象。从方法论而言，建立医学研究可用的实验动物模型，必须符合以下三个基本原则。

1. 相似性与简单性统一的原则

人和动物虽然在基本生命过程中具有共性，但因种属之异，解剖、生理特征不同，同一致病因素易患性程度不同，对同一药物的反应性也就有明显的差异。这就要求实验动物和人，两者必须具备符合实验目标方面的相似性。例如，犬不具有汗腺，就不能将犬用作研制汗证或验证发汗药（或止汗药）的动物模型。每一种病理变化均可能有多种不同的反应，尤其是中医的病证更具有相当的复杂性，在动物模型中不可能、也不必要完全与之相同，着重在于抓住其主体。因此，建立动物模型的过程，也是对认识对象的客体进行科学抽象的过程，要分清主次，化繁为简，化难为易，突出研究目标这个主要矛盾，使复杂的事物通过比较简单的模型来表述其主要特征。

2. 可验证性的原则

动物模型是否具有与原型本质上的相似性与合理性，需要通过实验来验证。既要"像"，又要有可重复性。如证候模型，要求其主要症状和体征与其证候相似，病理反应基本一致，而且对该证的模型用相应药物治疗得以复健来反证。并且，除研制者外，其他科研工作者按此方法进行操作，也能制出同样的动物模型。

3. 综合运用的原则

研制动物模型要求具有多种知识和方法，除医学和实验技术外，还要有相应的动物学知识，有依赖利用动物模型的能力，并且有一套从假说到可操作的具体技术路线，其方案要体现出理论与实验方法的结合，逻辑思维与非逻辑思维并用。

优良的动物模型应具有以下特征。

（1）普遍实用性　能解决特定范围内普遍的基本问题。

（2）易用性 易于建立和使用。

（3）定性和定量相结合 具有表述原型的定性特征和一组相关性强的定量指标。

（4）可变换性 动物模型也是个开放系统，应具有可解析性和可重构性，随着技术和检测指标的发展，模型的模拟性能也不断地向理想化逼近。

（三）实验动物模型的分类

1. 自发性疾病动物模型

自发性疾病动物模型指对实验动物不施以任何有意识的人为处理因素，在自然情况下发生疾病的动物模型，其中包括突变系动物的遗传疾病和近交系动物的肿瘤模型等。突变系可发生代谢性疾病、分子疾病和特种蛋白质合成异常性疾病等多种遗传疾病，近交系也随实验动物种属、品系的不同，可发生各种类型的肿瘤。在目前的实验动物中，小鼠和大鼠的各种自发性疾病模型开发和应用得最多，广泛应用于遗传病、代谢病、免疫缺陷病、内分泌疾病和肿瘤性疾病的研究。如裸鼠、重度联合免疫缺陷病（SCID）小鼠、白内障小鼠、癫痫小鼠、肥胖症小鼠、无毛小鼠、高血压大鼠、糖尿病大鼠、糖尿病伴肥胖地鼠等。

这些自发性动物模型，对研究人类疾病具有非常重要的价值，其最大优点就是疾病的发生、发展与人类相应的疾病有很高的相似性，研究结果具有比一般动物模型更强的说服力。但自发性动物模型也有缺点：一是这些模型保种和繁殖较困难，不太可能大量应用；二是价格大多比较昂贵；三是有些动物模型不方便使用，甚至应用有一定难度。例如，在治疗肿瘤的研究中，如果选择近交系动物自发性肿瘤模型作为对象，常常需要观察1年左右才有肿瘤发生，而且肿瘤发生的时间、种类和发生部位在个体之间又往往不一致，从而影响了确诊和疗效的判定。

2. 诱发性或实验性疾病动物模型

诱发性或实验性疾病动物模型，即运用生物或理化、手术等方法，复制出的动物模型。也就是说，通过有意识的人为处理，造成动物组织、器官或全身一定的损害，使其出现某些类似于人类疾病时的功能、代谢或形态结构方面的病变。目前常用的动物病理模型大都属于此类。诱发性或实验性动物模型，可以在短时间内复制出大量疾病模型，并能严格控制各种条件使复制出的疾病模型适合研究目的的需要，因而为近代医学研究所常用，特别是成为药物筛选研究工作的首选。但诱发模型和自然产生的疾病模型在某些方面毕竟存在一定差异。因此，在设计诱发性动物模型时，要尽量克服其不足，发挥其特点。

一般情况下，除传染病外，多数疾病很难在临床上获得大量的定性材料。诱发性或实验性动物疾病模型，则比较容易在群体数量上达到要求，且可通过定量施加处理因素（投用一定剂量的药物或移植一定数量的肿瘤等）的方法，取得条件一致、数量较大的模型材料，这是此类动物模型的主要优点。同时，利用这些动物疾病模型来间接研究人类疾病，可以降低某些疾病研究的难度，还可克服有些人类疾病发生发展缓慢、潜伏期长，病因多样，经常伴有各种其他疾病等因素的干扰。并且还能根据需要采用单一的病因，在短时间内复制出典型的动物疾病模型。因此，对于研究人类各种疾病的发生、发展规律和防治疾病的疗效机制等，运用此类动物模型是极为重要的方法和手段。

但应该注意的是，人体与动物毕竟不同，没有任何一种动物模型能复制出人类疾病的所有表现。模型实验实质上只是一种间接研究，只可能在一个局部或几个方面与人类相似。

因此，必须明确模型实验的结论是否正确是相对的，最终还必须通过人体加以验证。在复制过程中一旦出现不同于人类疾病的情况，就必须认真分析差异的性质及程度，并从中找出平行的共同点，以正确评估其价值。

自发性疾病动物模型和诱发性或实验性疾病动物模型各有其优缺点。实际上，很多疾病可由不同方式引发。例如，尽管有不少自发性肿瘤模型，但也可用各种致癌剂诱发产生肿瘤模型，它们在发病机制和疾病内在特征方面均有各自的特点，比如对药物的敏感性，自发性肿瘤与诱发性肿瘤各有不同。此外，多数自发性动物疾病模型是通过人为定向培育而成的，和人类的自然发病情况仍然有明显差异。因此，无论是自发模型还是诱发模型，所具有的优缺点都是相对的，不管研究者选择何种方式复制动物模型，最重要的一点是能否达到研究目的。

除了以上所说的两类疾病动物模型外，近年来还初步研制出了利用转基因技术制作的疾病动物模型，可以使疾病动物模型在模拟病因方面更加明确，更有利于研究和阐明药物治疗作用的关键环节。

（四）中医病证动物模型

1. 复制或创建中医病证动物模型的原则

中医病证的诊断和治疗是在中医基础理论指导下进行的，辨证论治是其理论的核心内容。因此，中医病证动物模型的复制必须符合中医特点，目的是从中医学的观察视角或思维来探索人体的生命现象、疾病规律和治疗方法。因此，应当遵循以下原则。

（1）与中医临床相似的原则　相似主要是指复制的动物模型必须与中医临床相一致，即在所用的动物身上不仅可以看到与人类疾病相类似的表现，更要具备中医辨证的基本特征。在选择客观指标时，不能只把西医疾病的某些与中医证候相关联的症状作为中医证的客观指标，因为中医的证是多系统、多器官的功能改变，某一证候的出现往往不只是某一脏或某一腑的病变，而是与某几个脏或某几个腑有一定的相关性。如脾虚证的动物模型，必须具有体重减轻、畏寒乏力、倦怠懒动、食欲不振、大便溏泻等症状。肺热证动物模型必须具有发热、咳嗽、肺部炎性病变等症状。因此，在复制中医病证动物模型时，应先确定相应的临床诊断标准，最好参照中医证候的统一标准制定方案，为确立成熟而被公认的动物模型奠定基础。须注意的是，虽然动物与人不同，但为了达到使动物模型与临床相似的目的，所选择的造模动物必须与实验目标的某一方面有相同之处，如观察中药的发汗作用，就必须选择能明显出汗的动物，如大鼠、小鼠，而犬因无汗腺，则不能做这方面的实验。再如，温病动物模型发热是必有之症，必须选用体温较为恒定的动物，家兔体温较为恒定，观察方便，因而最为常用，而大鼠、小鼠等虽亦为哺乳动物，但体温往往易受外界因素的影响而波动较大，所以一般较少选用。此外，为了保证中医病证动物模型具有良好的可重复性，所复制的模型在主要病理和病证特征上要有较好的稳定性，其判定标准和复制方法必须严格、规范。

（2）以整体观念为核心的原则　整体观念是中医学的特点之一，它主要体现在中医对疾病产生的原因，发病的机制及其演变规律的认识之中，也充分反映在中医的诊断和治疗等方面。人体脏腑、经络、气血皆息息相通，既相互联系、相互依存又各施其能。所以，中医证候模型在复制时要充分考虑到中医学所说的"证"不是某个单一的、独立的现象，不可简单地把中医的证与西医的一些相似的概念等同起来。比如，现代研究证明，中医学所说的心包括了现代医学的心血管系统的功能和大脑的精神意识，思维活动及部分自主神经功能。从解剖定位角度来说，包括了西医所指的心脏和脑的主要部分。又如，中医学认为肺主气，具有卫外的功能，但肺气虚并不是单纯的免疫功能低下就能概括的，它还包括了许多内容，如生长缓慢、代谢障碍等。再如，中医学的"肝郁"，并不是只有肝脏的病理改变，它还能见到动物易激惹，兴奋性增加，以及血液流变学的改变（血黏度增加、红细胞聚集指数及血小板聚集率均升高），心肌细胞也发生了一些变化。因此，应从多指标、多系统、多器官来研究复制"证"的模型，使其更符合中医学对"证"的认识。

（3）以中医观点多法模拟病因的原则　由于中医的病因观念与西医有很大的不同，其不仅注重外因，也十分强调内因。外因主要包括六淫，即风、寒、暑、湿、燥、火，或指外伤，内伤主要指七情（喜、怒、忧、思、悲、恐、惊）及劳累过度、饮食无度、房事不节等。因此在复制中医证候动物模型选择造模因素时，需要多考虑与中医发病相关的因素（致病因素），即使借用现代科学技术手段和方法，但最终目的是与中医的病因相近。这样复制出来的模型才符合或者接近中医的特点。例如，中医的"湿阻证"是由外湿和内湿相合而引起的，因此，有人在复制这一模型时，就利用高温、高湿的环境来模拟长夏的季节特点以形成外湿，然后再通过在饲料中加入猪油、蜂蜜的方法模拟过食肥甘、阻碍运化而产生的内湿，这样动物就逐渐出现了嗜卧懒动、四肢不收、消瘦、低热、苔白腻等类似湿阻证的部分证候表现，这就与临床症状十分接近，也比较有说服力。另外，在复制温邪伤阴的动物模型时，有学者采用发热加速利尿的方法使其出现阴伤的表现，与温病过程中阴伤的病理机制基本吻合。再如，以低温、寒冷、吹风等因素叠加复制中医"痹证"的动物模型等。

从目前已有的中医证候动物模型来看，复合因素造模的方法越来越引起人们的重视。但是，对于造模因素如何选择更加简捷有效，有观点认为应注意以下三个方面：一是群体的多因素与个体单因素的关系，即对某一种中医证候来说，可能涉及多种病因，但对某个人或某一群体，其病因则很可能是单一的。二是多因素与单因素的等价性问题，即有时候多因素并不能带来与单因素的本质区别，而只是相当于加大了单因素的效应量。因此，以单因素造模就可以达到目的。三是复合因素造模时必须有各单因素单独造模作为对照，以明确各因素的作用。理想的情况是：选择的造模因素，是导致证候的主要病因，同时该证候也是这一造模因素所致的主要证候，避免复制的模型中夹有其他证候。

总之，复制中医证候的动物模型要以中医理论为指导，以整体观念为核心，采用多方法、多途径模拟中医的致病因素为其基本原则。理想的实验动物模型必须满足下列三个条件：一是模型与原型之间必须具有相似的关系，而且这种相似关系的表现形式又能够被明显表达和精确测定。二是类比条件，即模型同它所代替的原型具有相似性；在科学认识的过程中，模型仅仅是被研究客体的代替者，因此模型应具有代表性。三是模型要具有外推的可能性，也就是说模型研究能够得到原型的信息，这是模型外推的条件。这三个条件阐明了作为科学认识特殊形式的模型的特征，三个环节相互联系，相互制约，是模型必要和充分的标志，缺少其中任何一个就失去了模型的性质。可见，模型既是研究的客体（代替研究的真正对象），又是研究的手段（认识真正客体的手段），在实验研究中发挥着双重作用。

以上提出了中医证候动物模型复制过程中应当注意的几个原则，但目前的研究水平还不高。其中最主要的原因有两个方面，一是人和动物存在着一定的种属差异，要想把人类疾病表现出的各种症状完全在动物身上反映出来，几乎是不可能的。尤其是对中医诊断非常有价值的一些症状和体征，在动物身上很难复制，如舌象、脉象、自觉症状、皮肤的瘀斑瘀点、情绪变化等，动物根本观察不到。这不仅限制了作为诊断、辨证依据的重要资料的获得，而且也影响了对动物模型性质的正确判定。二是中医证候本身的复杂性，给模型复制增加了很大的难度。中医学认为，各脏腑之间存在着密切的关联性，某一证候的出现涉及多个脏腑的功能失调或实质性损害。但这种内在的关联性，在复制动物模型时却很难达到要求。所以，以目前的评价标准来看，无论用什么方法复制动物模型，只要其表现和体征与"证"的临床表现大致相同，能较好地反映中医"证"的特点，就算是较为成功的模型了。

2. 常用分类方法

（1）中医证候动物模型　中医学采用动物实验方法进行科学研究有着悠久的历史，但通过构建动物模型，把模型作为认识疾病规律和筛选方药的手段，还仅仅只有几十年。由于"证"是中医学认识疾病特有的概念，是研究治法、治则的基础，因此，在中医学实验研究方面，起步最早、最有中医特色的就是有关"证"的动物模型的研究。在几十年的实践过程中，人们在中医传统理论的指导下，运用不同的方法和手段，复制出各种中医证候的动物模型，并进行了中医证候的实质及药物作用机制的实验研究，已经取得了丰硕的成果，较为成熟的有肾虚证动物模型、脾虚证动物模型、肝郁证动物模型、伤寒太阴证动物模型、温病暑厥证动物模型，以及各种寒证、热证、脏腑虚证、阴虚证、阳虚证、气虚证、血虚证、阳明腑实证、卫气营血证、厥脱证等的动物模型。其中，以肾虚证、脾虚证、肺虚证等内容最为丰富。

（2）疾病动物模型　主要指以现代医学疾病名称命名的动物模型。目前的中医临床，也常常需要以现代医学的病名加以诊断，在明确具体疾病的前提条件下，运用中医中药的方法进行治疗。所以，在中医学的动物实验中，复制以现代医学命名的疾病模型也是十分必要的。现代医学以精确解剖为基础，在很早就已经系统阐明了人类的生理功能，并开始运用动物实验探讨疾病的病理变化及治疗药物的机制，因此具有许多可以借鉴的经验。尤其在实验动物模型方面，经过长期的研究，已有不少方法成熟、使用广泛的疾病动物模型，内容涉及呼吸系统疾病，消化系统疾病，循环及血液系统疾病，泌尿系统疾病，免疫、代谢及内分泌疾病等多方面，中医学的相关研究可以参照选用。此外，中医学中有些疾病与现代医学的疾病是平行或相似的，如消渴与糖尿病、痹证与关节炎等，要复制这些中医疾病的动物模型，就可以直接采用相对应的现代疾病动物模型，或在造模因素上稍加改进。这也是中医动物实验中常用的方法。

（3）"证"病结合动物模型　此类动物模型是中西医结合的产物，指具有中医某证候特点的现代医学疾病动物模型。这是现代中医科学研究所需要的，也是中医学动物实验中非常重要的内容。由于现代医学辨病治疗，中医学则强调辨证，而目前在中医临床上，也大多采用中西医两套诊断的方法，治疗方案的确定也是在明确现代医学疾病和中医辨证的基础上进行的。因此，在复制"病证"结合动物模型时，往往要采用多因素造模的方法。由于在研究中难度较大，至今此类动物模型尚不多，但已经有了良好的开端。如肾阳虚型

S_{180} 肉瘤模型、肾阴虚型高血压模型、肾阳虚型高血压模型、脾阳虚型肝损伤模型、脾气虚型慢性萎缩性胃炎模型、肝郁型胃溃疡模型、脾阳虚型肝癌模型等。

医学科学的发展表明，动物模型的研制是现代实验研究的核心问题。中医学领域，运用动物模型进行实验研究为时尚短，现有的动物模型大多只是近似而已，还有待今后进一步深入研究。

四、实验动物用药量的确定及计算方法

（一）动物给药量的确定

1. 动物给药量确定的方法

在观察一个药物的作用时，应该给动物多大的剂量是实验开始时应确定的一个重要问题。剂量太小，作用不明显，剂量太大，又可能引起动物中毒致死。可以按下列方法确定剂量。

1）先少量对小鼠粗略地探索中毒剂量或致死剂量，然后用小于中毒量的剂量，或取致死量的若干分之一作为应用剂量，一般可取 1/10～1/5。例如，以大鼠为实验对象，大剂量可用 1/2 LD_{50}；中剂量用 1/4 LD_{50}；小剂量用 1/8 LD_{50}（LD_{50} 为半数致死量）。

2）植物药粗制剂的剂量多按生药折算，比如中药和方剂的相关研究，所列剂量即某单味中药或某方剂全方的生药剂量。

3）化学药品可参考化学结构相似的已知药物，特别是化学结构和作用都相似的药物的剂量。

2. 确定给药量的注意事项

1）确定剂量后，如第一次实验的作用不明显，动物也没有中毒的表现（体重下降、精神不振、活动减少或其他症状），可以加大剂量再次实验。如出现中毒现象，作用也明显，则应降低剂量再次实验。在一般情况下，在适宜的剂量范围内，药物的作用常随剂量的加大而增强。所以有条件时，最好同时用几个剂量做实验，以便迅速获得关于药物作用的较完整的资料。如实验结果出现剂量与作用强度之间毫无规律时，则应慎重分析。但应注意，中药复方常常较难做出量效关系。

2）用大动物进行实验时，开始的剂量可采用给鼠类剂量的 1/15～1/2，以后可根据动物的反应调整剂量。

3）确定动物给药剂量时，要考虑给药动物的年龄大小和体质强弱。一般来说，确定的给药剂量是指给成年动物的，若是幼小动物，剂量应减小。以犬为例：6 个月以上的犬给药量为 1 份时，3～6 个月的给 1/2 份，45～89 日的给 1/4 份，10～19 日的给 1/16 份。

4）确定动物给药剂量时，还要考虑因给药途径不同，所用剂量也不同。若口服量为 100 时，灌肠量应为 100～200，皮下注射量为 30～50，肌内注射量为 25～30，静脉注射量为 25。

有的参考书所载实验动物用药剂量换算方法认为，实验动物用药量是人用药量的数倍至几十倍，进行动物实验时亦可作为参考。其粗略的等效倍数计算方法为：如人为 1；犬、猴则为 3；猫、兔为 5；大鼠、豚鼠为 7；小鼠为 10～11。以上剂量大致是等效量，误差允许可达 0.5～1 倍。例如，小鼠有效量为 10mg/kg，则大鼠大致为 0.7mg/kg，可在 0.35～

1.4mg/kg 范围内变动。

（二）实验动物用药量的计算方法

实验动物所用的药物剂量，一般按体重 mg/kg 或 g/kg 计算，应用时须从已知药液的浓度换算出相当于每公斤体重应注射的药液量（毫升数），以便给药。

例 1　计算给体重 1.8kg 的家兔，静脉注射 20%氨基甲酸乙酯溶液麻醉，按每公斤体重 1g 的剂量注射，应注射多少毫升？

计算方法：兔每公斤体重需注射 1g，注射液浓度为 20%，则氨基甲酸乙酯溶液的注射量应为每公斤体重 5ml，现在兔体重为 1.8kg，应注射 20%氨基甲酸乙酯溶液用量=5×1.8=9ml。

例 2　计算给体重 23g 的小鼠，按每公斤体重注射盐酸吗啡 15mg 计算，溶液浓度为 0.1%，应注射多少毫升？

计算方法：小鼠每公斤体重需吗啡的量为 15mg，则 0.1%盐酸吗啡溶液的注射量应为每公斤体重 15ml，现小鼠体重为 23g，应注射 0.1%盐酸吗啡溶液的用量=15×0.023=0.345ml。

（三）人与动物用药量的换算方法

1. 实验动物的耐受量

人与动物对同一药物的耐受性往往相差很大。一般来说，动物的耐受性要比人大，也就是单位体重的用药量动物比人要大。通常人的各种药物的用量在很多书上可以查到，但动物用药量可查的书较少，而且动物用的药物种类远不如人用的那么多。因此，必须将人的用药量换算成动物的用药量。一般可按下列比例换算：若人用药量为 1，则小鼠、大鼠为 25～50；兔、豚鼠为 15～20；犬、猫为 5～10。以上系按单位体重口服用药量换算而成。如给药途径为静脉、皮下、腹腔注射，换算比例应适当减小些。有人介绍犬和猴剂量比人大 10～20 倍，小鼠、大鼠剂量比人大 25～30 倍，也可参考进行换算。

2. 动物和人以体表面积比值换算所用药量

目前用的人与实验动物间药物剂量的换算方法有多种，如按体表面积折算不同动物间等效剂量，按体型系数法计算等效剂量，用 DE_{50}（半数有效量）、LD_{50} 和耐受量进行剂量估算等。但运用最多的方法是按照体表面积进行计算（表 2-2）。

计算体表面积的公式：$S=K \cdot W2/3$

$$S=体表面积（m^2）\quad W=体重（kg）\quad K=常数$$

小鼠、大鼠 K 为 0.091；豚鼠 K 为 0.095；家兔 K 为 0.100；猫 K 为 0.100；犬 K 为 0.112；人 K 为 0.112。

表 2-2　常用动物与人的体表面积比值表

	小鼠 20g	大鼠 200g	豚鼠 400g	家兔 1.5kg	猫 2.0kg	犬 12.0kg	人 50.0kg
小鼠 20g	1.0	7.0	12.25	27.80	29.70	124.20	332.40
大鼠 200g	0.14	1.00	1.74	3.90	4.20	17.80	48.80
豚鼠 400g	0.08	0.57	1.00	2.25	2.40	10.20	27.00

续表

| | 小鼠 | 大鼠 | 豚鼠 | 家兔 | 猫 | 犬 | 人 |
	20g	200g	400g	1.5kg	2.0kg	12.0kg	50.0kg
家兔 1.5kg	0.04	0.25	0.44	1.00	1.08	4.50	12.20
猫 2.0kg	0.08	0.23	0.41	0.92	1.00	4.10	11.10
犬 12.0kg	0.008	0.06	0.10	0.22	0.24	1.00	2.70
人 50.0kg	0.003	0.021	0.036	0.08	0.09	0.37	1.00

注：药物在不同体内的血液浓度和作用与体表面积呈平行关系。例1：小鼠最大耐受量为 500mg，家兔总用量为 500×27.8=13.90g/1.5kg；例2：大鼠最大耐受量为 600mg，小鼠总用量为 600×0.14=84mg/kg；例3：人口服最大耐受量为 10g，犬总用量为 10×0.37=3.7g/12kg；例4：兔静脉注射最大耐受量为 4ml/kg，人总用量为 (4ml/kg×1.5kg)×12.2=73.2ml/50kg

五、动物实验常用基本技术

不同的实验有不同的要求和特殊技术，应参考有关文献，此处不详述。本部分内容主要介绍一些在各种实验中经常应用的基本技术，包括实验动物的固定、麻醉、给药方法、采血方法和主要器官组织的取材等。

（一）实验动物的固定

除了要求在动物清醒、自由活动状态下进行实验外，对动物进行给药、采血或手术等操作时，首先要将动物固定以防其挣扎，常用的方法如下。

1. 犬

犬较易驯养，因此如能在实验开始前对犬加以训练，则在进行各种操作时，犬可以表现出一定程度的合作和克制，仅由实验者徒手把持即可进行注射或采血等。否则必先把犬绑在固定台上，以其免挣扎和攻击实验者。进行捆绑固定时，至少由两人进行，先要加以爱抚，逐步接近，切勿粗暴鲁莽，使之惊恐或激怒。先用绳将其嘴捆住，方法是从下颌到上颌打一结，然后绕回下颌再打一结，最后再向颈后打结固定。将狗头夹的椭圆形铁圈套在犬嘴上，将横铁棒由其口中穿过固定，再将上方弯片向下拧压住鼻梁（注意不可过紧）。最后将犬四肢捆在固定台上，狗头夹固定在支棒上。

2. 猫

猫不易训练，且其爪锐利，捉拿时应戴手套和注意勿被其抓伤。一般先将猫关在密闭木箱内，投入浸有乙醚的棉团快速麻醉，取出后趁其未醒立即固定，方法与固定狗相同。

3. 兔

兔极为温驯，因此进行皮下、腹腔、肌内注射或测肛温等时，只需实验者本人或助手将兔抓牢或按住即可。进行手术时，则捆在固定台上，方法与固定狗、猫时相似，兔鼻骨甚薄，压鼻梁不可过紧以免骨折。如只对头部进行操作（耳静脉注射、采血等），可将兔用固定器固定。

4. 大鼠

大鼠在惊恐或激怒时易将实验者手咬伤，在捉拿时要注意，无经验者宜戴防护手套，并应动作柔和，切忌粗暴或用钳子夹。固定方法随操作目的而异：实验者紧靠实验台，将大鼠（头朝实验者左方）夹在实验者左前臂和身体之间，左手捏住鼠尾稍稍举起，露出肛门及阴道。便于测肛温、阴道涂片等，如大鼠头改向右侧，实验者左手捏住大鼠颈背部皮肤，可向此处做皮下注射。

实验者用手捉住鼠尾将鼠放在鼠爪能抓牢的物体表面，稍向后拉鼠尾，鼠必本能地向前挣，实验者左手掌贴在鼠背，用示指压住鼠头顶，拇指及中指分别由两侧腋下插入将鼠两前肢卡住，或攥紧鼠后背（包括项部）皮肤使其腹部露出，可做腹腔注射，或经口向胃内下管注射。如用右手再捉住后肢，即可向臀部做皮下、肌内注射，或趾背静脉注射。

除上述徒手固定法外，也可用毛巾将大鼠包裹，只露尾部；或将大鼠用筒式固定器固定，露出尾部，做尾静脉注射。

其他较精细操作应在乙醚麻醉下进行。

5. 小鼠

一般右手提住鼠尾，将鼠放在其爪能抓牢的物体表面，稍向后牵，左手拇、示二指迅速、果断地捏住其后颈部皮肤，将鼠尾用四、五指压在手掌上，即可进行腹腔注射，采腹腔液、测肛温、做阴道涂片，等等。

（二）实验动物的麻醉

多数实验动物不能顺从地接受各种实验处理，特别是各种引起疼痛的处理，因此往往需要进行麻醉。麻醉的目的就是消除实验动物在实验过程中的疼痛和不适感，以利于实验者操作，确保动物实验顺利进行。

1. 常用麻醉剂及特点

（1）挥发性麻醉剂　最常用的是乙醚。乙醚麻醉的优点是简便易行，可随时调节麻醉深度，一旦停止吸入，动物可迅速恢复。乙醚麻醉比较安全，即使一时麻醉过深，呼吸停止，只要立即停止吸入，进行人工呼吸（大鼠只需通过胶管经鼻孔向肺内吹气即可），多数仍可恢复。缺点是易引起上呼吸道分泌物增加，若不能及时注意则可能堵塞气道，引起窒息，需要时可先注射阿托品预防。此外，如需长时间（2小时以上）维持麻醉，则不如用非挥发性麻醉剂方便。

（2）非挥发性麻醉剂　最常用的有巴比妥类（如戊巴比妥钠、硫喷妥钠等）、氯醛糖、氨基甲酸乙酯（乌拉坦）等。其优点是一次注射后可保持相当长时间较深麻醉，较少引起气管分泌物。但缺点是不甚安全，常引起血压下降，呼吸抑制，一旦过量，较难解救。

2. 常用麻醉方法

（1）全身麻醉

1）吸入法：吸入麻醉常用乙醚等挥发性麻醉剂，一般用于开放性麻醉。较大动物可用麻醉口罩，小动物（如大鼠、小鼠）可将头部放入蘸有乙醚棉球的广口瓶或干燥器内，数分钟后取出。如实验过程较长，可在其鼻部放棉花或纱布，不时滴加乙醚维持。

2）腹腔和静脉给药麻醉法：非挥发性麻醉剂可用腹腔注射和静脉注射麻醉，其操作简便，是实验室最常采用的方法之一。此类麻醉多麻醉时间较长，主要用于需麻醉2小时以上的实验。一次给药便可保持较长时间的麻醉状态，很少引起气管分泌物的增多。麻醉过程比较平稳。一般大鼠、小鼠、豚鼠常用腹腔注射麻醉；兔、犬、猴等多用静脉注射麻醉。

（2）局部麻醉　局部麻醉方法很多，有表面麻醉，浸润麻醉和阻断麻醉等，使用最多的是浸润麻醉。常用 0.5%或 1%的盐酸普鲁卡因局部浸润。一般按实验要求的深度，循皮下、筋膜、肌肉、腹膜或骨膜的顺序，依次注入麻醉剂。每次注射前应当回抽，以防药液误注于血管内。

3. 麻醉的注意事项

1）各种麻醉剂各有其优点和缺点（表 2-3），应根据对麻醉的要求（深度、持续时间等）和动物的耐受性而选定。一般犬的手术可用硫喷妥钠或戊巴比妥钠静脉滴注。猫则用氯醛糖或氯醛糖加氨基甲酸乙酯合用。大鼠常用乙醚或戊巴比妥钠。各种动物常用麻醉剂的种类和剂量可参照表 2-4、表 2-5。有时品系、性别对麻醉有影响，例如，白色品系大鼠对戊巴比妥钠过量的耐受力不如有色者，雌鼠不如雄鼠。

表 2-3　实验动物常用麻醉剂的优点及缺点

麻醉剂名称	优点	缺点
氯醛糖	巴比妥类对反射的抑制较轻，血压、呼吸维持稳定 3～4h	较难溶于水，在聚乙二醇 200 中可制成 10%溶液
戊巴比妥	作用时间长，易溶	心动过速，抑制心血管和脊髓反射
硫喷妥钠	作用时间短（15～30min），适于作吸入麻醉前的诱导麻醉	对组织有刺激，溶液易失效，对呼吸抑制明显
氨基甲酸乙酯	对反射几乎无抑制，易溶于水，作用时间 3～4h	对肝脏及骨髓有毒性，只用于急性实验中

表 2-4　实验动物常用麻醉药剂量（mg/kg）及给药途径

	小鼠	大鼠	豚鼠	兔	猫	犬	猴
水合氯醛	400 ip	300 ip	—	—	250 ip	125 ip	—
氯醛糖	114 ip	55 ip	—	120 iv	75 iv	100 iv	—
戊巴比妥	35 iv	25 iv	30 iv	30 iv	25 iv	—	25 iv
苯巴比妥	134 iv	100 iv	100 ip	200 iv	180 iv	80 iv	100 ip
硫喷妥钠	25 iv	25 iv	20 iv	20 iv	28 iv	25 iv	—
氨基甲酸乙酯	—	780 ip	1500 ip	1000 iv	1250 iv	1000 iv	—
氯醛糖 ⎫合用	—	—			50 iv		
氨基甲酸乙酯 ⎭					50 iv		
氨基甲酸乙酯 ⎫合用				700 ip	250 ip		
戊巴比妥 ⎭				40 ip	30 ip	—	
吗啡 ⎫合用	—	—		—	—	10 sc	
戊巴比妥 ⎭						20 iv	

注：ip—腹腔注射，iv—静脉注射，sc—皮下注射

表 2-5　常用非挥发性麻醉剂的用法及剂量

麻醉剂名	动物	给药途径	给药剂量/mg/kg	常配浓度/%	给药量/ml/kg	维持时间及作用
戊巴比妥钠	犬、猫、兔	iv	30	3	1.0	2～4h
		ip sc	40～50	3	1.4～1.7	中途加 1/5 量可维持 1h 以上，麻醉力强，易抑制呼吸变慢
	豚鼠	ip	40～50	2		
	大鼠、小鼠	ip	45	2		
	鸟类	im	50～100	2	2.5～5.0	
氨基甲酸乙酯	猫、犬、兔	iv ip	750～1000	30	2.5～3.3	2～4h
		直肠给药	1500	30	50	应用安全，毒性小，更适用于小动物麻醉
	豚鼠、大鼠、小鼠	im	1350	20	70	
	鸟类	im	1250	20	63	
	蛙类	皮下 淋巴囊	2000mg/kg 或每只 400～600mg		每只 2～3ml	
硫喷妥钠	犬、猫、兔	iv ip	25～50	2	1.3～2.5	15～30min
	大白鼠	iv ip	50～100	1	5.0～10	麻醉力最强，注射宜慢，维持注射剂量按情况掌握
异戊巴比妥钠	犬、猫、兔	iv	40～50	5	0.8～1.0	4～6h
		im ip	80～100	10	0.8～1.0	
		直肠	100	10	1.0	
	鼠类	ip iv	100	10	10	
水合氯醛	犬、猫	灌胃	250	10	5.0	1.5～3h
		iv	80～100	10	20.0	
		ip	100～150	10	1.0～1.5	
	兔	灌胃	500	10	2.5	
		直肠	1000	5	0.8～1.0	
		iv	50～75	5	1.0～1.5	
巴比妥钠	犬	iv	225	20	1.12	4～6h
	猫	ip	200	5	4.0	麻醉诱导期较长，深度不易控制
		po	400	10	4.0	
	兔	ip	200	5	4.0	
	鸽	ip	182	3	6.1	
	鼠类	sc	200	2	10	
苯巴比妥钠	犬、猫	ip iv	80～100	3.5	2.2～3.0	4～6h
	兔	ip iv	150～200	3.5	4.3～6.0	
	鸽	im	300	5	6.0	

续表

麻醉剂名	动物	给药途径	给药剂量/mg/kg	常配浓度/%	给药量/ml/kg	维持时间及作用
盐酸吗啡（与乙醚配合用）	犬	sc	9~10	1	0.9~1.0	麻醉程度轻，适合一般功能实验
		iv	8	1	0.8	
酒精	犬	iv		32	12~15	无其他麻醉剂时，可用此代替
	兔	iv		32	5.0	
氯醛糖	犬以下小动物	iv	50	2	2.5	抑制呼吸及血管中枢作用小，麻醉 3~4h，诱导期作用不明显
		ip	50	2	2.5	
三溴乙醇（阿佛丁）	犬	直肠	400	10	4.0	作为基础麻醉使动物深睡
		iv	90~180	3	3~6	

注：ip—腹腔注射，iv—静脉注射，im—肌内注射，sc—皮下注射，po—口服

2）实验中应准确判断麻醉的深度，可根据动物对疼痛刺激的反应、肌肉紧张程度、呼吸节律及深度、角膜反射状况等加以确定。应以动物安静、肌肉松弛、血压呼吸平稳、无缺氧表现、能满意地进行操作为麻醉深度适当的标准。如麻醉过深，动物出现角膜反射消失、瞳孔突然放大、血压下降、呼吸停止等反应，应当立即停止麻醉，必要时可使用苏醒剂（表 2-6）。

表 2-6 常用苏醒剂及其用法

药品种类	作用中枢部位	效果	浓度/%	剂量（每公斤体重）及给药途径	对抗何种麻醉剂
咖啡因	大脑	心跳加速	10	0.1ml，静脉注射	吗啡及巴比妥类
苯丙胺	大脑	提高氧化耐受力	1	0.1~1ml，静脉或皮下注射	吗啡及巴比妥类
印防己毒素	脑干	对呼吸作用特别明显，对循环系统也有作用	1	兔 1ml，静脉或皮下注射	巴比妥类
尼可刹米	整个中枢系统，对延髓呼吸中枢作用极强	对呼吸作用特别明显，对循环系统也有作用	10	0.2~0.5ml，静脉或肌内注射	呼吸及其他
洛贝林	延髓，特别是呼吸中枢	颈动脉反射加强	1	兔 0.1~0.5ml，犬 0.5~1ml，静脉或皮下注射	呼吸及其他
二氧化碳	呼吸中枢，心血管中枢	呼吸加强，血压上升	5~7	—	呼吸及其他

3）动物在麻醉时体温容易下降，长时间麻醉时要给动物保温。

4）静脉注射麻醉剂时要缓慢。寒冷季节在静脉注射麻醉剂前应先将麻醉剂加温到动物体温水平。

（三）实验动物的给药方法

在动物实验中，经常需要向动物给药，如麻醉、实验治疗、实验毒理等研究，常用方法如下。

1. 注射给药

（1）皮下注射　一般选取皮下组织疏松的部位，大鼠、小鼠和豚鼠可在颈后肩胛间、腹部两侧做皮下注射；家兔可在背部或耳根部做皮下注射；猫、犬则在股外侧做皮下注射。

（2）肌内注射　一般选肌肉丰厚、无大血管通过的部位。大鼠、小鼠、豚鼠可在股外侧做肌内注射；家兔可在腰椎旁的肌肉、臀部或股部做肌内注射；犬、猴等大型动物选臂部注射。

（3）腹腔注射　给大鼠、小鼠进行腹腔注射时，以左手固定动物，使腹部向上，为避免伤及内脏，应尽量使动物头处于低位，使内脏移向上腹，右手持注射器从下腹两侧向头方刺入皮下，针尖稍向前，再将注射器沿45°斜向穿过腹肌进入腹腔，此时有落空感，回抽无回血或尿液，即可注入药液。可注入较大容量，吸收良好。

兔、犬等动物腹腔注射时，可由助手固定动物，使其腹部朝上，实验者即可进行操作。其位置：家兔下腹部近腹白线左右两侧1cm处，犬脐后腹白线两侧边1～2cm处进行腹腔注射。

（4）静脉注射　动物身体表面浅在的较明显的静脉均可用作静脉注射，具体选用何处，取决于实验者的习惯。犬及猫常选用下肢小腿外侧的小隐静脉或前肢内侧的头静脉，由于血管较粗，困难不大。偶亦可用耳缘静脉。鸡可采用翼下静脉注射。猪可在耳静脉、颈静脉注射。家兔的耳缘静脉走行明显，位置浅表，是做静脉注射十分方便的部位。一般应先由较远侧（靠耳尖侧）刺入，这样可逐步向近侧移动，进行多次静脉注入。大鼠可由尾静脉或趾静脉注射，鼠尾有几条纵向走行的静脉，一般选用两侧者。如前述将鼠固定或麻醉后，在台灯下（良好照明并加温促进血管扩张）用细针头几乎与皮肤表面平行刺入，刺入要浅，应先从近尾尖部刺入。如果针头刺入血管内，则推入液体后无阻力，并可看到液体沿血管流向前，否则应拔出针头，稍向前移动位置再试。趾背静脉位于足爪背面，按前述方法固定后，助手捏住踝部使趾背静脉因血液回流受阻而扩张，将趾背剪去毛，酒精擦拭，实验者左手捏住鼠爪，示指垫在其足掌，使足背皮肤绷紧，用细针头在趾与足趾交界处水平刺入血管进行注射。

对新生一周以内的仔鼠可经尾静脉或股静脉注射，仔鼠在注射后要用其母鼠的尿擦拭其身，掩盖实验者手的气味，否则仔鼠放回后因有异味可能被其母视为异己而吃掉。

（5）侧脑室注射　犬、猫、兔等动物需用立体定位仪进行脑室注射，具体方法及位置参见有关专著。这里只介绍徒手对大鼠做侧脑室注射的手术。将大鼠用乙醚麻醉，俯卧位（无须固定），在头顶中央纵行切皮直达颅骨，切口长约1.5cm，将骨膜向两侧推开，暴露颅骨，在十字缝（囟门）外侧1.5mm，向后1mm处，用直径1mm钻头将颅骨钻孔。微量注射器针头套以塑料管，使针尖露出4mm，将针由颅骨钻孔垂直插入（深度4mm）缓慢注入，可注射30ml以内的液体，注毕稍待数秒钟再拔出针头。

除上述各种注射途径外，尚有经舌下静脉、阴茎静脉、眶静脉窦，外缘静脉和皮内、膀胱、气管、脑内、小脑延髓池等注射，可参见有关著作，不在此详述。

2. 经口给药

（1）灌胃法　此法给药剂量准确，是借灌胃器将药物直接灌到动物胃内的一种常用给药的方法，也是中医学动物实验最为常用的方法。

1）鼠类灌胃：鼠类的灌胃器由注射器和特殊的灌胃针构成。左手固定鼠，右手持灌胃器，将灌胃针从鼠的右口角插入口中，沿咽后壁慢慢插入食管，使其前端到达膈肌位置。灌胃针插入时应无阻力，如有阻力或动物挣扎则应退针或将针拔出，以免损伤、穿破食管或误入气管。

2）兔、猫、犬等灌胃：一般要借助于开口器、灌胃管进行。先将动物仰卧固定，再将开口器固定于上下门齿之间，然后将灌胃管（常用合适直径的人用导尿管代替）从开口器的小孔插入动物口中，沿咽后壁而进入食管。可事先在体外量出由口至胃的大致长度，在插管上做一标志。如插管进入食管则可顺利插入，如插入困难，多系误插入气管，应拔出重插。插入后应进一步检查灌胃管是否确实插入食管。可将灌胃管外开口放入盛水的烧杯中，若无气泡产生，表明灌胃管被正确插入胃中，未误入气管。此时将注射器与灌胃管相连，注入药液。

不同实验动物一次灌胃的最大容量有很大差异，在实验中，应注意设定适宜的灌胃量，以保证动物实验的顺利进行（表 2-7）。

表 2-7　各种动物一次灌胃的最大容量

动物种类	体重/g	最大容量/ml	动物种类	体重/g	最大容量/ml
小白鼠	30 以上	1.0	豚鼠	300 以上	60
	25～30	0.8		250～300	4～5
	20～24	0.5	家兔	3 500 以上	200
大白鼠	300 以上	8.0		2 500～3 500	150
	250～300	6.0		2 000～2 400	100
	200～249	4～5	猫	3 000 以上	100～150
	100～199	30		2 500～3 000	50～80
			犬	10 000～15 000	200～500

（2）口服法　口服给药是把药物掺入饲料或将可溶性药剂溶于饮水中让动物自由摄取。此法优点是简单方便，缺点是剂量不能保证准确，且动物个体间服药量差异较大。大动物在给予片剂、丸剂、胶囊剂时，可将药物用镊子或手指送到舌根部，迅速关闭口腔，将头部稍稍抬高，使其自然吞咽。

除上述较常用的给药途径外，还有其他一些给药方法，如呼吸道给药、皮肤给药、直肠内给药、关节腔内给药等。

（四）实验动物的采血方法

动物实验中，常需要采取动物的血液进行检测，因此，动物的采血方法亦是动物实验必须掌握的技术。原则上前述各种静脉注射法，同样可用于采血。不同实验动物常用的采血方法介绍如下。

1. 家兔

最方便的方法是由耳缘静脉采血，先将耳缘静脉表面区域的毛拔去，使耳缘静脉清晰可见，如不够扩张，可涂以二甲苯或适量酒精，则血管立即怒张，在近耳根侧用较粗针头刺破静脉，用试管接取流出的血液即可。采血后用干棉球压迫止血，以后可从原针孔或稍挪向耳尖侧处再刺，多次采血。

如需较大量血液，则可做心脏采血，由助手坐在凳上，两手抓住兔双前肢（靠腋部），两腿夹住兔双下肢，使兔呈垂直位露出前胸，实验者左手在兔剑突上摸到心尖搏动最明显处，右手持针头在此处将针尖稍向上刺入，同时试抽血。如无血液流入针管，可调整刺入深度即可抽出。如仍无血液，则应将针头拔出重刺，切勿在兔心脏内乱改变针尖方向。也可将兔固定在兔台上进行如上操作。

2. 大鼠

（1）眼静脉窦采血法　将大鼠用乙醚轻麻醉后，左手捏住鼠躯干，右手用一直径为1mm的毛细玻璃管从眼球下方（球、睑结膜交界处）边捻转边刺入球后，血液即由玻璃管流出，如无血液流出，可稍调整刺入深度及方向，或用左手稍紧握其躯干（提高静脉窦内压力），血液即可流出。采血后拔出玻璃管，用棉球压迫眼球止血，用此法可多次采血，每次可采数毫升之多。

（2）颈静脉采血法　将大鼠麻醉后取仰卧位，暴露一侧颈静脉，注射器用细针头从胸大肌刺入，穿过胸肌进入颈静脉内即可抽血，采血完毕后拔出针头，压迫胸肌，此法可多次采血。需要较多血液时亦可由剑突下行心脏采血。

（3）留置心房导管采血法　这是近年来广泛应用的技术，可以在动物清醒、自由活动条件下连续采血。大鼠用乙醚麻醉后，取仰卧位，暴露并游离右侧颈静脉，远端结扎，将直径为1mm左右的医用硅橡胶管（充满肝素溶液）插入，直至右心房（约30mm），将导管位置固定好；另一端经皮下从颈后穿出至体外，露出体外部分约长3cm，以金属丝塞住。对于留置心房导管的大鼠要单笼隔离饲养，以免相互将露出的导管咬坏。术后经1～3日即可经露出体外导管一端进行采血，亦可由此做静脉注射。如果反复多次采血，总量较大时，应于每次采血后再将血细胞部分输回。

（五）主要器官组织的取材

1. 取材方法

（1）基本要求

1）取材要迅速，应在处死动物后立即进行，以免细胞发生死后变化（如组织自溶及腐败现象等），引起原有结构的破坏及大量酶失活和丢失。

2）取材时若发现肉眼可视病变，应认真观察并取准病变部位组织，切勿漏取，以全面反映组织病变的全貌。若有肿瘤，则应包括肿瘤的转移部位、切缘等。全面描述病变状况，由表及里地观察病变状况，测重量，记录部位、体重等。若无肉眼可视病变，可代表性取材。

3）根据实验方法、目的、病变等要求尽量多取材。选取的组织材料要包括各脏器的主要结构部分。应避免选取因解剖失误造成的凝血块和坏死组织等。

4）所用刀剪必须锋利，取材过程中应使用镊子夹该组织周围的结缔组织，凡是用镊子夹过的或用手压过的组织均不可用。取病理材料时勿压挤、刮抹、冲洗。所取材料应尽量保持肉眼标本的完整性，不宜过厚或过薄，约1.5cm×1.5cm×0.5cm为宜。

5）取材时要注明取材时间、组织器官名称、固定液名称、组织块的数量、所取组织位于器官的部位等，以备查。

（2）取材标准

1）呼吸系统

肺脏：检查肺脏的色泽，有无出血、炎症、肺气肿、肺萎缩、肿瘤等。取两肺下叶和肺尖部组织各一块（包括胸膜），大小为 1.5cm×1.5cm×0.5cm。若有病变可根据病变大小与多少加取组织块。

2）消化系统

胃肠：检查胃的大小、胃肠道浆膜面的色泽，有无粘连、肿瘤、寄生虫结节。然后沿胃大弯、肠系膜附着部依次剪开胃、十二指肠、空肠、回肠、盲肠、结肠、直肠。观察胃内有无异物，内容物的气味及性状，除去内容物，检查黏膜颜色，有无充血、出血、化脓。采用边剪开边观察的办法检查肠管，观察肠内容物的数量、性状，有无气体、血液、异物、寄生虫，肠黏膜皱襞有无增厚、水肿、充血、溃疡、坏死、炎症及黏液。

取胃全层结构 1 块，大小为 1.5cm×1.5cm。胃窦部易受损伤，若有可视病变（如胃炎、胃溃疡），取材应取病变组织和周围少许正常组织；分别在十二指肠逆行部和返回部各取 1 块全层结构组织；小肠分别在空肠及回肠末端各取 1 块全层结构组织；大肠分别在结肠和直肠各取 1 块全层结构组织；所取材料应尽量保持肉眼标本的完整性，一般取材长度为 1~2cm。

肝脏：首先检查肝脏的大小、被膜的性状、边缘的厚薄、实质的硬度和色泽，以及肝淋巴结、血管、肝管等的性状。取材大小应根据实验动物而定。小动物为 1.0cm×1.0cm×0.5cm，大动物 3.0cm×2.0cm×0.5cm。在左、右最大的肝叶各取 1 块组织（包括包膜），所选组织不宜太大，取材厚度不应超过 0.5cm，否则固定液渗透不足，固定不够，影响脱水和切片。作免疫组化者取材为 1.0cm×1.0cm×0.2cm。如有可视病灶，取材应包括病灶和其邻近的正常组织两部分，可先切取大块，固定数小时至过夜，再修整组织并换固定液继续固定。有胆囊的动物应取胆囊壁的组织。

胰腺：检查胰腺色泽和硬度，切面检查有无出血。所取材料应尽量保持肉眼标本的完整性，大小为 1.5cm×1.5cm×0.2cm。

3）循环系统

心脏：剪开心包膜，暴露心脏，注意心包的光泽度及心包内液体的情况，心脏的大小、外形、心外膜情况。自下腔静脉入口处至右心房作直线剖开，从此直线中点沿心脏右缘剖至心尖部，从距离心尖部与心室间隔右侧 1cm 处平行地剖至肺动脉；自左右静脉入口处将左心房直线切开，沿心脏左缘剖至心尖部，再从距离心尖部与心室间隔左侧 1cm 处平行地剖开左心室的前壁和主动脉；自冠状动脉口起剪开前降支和旋支，在主动脉根部右侧，于右心室的心外膜找到右冠状动脉主干，先横切一刀，再剪至后降支。左右心室各取一块组织，应包括瓣膜、心室壁各层结构及冠状动脉，大小为 1.5cm×1.5cm×0.5cm。若疑有心脏传导系统病变时，应按其相应解剖部位取材检查。

4）泌尿系统

肾脏：首先检查肾脏大小、硬度、被膜是否容易剥离，肾表面的色泽、平滑度，有无瘢痕、出血变化。然后检查切面皮质和髓质的色泽，有无瘀血、出血、化脓和梗死。注意观察皮质和髓质交界处的切面是否隆突，以及肾盂、输尿管、肾淋巴结的性状，有无肿瘤及寄生虫等。左、右肾脏各取 1 块，选取的组织材料应包括肾脏主要结构（皮质、髓质、肾乳头及被膜等各层结构），大小为 1.5cm×1.5cm×0.5cm。

膀胱：检查膀胱的大小、尿量及色泽，黏膜有无出血、炎症和结石等。取膀胱组织 1 块，包括全层结构，大小为 1.5cm×1.5cm。若有可视病变，加取病变及周围组织。

5）生殖系统

雄性生殖器官：检查睾丸、附睾、凝固腺、前列腺有无粘连、出血、水肿、积液等。雌性生殖器官沿子宫体背侧剪开子宫角，检查子宫内膜的色泽，有无充血、出血、炎症等，观察卵巢和输卵管有无粘连、出血、水肿、积液等。

因生殖器官体积较小，可整体取材固定后，再分别取睾丸、附睾、前列腺（大动物）左右外侧缘及中间部各 1 块。子宫是一个中空脏器，宫颈暴露于外界环境、易于发病且宫颈易发生肿瘤，子宫体积较大，且药物对肌层、内膜均可能有影响，所以应取全层。子宫、宫颈（全层）及卵巢各取 1 块组织，大小为 1.5cm×1.5cm×0.2cm。

6）免疫系统

脾脏：检查大小、厚薄、硬度、性状、色泽、有无肥厚及破裂等。然后沿长轴将脾切成两半，切面要平整，检查脾小梁、红髓、滤泡的色泽，切面的出血量。取 1～2 块组织，包括包膜，大小为 1.5cm×1.5cm×0.5cm。有病变时加取病变组织。

淋巴结：一般取颈部、腋下、肠系膜淋巴结，其质地应与周围组织较易区分，用镊子将其与周围组织分离开，取出。较小淋巴结整体取材固定，较大淋巴结切取大小为 1.5cm×1.5cm×0.5cm 的组织块。

胸腺：胸部器官取出前，应先取出胸腺。检查色泽，有无粘连、出血、水肿等。胸腺组织易破坏，应特别小心。取胸腺组织 1 块并带包膜，大小为 1.5cm×1.5cm×0.5cm。

7）内分泌系统

甲状腺：因其较小应整体取材，并用纱布包裹再固定，包括甲状旁腺在内。

肾上腺：左右肾上腺整体取材、固定。

8）神经系统

大脑：大鼠和小鼠应整体取材，并用纱布包裹固定。对于较大动物，如犬，在两大脑中央前后回、海马及基底结等处各取 1 块，大小均为 1.5cm×1.5cm×0.5cm。猴，从脑干腹侧面把手术刀伸入枕骨大孔，切断脊髓，即可将脑取出，用流水冲洗干净备用。新鲜脑很软，易变形和受挫伤，操作过程中必须用手扶托，取出脑后应立刻用纱布包裹，浸泡固定液中保存，以免变形。

小脑：位于大脑半球的后方，经大脑横裂将大脑和小脑分开，取出小脑。小动物整体取材并用纱布包裹固定；大动物取 1 块组织，大小为 1.5cm×1.5cm×0.5cm，包括小脑中间部。

垂体：从蝶骨垂体窝中取出垂体。注意动作一定要轻柔，以免破坏垂体。将垂体整体取材，用纱布包裹后整体固定。

脊髓：自颅底至荐椎沿背部中线切开皮肤，剥离棘突与椎板上的骨膜、软组织等，在靠近棘突两旁向下用锯垂直锯开，动作要小心，勿损伤脊髓。下端在荐椎和尾椎交界处横行锯开，用钳从上向下掀起已分离的棘突和椎板，暴露出硬脊膜，沿硬脊膜外切断各神经根，用镊子夹住硬脊膜向外轻拉，将硬脊膜和脊髓一起取出。然后沿脊髓前后正中线剪开硬脊膜，注入固定液。固定数日后取出并彻底冲洗，在脊髓上作多个横断面，检查切面有无异常。脊髓取材时，应分别于颈、胸、腰髓阶段各取一段组织，长 0.5cm。

2. 固定方法

组织器官取材后，为了防止组织溶解及腐败，以保持组织和细胞与正常生活时的形态相似；同时为了使细胞内蛋白质、脂肪、糖、酶等各种成分转变为不溶性物质，以保持它原有的结构与生活时的相仿，必须立即对其进行固定。组织细胞内的不同物质，经固定后可以产生不同的折光率，对染料也产生不同的亲和力，造成光学上的差异，使得在生活情况下原来看不清楚的结构变得清晰起来，并使细胞各部分容易着色，有利于区别不同的组织成分。而且，固定剂还有一定的硬化作用，可以增加组织的硬度，便于制片。所以，正确、及时地固定所取材料，也是非常重要的。

（1）常用固定剂

1）单纯固定剂

10%甲醛：是组织固定时最为常用的固定剂。特点是渗透能力强，固定均匀，能保存脂肪，但不能沉淀核蛋白及白蛋白，用其长期固定的组织会变为酸性，不利于染色，特别是细胞核的着色。一般可用自来水冲洗 6～24h 后，使其酸碱中和，并减少结晶。此固定剂适用于固定大体标本，固定时间一般需 24～72h，主要用于固定脂肪、类脂质、神经等。

4%多聚甲醛：对组织有很好的穿透性，固定时组织收缩小，能够较好地保存大多数抗原物质，特别是对脂肪和各种酶的固定效果更好。固定时间不宜太长，以 24h 以内为宜。此固定剂适用于免疫组织化学染色。

冰醋酸：渗透力强，能够沉淀核蛋白，对染色质固定好，但一般不单独使用。

2）混合固定液

Zenker 液（简称 ZA）：由 $K_2Cr_2O_7$ 2g、蒸馏水 100ml、升汞 5g、冰醋酸 5ml 组成，多用于一般组织的固定。它能使细胞核、细胞质染色清晰，加热可以缩短固定时间。固定后的组织必须流水冲洗 12h，而且，由于固定液中含有升汞，所以在经 70%乙醇脱水时，须加入少量的碘液（0.5%碘酒精）以脱汞。Zenker 液最适用于切片标本的固定，是各种蛋白、有髓神经、细胞核的常用固定剂，固定时间一般需 12～24h。

Bouin 液：由苦味酸饱和水溶液 75ml、甲醛 25ml、冰醋酸 5ml 组成。特点是穿透速度快，组织收缩性较小，固定均匀，固定后组织有适当的硬度，对于切片和染色均有良好的效果。固定后可加入 70%乙醇洗去苦味酸的黄色，在脱水时经各浓度酒精也可洗去黄色。不过即使留有少量苦味酸的黄色，对一般染色体并无影响。其常用于胰岛细胞的染色、硬组织的染色（因其具有脱钙作用）、结缔组织染色。固定时间一般需 12～24h。

乙醇-甲醛（乙醇-福尔马林，AF）固定液：由甲醛（40%）100ml、95%乙醇 900ml 组成。其适用于皮下组织中肥大细胞的固定。该固定液有固定兼脱水的作用，固定后的标本可直接放入 95%乙醇中脱水。

Carnoy 固定液：由无水乙醇 60ml、三氯甲烷 30ml、冰醋酸 10ml 组成，具有较强的穿透力，可很好地固定细胞质和细胞核，尤其适用于固定外膜的致密组织，以及糖原及尼氏小体的固定。

（2）固定方法 一般器官组织多用 10%的甲醛溶液固定，有价值的组织标本最好用原色固定液进行固定，固定时要定时振荡容器，尽量避免因组织重叠而固定不透。

1）实质性器官：如肝、脾、肾，因其组织结构比较致密，不易被固定液所渗透，应先剖开再用固定液固定。

肝、脾：由器官背面朝肝门、脾门方向，沿其长轴每隔 1.5～2cm 纵向平行剖开，切成数片，按顺序平放于相应大小的容器中，下垫一层脱脂棉，以便于固定液的渗入。标本间应避免弯曲和相互间叠压。

肾：朝肾门方向，沿肾外缘中线作一水平切面，切面向下平放于容器中，再行固定。

肺：肺组织易于漂浮，可先用薄层脱脂棉覆盖其表面再行固定，也可用加压排气法将肺组织的气体排出，以保证固定的均匀。

2）胃、肠等空腔脏器：取出一段从中间破开，将浆膜面平铺于硬纸上，用大头针将周围固定。须先用生理盐水将内容物及黏液轻轻洗掉，然后将其投入固定液内。此法能够防止组织弯曲扭转。需要注意的是，胆囊组织应单独固定，以免胆汁污染其他组织。

3）脑、脊髓、松软的肿瘤组织、干酪样坏死组织及有脓包的组织标本，应切开后再固定。固定整体脑组织时，脑底向上，先将一根长缝合线穿过脑基底动脉环，然后捧着脑组织放入已注入固定液的容器中，再轻轻将缝合线两头提起，借助水的浮力使脑组织悬浮于固定液中，最后将缝合线固定于容器壁上。脑组织固定所需时间较长，一般为 10～15d，但一周须换一次固定液。

4）对于管状组织，如输精管、输卵管、神经、脊髓等，应取 1～1.5cm 进行分段固定。应避免取材过长里面出现空泡等固定不透的现象。

5）骨骼组织：先将骨组织上的软组织剥离，然后将其锯成小块状即可进行固定。

6）易碎组织：将其用擦镜纸包好进行单独固定，如果组织体积特别小，就滴入少量伊红作为标记，防止固定后找不到组织。

7）浸透较慢的固定液，宜用灌注固定的方法。科研用的小动物也可用此方法进行整体固定。

（3）注意事项

1）组织固定越新鲜越好。最好组织一经离体，就能及时地固定。如果要获得某些酶的染色，固定最好在组织离体后 30s 至 1min。

2）对不同类型的组织应合理地选择固定液。固定剂的种类较多，成分复杂，对组织的作用不尽相同。在组织化学研究准备阶段不论采用什么固定剂，都必须尽可能确切地知道它们对于各种组织成分的反应基团的效用。

3）组织固定，时间不宜太短，也不宜太长。

4）固定液的量要充分。对于大的标本，应注意不让其暴露部分被吹干，可用脱脂棉或纱布浸湿固定液后，盖于组织表面，以免使组织被风干，影响制片效果。

以上介绍了在医学研究中常用的动物实验方法。与临床试验相比，动物实验有其独特的优点，因此获得了广泛的应用，并对现代医学的进步和人类的保健事业做出了巨大的贡献，也推动了中医学的发展。但同时也应该清醒地看到它有一定的局限性。一方面，与实验动物相比，人类有其特殊性和复杂性。作为生物的人，人类是当前动物界进化的最高阶段，有最发达的中枢神经系统，有思维和心理活动，情绪和行为也比其他动物复杂得多。另一方面，人又是社会的人，有无比复杂的社会、政治、经济、文化和伦理等社会因素，所有这些方面又对人的健康状况、人对各种处理因素的反应、疾病的发生发展和转归，起着不可忽视的影响。因此，对于动物实验获得的结论是否能适用于人类，一定要持审慎的态度，最后的结论仍然有待于临床试验和临床调查结果进行验证。也就是说，医学实验研究必须强调与临床研究紧密结合，两者不可偏废，应相辅相成。对中医学来说，这点显得尤为重要。中医学术理论的形成是临床实践经验的总结，同时，中医学理论的发展也离不开临床实践。中医学是实践性极强的科学，主要建立在医疗实践基础之上。它从临床实践出发，上升为医学理论，又反过来指导临床实践，并不断地总结提高，发展为新的理论。中医学离开了临床实践，就失去了生命力。因此，我们必须结合临床进行实验研究，单纯依赖尸体解剖或组织切片等微观检查，或依靠观察死后机体结构以推测生理功能的研究方法，去探索复杂的生命活动等问题，其结论很容易产生片面性。再者，鉴于中医辨证的一些方法和指标（如察色、切脉、闻声、舌苔等）不易在动物实验中复制成功，以及现有某些实验动物模型还比较粗糙和难以切合中医理论的特点，因而进一步加强两者结合的研究是非常重要的。

第二节　细胞生物学实验研究方法

一、细胞实验的特点和意义

（一）细胞实验的特点

细胞实验，即指应用细胞模型来进行体外研究的实验总称。细胞实验具有以下独特的特点：

1. 单个细胞包含了其所属种源细胞的特点

细胞模型具有种源代表性：因细胞是形成生物体结构和功能的最小单位，所以细胞在一定程度具有代表性，一个细胞包含了所属种源全部基因组和蛋白组信息，对单个细胞进行研究，可以获取其所属种源细胞的形态结构，细胞间的相互作用，细胞结构和形态间的相互关系，细胞器及膜结构、细胞质的可溶物的特点和功能，细胞运动的结构、功能特点，细胞的培养、细胞的生物化学特性，细胞内基因产物的亚细胞定位，有所属种源细胞相应的细胞功能，如细胞黏附、细胞周期、细胞分化、吞噬等细胞运动、生长功能特点。

2. 容易获得，操作易上手，成本低，效率高

细胞培养操作简单，便于学习和掌握；细胞培养较动物实验和临床试验成本低，各种疾病模型几乎都有对应的细胞模型；培养所需耗材少，也摆脱了无疾病动物模型的困扰；细胞培养环境因素易于控制、动态直观，便于研究者进行单因素研究的条件设置和优化摸索，重复性好，结果稳定，易于结果量化及评估。

3. 具有临床试验和动物实验没有的优势

细胞由于增殖速度快，得到稳定的实验结果所需要的培养和实验周期往往比临床试验和动物实验短得多。同时，对于一些没有疾病动物模型的疾病研究，细胞实验可以从分子水平和细胞水平上，提供初步的生物学模型研究；对于这类研究的药物筛选上，也可以提供有无细胞毒性、是否改变细胞生理功能等细胞结构、生化、分子水平的变化。

4. 细胞离体培养，不能完全反映体内生长特点

目前细胞培养的方式，多采用二维细胞培养模式，该模式下，对于黏附能力强的细胞，培养常为贴壁培养，而体内细胞生长环境却不尽然如此。虽目前也有三维细胞培养系统以尽力还原体内生长环境，但离体培养也无法完全模拟细胞在组织及机体内的真实生长环境、运动特点，故在细胞功能的研究上，具有限制性。同时，在药物筛选上，细胞实验无法直接反映出药物的治疗效果、不良反应和毒副作用，在临床价值和应用前景上不如动物实验及临床试验。此外，细胞离体培养，缺少了器官特异性的细胞间作用和环境，也使细胞培养上没有完整的解剖学结果。

同时，因大部分细胞检测依然采用传统的"终点法"，仅仅给实验定格了一个最终结果。然而，细胞是活的，其生物学和细胞进程是动态而非静态的，导致了当前细胞分析法的最大限制——细胞应答某些刺激所产生的动态变化。

5. 提供的有效信息有限

细胞实验在药物筛选上，往往只能反映其对特定靶点的单指标结果，提供化合物对靶点作用的有效信息有限，无法对被筛选药物化合物的生物活性进行综合评价。同时，随着药物的进一步开发应用，分子水平的高通量筛选不能完全满足新药开发的需求。

（二）细胞实验在医学研究的意义和应用

1. 提供最小生物学模型研究场所

作为生物体构成的最小单位，细胞实验可以提供分子水平、细胞器水平及细胞水平的实验结果，为进行 DNA、RNA、蛋白质、代谢物、细胞器及它们之间相互作用的模式、分子转导信号通路及模式机制医学研究提供研究模型和场所；也为小分子药物的分子水平作用靶点、微观研究提供可能，是医学研究不可缺少的重要环节。

2. 相对实验周期短

对于一些黏附能力和传代能力快的细胞，可大大缩短实验周期，提高实验效率。如巨噬细胞、成纤维细胞等黏附能力强，能在数分钟至数十分钟内黏附到固相表面；肿瘤细胞增殖速度快，便于体外研究细胞的生长、周期等表观遗传功能，也同时利于分子机制的探讨、疾病研究及药物在微量水平上的快速及大规模高通量筛选，如对一些可以模拟的药物有效性筛选、电子刺激、环境污染、药物毒性等环境模拟，应用细胞实验可获得高通量的快速研究，更快速、全面地反映被筛药物的生物活性特征。在这类实验之后再进一步做动物实验和临床研究，可以大大缩小筛选范围，加快实验周期。

3. 细胞实验推动了中医药的实验技术发展和中医药现代化

一些中药药物在进行细胞模型实验的干预处理，常因杂质多、理化性质复杂及影响细胞培养体系而受到诟病，因此，这也对中医药领域的研究者提出了更高的要求，对从粗提取物的提取方法优化，提纯技术的改进，助溶试剂及材料的筛选和优化，配比各种药物有效单体及含药血清的成分检测，药代动力学的发展，都有促进作用，在一定程度上促进了中药提取、制备工艺及血清、血浆药理学的发展。同时，为了探讨中药对细胞形态结构的影响和分子药物对细胞内核酸和蛋白的相互作用、分子途径、定位作用等，形态学技术的发展受到了极大的挑战，如光学显微镜、电子显微镜等技术发展，为以青蒿素为主题的研究、针灸经络的形态学研究、皮肤的研究、肿瘤基础与临床研究以及肾虚痹证发生机制等中医证的研究等提供了极大的帮助。

4. 细胞实验补充了中医整体、阴阳学说等中医思想的分子实验依据

（1）完善了中医整体学说、中医的五行生克关系　细胞实验，从分子、细胞水平上，打破了组织器官的局限，从分子水平辩证地研究整体的功能和联系。在细胞超微结构及分子水平上阐明生命的物质基础，把"孤立"的物质与组成整体的所有器官联系在一起，这种辩证的整体观不仅与中医的整体观有相似之处，而且比中医对整体的认识更客观、清晰，完善了中医的五行生克关系。

（2）提出中医阴阳学说理论实验基础　此外，1973 年美国科学家 Goldberg 等研究 cAMP、cGMP 和细胞功能的相互制约作用而维持比例平衡关系，提出了生物控制的阴阳学说，并认为这是东方阴阳学说的物质基础。因此才有了我国后续多项研究，并以此为基础进一步明确了 cAMP、cGMP 与中医阴阳学说的关系，提出了阳虚者 cGMP 水平高、cAMP/cGMP 比值下降；阴虚者 cAMP 水平升高、cAMP/cGMP 比值升高；进而分析 cAMP、cGMP 与阴虚、阳虚的关系。阳虚者主要表现出副交感神经系统活动加强的证候；而阴虚者主要表现出交感神经系统活动加强的证候。将环核苷酸看作阴阳的物质基础，对中医阴阳学说的临床应用具有很大的实验价值，也为中医阴阳学说理论在西方医学的推广和现代化提供实验基础。

（3）帮助现代医学理解中医内邪说理论　基于细胞内基因水平说明了中医学的内邪说，人体本身的邪气一直是中医药对疾病的重要解释之一，中医关于内因和养生祛邪等已被许多细胞实验证明。如基因病说将人类疾病直接或间接与人类的基因关联，在基因修饰角度，提出药物对基因拷贝数及产物表达量和修饰水平进行直接的改变，从这个角度讨论，基因病说与内邪说异曲同工，帮助现代医学更好地理解了中医内邪说理论。

二、细胞的选择

（一）基本概念

体外培养有两种结构形式：其一是小块组织或称为组织块（tissue block），一般称为外植块；其二是将生物组织分散后制成的单个细胞，一般称为分离的细胞（isolated cell）或者分散的细胞（dissociated cell）。分散的过程通常在培养液或平衡盐溶液中进行，分散的细胞被悬浮于培养液或平衡盐溶液中。单个细胞分散存在于培养液或其他平衡盐溶液、缓冲溶液中，称为细胞悬液（cell suspension）。

狭义的细胞培养（cell culture）主要是指分离（散）细胞培养，广义的细胞培养的概念还包括单（个）细胞培养（single cell culture）。一种是群体培养（mass culture），将含有一定数量细胞的悬液置于培养瓶中，让细胞贴壁生长，汇合（confluence）后形成均匀的单细胞层；另一种是克隆培养（clonal culture），将高度稀释的游离细胞悬液加入培养瓶中，各个细胞贴壁后，彼此距离较远，经过生长增殖每一个细胞形成一个细胞集落，称为克隆（clone）。

（二）体外培养细胞的分型

1. 贴附型

大多数培养细胞贴附生长，属于贴壁依赖性细胞，大致分成以下四型：

1）成纤维细胞型：胞体呈梭形或不规则三角形，中央有卵圆形核，胞质突起，生长时呈放射状。除真正的成纤维细胞外，凡由中胚层间充质起源的组织，如心肌、平滑肌、成骨细胞、血管内皮等都属于成纤维细胞型。培养中细胞的形态与成纤维类似时也可称之为成纤维细胞。

2）上皮细胞型：细胞呈扁平不规则多角形，中央有圆形核，细胞彼此紧密相连成单层膜。生长时呈膜状移动，处于膜边缘的细胞总与膜相连，很少单独行动。起源于内、外胚层的细胞如皮肤表皮及其衍生物、消化管上皮、肝胰、肺泡上皮等皆呈上皮型形态。

3）游走细胞型：呈散在生长，一般不连成片，胞质常突起，呈活跃游走或变形运动，方向不规则。此型细胞不稳定，有时难以和其他细胞相区别。

4）多型细胞型：有一些细胞，如神经细胞难以确定其规律和稳定的形态，可统归于此类。

2. 悬浮型

见于少数特殊的细胞，如某些类型的癌细胞及白血病细胞。胞体圆形，不贴于支持物上，呈悬浮生长。这类细胞容易大量繁殖。

（三）细胞来源

研究工作中使用的细胞主要有两种来源，原代培养和细胞系（株）。

1. 定义

原代培养即第一次培养，指将培养物放置在体外生长环境中持续培养，中途不分割培养物的培养过程。培养物一经接种到培养器皿（瓶）中就不再分割，任其生长繁殖；原代培养过程中不分割培养物不等于不更换培养液，也不等于不更换培养器皿。正常细胞培养的代数有限，只有癌细胞和发生转化的细胞才能无限生长下去。所谓转化即是指正常细胞在某种因子的作用下发生突变而具有癌性的细胞。原代培养的细胞一般传至 10 代左右就不易传下去了，细胞的生长就会出现停滞，大部分细胞衰老死亡。

但是有极少数的细胞能够度过"危机"而继续传下去，这些存活的细胞一般能够传到40～50 代，这种传代细胞称为细胞株（cell strain）。细胞株的遗传物质没有发生改变，在培养过程中其特征始终保持。细胞株是由单细胞分离培养或筛选出来，并由该单细胞增殖形成的细胞群。所以细胞株是通过选择法或克隆形成法，从原代培养物或细胞系中获得的具有特殊性质或标志的培养细胞。当细胞株传至 50 代以后又会出现"危机"，不能再传下去。但是有部分细胞的遗传物质发生了改变，并且带有癌变的特点，有可能在培养条件下无限制地传代下去，这种传代细胞称为细胞系。由原先存在于原代培养物中的细胞世系所组成。如果不能继续传代，或传代次数有限，可称为有限细胞系（finite cell line），如可以连续培养，则称为连续细胞系（continuous cell line），培养 50 代以上并无限培养下去。

2. 原代细胞培养

（1）原代细胞的基本过程　包括取材、培养材料的制备、接种、加培养液及一定条件下培养等步骤，在所有的操作过程中，都必须保持培养物及生长环境的无菌。多数情况下，分散的细胞若属于贴壁依赖型细胞，就能黏附、铺展于培养器皿和载体表面生长而形成细胞单层，这种培养方式称为单层细胞培养（monolayer culture），又称贴壁培养（adherent culture）。少数情况下，培养的细胞没有贴壁依赖性，可通过专门设备使细胞始终处于悬浮状态而在体外生长，这种形式称为悬浮培养（suspension culture）。如何让接种的细胞尽快贴壁，是决定培养成功的关键步骤，取决于适当的生长基质表面；可降低接种后培养液对细胞的浮力，如先补加少量培养液，待细胞贴壁后再补足营养液继续培养；注意适当的细胞接种密度，一般在 10^5 个/ml 左右。

（2）原代培养的优势与不足　组织和细胞刚刚离体，生物性状尚未发生很大变化，在一定程度上能反映体内状态。特别是在细胞培养会合时，原代培养的某些特殊功能表达尤为明显。在这样的培养阶段能更好地显示与亲体组织紧密结合的形态学特征。在供体来源充分、生物学条件稳定的情况下，采用原代培养做各种实验，如药物测试、细胞分化等，效果很好。但应注意，原代培养组织是由多种细胞成分组成的，比较复杂。即使全为同一类型的细胞，如上皮细胞或成纤维细胞，也仍具有异质性，在分析细胞生物学特性时比较困难。其次，由于供体的个体差异及其他一些原因，细胞群生长效果有时也不一致。假如原代培养能够维持几小时甚至更长，即可进行进一步筛选。有的细胞具有继续增殖能力，有的细胞类型只是存活而不增殖，而另外一些细胞只是在特殊条件下应用而不存活，因而细胞类型的分布将会改变。在单层培养的情况下，瓶底全部铺满细胞，达到会合以后，对密度有依赖性的细胞则逐渐减少生长，而失去密度依赖敏感性的细胞则生长增加，天然或自发转化的细胞则过度生长。借助于频繁传代，保持细胞低密度生长，有利于保存细胞的正常表型（如小鼠成纤维细胞）。而自发转化则倾向于高细胞密度的过度生长。

（3）原代培养应用　原代培养是建立各种细胞系（株）必经的阶段，其是否成功与组织污染与否、供体年龄、培养技术和方法、适宜培养基的选择等多种因素有关。由于原代培养的细胞转化性极低，对病毒敏感性好，因此适应制备疫苗等生物制品；但也存在有潜在外源因子，不能事先检查标本，且受供体年龄、健康状况的影响而导致批间差异大等缺陷。目前常用的原代细胞培养有鸡胚成纤维细胞及猪肾、猴肾、地鼠肾等原代细胞。

2. 细胞系（株）培养

（1）建立细胞系（株）的要求　什么样的体外培养群可被认可为已鉴定的细胞，视具体情况而定，无统一规定。用作长期培养，特别是反复传代的细胞，常需做如下说明：

1）组织来源：细胞供体所属物种，来自人体或者动物；个体性别、年龄；取材的器官或组织。如系肿瘤组织，应说明临床和病理诊断，以及病历号等。

2）细胞生物学检测：了解细胞一般和特殊的生物学性状，如细胞一般形态，特异结构，细胞生长曲线和分裂指数，倍增时间，接种率等。如为肿瘤细胞，为说明来源于原肿瘤组织并保持恶性，须做软琼脂培养、异体接种致瘤和对正常组织浸润力等实验。

3）培养条件和方法：应说明细胞系（或株）适应的生存环境，即指明使用的培养基、血清种类、用量以及适宜 pH 值。

（2）细胞建株的要点及基本过程（以肿瘤细胞为例）

1）取材：材料主要来源于外科手术或活检瘤组织，取材时避免用坏死组织，要挑选瘤细胞集中和活力较好的部位，恶性淋巴结转移或胸腹水是较好的培养材料。取材后尽快培养，因故不能立即培养者，可冻存。

2）成纤维细胞排除：在肿瘤组织中常混杂有一些成纤维细胞，培养时能与瘤细胞同时生长，并常压过癌细胞，导致癌细胞生长受阻以至消失，应仔细排除。排除方法常有机械刮除法、反复贴壁法、消化排除法、胶原酶消化法等。

3）提高肿瘤细胞培养存活率和生长率：根据实践经验，肿瘤细胞在体外不易培养，建立能传代的肿瘤细胞系更为困难。一般当肿瘤组织或细胞被原代培养后，要经过对新环境的适应才能生长，因此不能局限于一般培养法，须采用一些特殊措施。如用适宜底物，鼠尾胶原底层及饲细胞底层等。用细胞生长因子，根据细胞种类不同选用不同的促细胞生长因子，如胰岛素、氢化可的松、雌激素等。也可以考虑动物媒介培养。

（3）细胞系（株）的优势与不足　细胞直接来源于机体组织，生物性状尚未发生大的变化，在一定程度上能够反映体内的状态。细胞株和原代细胞不是完全一样的。并非每一种组织源性细胞都有相应的细胞株，有些细胞必须培养原代。细胞株来源于原代细胞，原代细胞导入了病毒增殖基因并转变为细胞株，细胞株带有癌变细胞的特点。细胞株的遗传物质已经发生改变，并不再具有接触生长抑制现象。细胞株形态及状态不如原代细胞，相对长时间传代；而原代细胞是有限性生长。细胞株在传代过程中可能发生形态的改变及变异，没有原代细胞稳定。

（4）细胞系（株）应用　已在细胞遗传学、分子遗传学和生物医学等方面得到越来越广泛的应用。其已被用于基因定位、检测理化因素的毒性和细胞因子活性、生产单克隆抗体、制备组织工程化人工器官和转基因动物等方面，更是研究发育生物学、肿瘤发生学、肿瘤治疗等不可或缺的材料。

三、细胞培养基本技术

细胞培养技术是生命科学中常用的研究手段，该方法能排除神经体液因素的影响及肝肾解毒功能的干扰，观察某些因素或药物对培养细胞的直接作用。细胞培养泛指所有体外培养，其含义指从动物活体内取出组织，于模拟体内生理环境等特定的体外条件下，进行孵育培养，使之生存并增殖。若从培养物而言，可分为组织培养、细胞培养和器官培养。体外培养的细胞种类繁杂，所需要的基本成分和营养成分多种多样，但是主要方法有两种，即原代培养和传代培养。

将动物机体的各种组织从机体中取出，经各种酶（常用胰蛋白酶或胶原酶）、螯合剂（常用乙二胺四乙酸）或机械方法处理，分散成单细胞，置于合适的培养基中培养，使细胞得以生存、生长和繁殖，这一过程称为原代培养。

原代培养后由于细胞游出数量增加和细胞的增殖，单层培养细胞相互汇合，整个瓶底逐渐被细胞覆盖。这时需要进行分离培养，否则细胞会因生存空间不足或密度过大，营养障碍，影响细胞生长。细胞由原培养瓶内分离稀释后传到新的培养瓶的过程称为传代。

（一）细胞的冻存、复苏与运输

为了防止因污染或技术原因使长期培养功亏一篑，考虑到培养细胞因传代而迟早会出现变异，有时因寄赠、交换和购买，培养细胞会从一个实验室转运到另一个实验室，最佳的策略是进行低温保存。这对于维持一些特殊细胞株的遗传特性极为重要。现在细胞低温冷冻储存已成为细胞培养室的常规工作和通用技术。细胞冻存就是将体外培养的细胞悬浮在加有或不加冷冻保护剂的溶液中，以一定的冷冻速率降至零下某一温度，并在此温度下对其长期保存的过程。复苏是以一定的复苏速率将冻存的细胞恢复到常温的过程。细胞冻存与细胞传代保存相比可以减少人力、经费，减少污染，减少细胞生物学特性变化。冻存和复苏的原则是慢冻速融。当细胞冷到零度以下，可以产生以下变化：细胞器脱水，细胞中可溶性物质浓度升高，并在细胞内形成冰晶。如果缓慢冷冻，可使细胞逐步脱水，细胞内不会产生大的冰晶；相反，结晶就大，大结晶会造成细胞膜、细胞器的损伤和破裂。复苏过程应快融，目的是防止小冰晶形成大冰晶，即冰晶的重结晶。

（二）细胞生长状况的监测

1. 细胞计数

细胞计数是细胞培养中一项最基础的技术。在细胞培养过程中，通过细胞计数来监测细胞的生长状态，确定细胞接种密度以及了解细胞存活率和增殖度等。常用的细胞计数有血球计数板计数法和电子细胞计数仪计数法。另外，锥虫蓝可将活细胞和死细胞的细胞数鉴别出来。原理是锥虫蓝不能透过活细胞正常完整的细胞膜，故活细胞不着色；而死亡细胞的细胞膜通透性增高，可使染料进入细胞内而使细胞着色（蓝色），通过计数可以得到活细胞的比率。

2. 细胞生长曲线

细胞生长曲线是细胞培养实验中判定细胞增殖情况最基本的指标，是测定细胞生长繁殖规律常用的方法。准备多个同一规格的培养瓶，接种同等数量的同一代细胞，取出细胞进行计数，以培养时间为横坐标，不同时间细胞数的对数为纵坐标，标出各点并连成线，即为生长曲线，可反映出细胞生长的状态。另一种方法是用96孔板，一般设置5～7组，每组重复6孔，培养5～7天，每天用MTT检测细胞的吸光度值，最后把每天的细胞数值绘成图，即为细胞生长曲线。标准生长曲线近似S形，一般在传代后第一天细胞数有所减少，经过一段时间的潜伏期，再进入对数生长期，达到平台期和生长稳定，最后衰老。

3. 细胞分裂指数

分裂指数，指细胞群体中分裂细胞所占的百分比。通常是固定计数1000个细胞，然后在这固定数量的细胞中确定分裂期。统计分裂象细胞时，选择处于分裂中期的细胞进行计数，理由是分裂中期的细胞特征比较明显，不容易与其他分裂象的细胞相混淆，得到的统计值可信度高。具体方法是用秋水仙碱将细胞处理1～2h后，按染色体制片法制片并染色，计算1000个细胞中分裂象的数目，重复4次取平均值，用百分比表示。

4. 细胞接种存活率

细胞克隆形成率即细胞接种存活率，指细胞接种后，贴壁细胞成活并形成克隆的数量。贴壁后的细胞不一定每个都能增殖和形成克隆，而形成克隆的细胞必为贴壁且有增殖活力的细胞。克隆形成率反映细胞群体依赖性和增殖能力两个重要性状。将细胞悬液作梯度倍数稀释，按每孔500个细胞或1000个细胞的密度接种12孔板或6孔板中，常规培养2周左右。当出现肉眼可见的克隆时，可以终止培养。弃去上清液，用PBS浸洗2次。加4%多聚甲醛固定细胞15分钟。然后去除固定液，加入适量甲紫染色液染10～30min，然后用流水缓慢洗去染色液。用肉眼直接计数克隆数，并计算克隆形成率。克隆形成率=（克隆数/接种细胞数）×100%。此方法简单，适用于贴壁生长的细胞。但要注意细胞一定要分散得好，不能有细胞团，接种密度不能过大。

（三）细胞转染

随着分子生物学和细胞生物学研究的不断发展，转染已成为研究和控制真核细胞基因功能的常规工具。在研究基因组功能、调控基因表达、突变分析和基因治疗研究中广泛应用。

细胞转染是将外源核酸转移或运送到真核细胞内的过程，可分为瞬时转染和稳定转染（永久转染）两大类。瞬时转染指的是转染的核酸不整合到染色体上，结果是短暂的高水平表达，可在24～96h内检测表达效果，表达水平与位置无关，不会受到周围染色体元件的影响。稳定转染是转染的质粒DNA整合到染色体上，或者相当于附加子可持续存在，使得转染的细胞可长期表达。

细胞转染的主要方法包括脂质体转染法、电穿孔法、显微注射、磷酸钙共沉淀法、多种阳离子物质介导、病毒介导的转染等。脂质体转染法是带电的脂质体可以靠静电作用结合到DNA或RNA的磷酸骨架上以及带负电的细胞膜表面，形成DNA-阳离子脂质体复合物，通过细胞的内吞作用携带DNA或RNA进入到细胞内。电穿孔法是在细胞上短时间暂时性地穿孔让外源质粒进入。显微注射法是用显微操作将DNA直接注入靶细胞核。磷酸钙法和脂质体法是利用不同的载体物质携带质粒通过直接穿膜或者膜融合的方法使外源基因进入细胞；病毒法是利用包装了外源基因的病毒感染细胞的方法使其进入细胞。

1. 脂质体转染法

优点：能把外源性的DNA和RNA转染到各种细胞，可用于瞬时转染和稳定转染，具有高转染效率和适用性广的特点，转染的稳定性好，可重复性高。

缺点：阳离子脂质体细胞毒性相对较高，对敏感细胞有一定的毒性作用。

2. 电穿孔法

优点：转染效率较高。

缺点：需要昂贵的仪器（电穿孔仪）；对细胞的损害较大，每次转染需要更多的细胞和DNA；每种细胞的电转条件都需要进行多次优化。

3. 显微注射法

优点：转染效率高，可用于瞬时转染和稳定转染。

缺点：导入DNA时需要一个细胞一个细胞注射，不适合大量转染，适用于制备转基因动物。

4. 磷酸钙法

优点：能用于任何DNA导入哺乳动物，可以用于瞬时转染和稳定转染。

缺点：转染效率低，进入细胞的DNA只有1%～5%可以进入细胞核，其中只有不到1%的DNA可以与细胞DNA整合，在细胞中进行稳定表达。重复性不佳，pH值、钙离子浓度、沉淀反应时间、细胞孵育时间乃至各组分别加入顺序和混合的方式都可能对结果产生影响。

5. 病毒介导法

优点：整合效率高，可使外源基因在宿主细胞中长期表达。适用于常规细胞转染及其他方法难以转染的原代细胞。

缺点：存在潜在的安全危险性。

四、细胞模型的构建

现代医学研究，在探讨疾病的发生、发展过程以及筛选有效药物等方面，除了应用体内构建的动物模型外，体外构建细胞模型也必不可少。近年来，随着科学技术的不断提升，各种疾病的细胞模型研究也有所发展，在一定程度上有利于探索各种疾病的相关机制。相较于动物模型，细胞模型具有研究周期短，背景干净，操作简单等特点，但细胞模型存在一定的局限性，如构建的细胞模型稳定性、精准性以及科学性等问题，仍需科研人员对其进行进一步的优化。

（一）细胞模型构建的实验设计内容

细胞模型构建的实验设计内容包括：①实验的目的和意义；②实验所用的细胞；③预实验和正式实验所用的材料和试剂；④细胞的生长状态和细胞活力；⑤细胞的接种密度；⑥实验的分组；⑦诱导细胞模型的方法和时间；⑧细胞模型的评价标准。

（二）细胞模型构建的培养体系要求

1. 细胞模型构建时细胞的状态

用于构建细胞模型的细胞应当处于指数生长期，其大小均一、无碎片，贴壁细胞的融合率处于 70%～80% 左右。

2. 细胞模型构建时细胞的活力

用 0.4% 锥虫蓝染色细胞，其细胞活力应在 98% 以上。若细胞活力相对较低，表示其生长状态较差，若用此种细胞去构建模型，会大大降低细胞模型的成功率。

3. 细胞模型构建前的细胞接种密度

细胞的接种密度是指在构建细胞模型时，初始接种的每毫升中的细胞个数。细胞接种密度会直接影响细胞模型的构建。

在细胞模型构建前，应考虑细胞种类、细胞的生长特性（悬浮、贴壁和半贴壁生长）、细胞倍数增长时间、细胞生长体系以及细胞模型构建的终止时间等。因此，要根据实际情况，进行细胞接种密度的摸索。

4. 细胞模型构建时用到的培养基

培养基种类繁多，最常用的培养基如 RPMI-1640 培养基和 DMEM 培养基。培养基在配制前要核对其相关信息，如是否在保质期内、是否需要 4℃ 储存、避光与否等。针对不同的细胞类型，还有不同的培养基准备方式，如有些细胞模型构建前，需用空白培养基（不含胎牛血清的培养基）培养一小段时间，让细胞内的营养成分归一化后再进行细胞模型的构建；有些细胞模型构建时，则不需要用空白培养基培养，可直接造模；有些特殊细胞模型的造模需要在培养基里添加相关的生长因子等。总之，根据实际情况，选择适当的培养条件及培养基。

（三）细胞模型的培养

1. 细胞模型的二维培养

体外细胞实验常为二维平面培养。即在培养体系中，单层细胞在平坦的平板或刚性基质表面黏附和生长，这种单层结构使大多数细胞在生长过程中都能从培养液中得到近似的营养成分。该技术操作简单，可轻松解剖特定细胞类型的特征；但因这种培养体系与体内细胞生长的环境存在一定差异，当细胞的形态和结构等方面发生异常，则可能影响细胞的增殖、分化、凋亡、基因和蛋白质的表达等多种过程。

2. 细胞模型的三维培养

鉴于二维培养模型的局限性，研究人员在实验过程中，逐渐探索出更佳的细胞培养方法，即细胞的三维培养方法。一般而言，三维细胞培养是将细胞放在细胞外基质蛋白或其类似物的生长支架上进行培养，使细胞得以很好地生长，从而产生三维立体特异性组织结构。采用该方法模拟构建的细胞生长环境，在细胞形态和表型特征方面可与体内细胞高度相似。此外，相较于二维培养方法，三维培养系统因能更好地模拟体内环境，培养出的细胞形态和功能更加贴近动物体内活细胞的真实生长状况，可评估细胞外基质的影响。在一定程度上，三维培养系统可将传统的二维单层细胞培养与动物模型连接起来，为细胞提供更类似于体内的生长环境，还可避免体内因素的影响。因此，其在药物筛选、细胞生物学、干细胞研究和许多其他基于细胞的分析和装置中有着巨大的应用前景。目前，体外构建三维细胞模型的方法主要为多孔支架培养法、旋转培养法、磁悬浮培养法、纳米印迹培养板培养法等。

（四）细胞模型构建的方法

细胞模型构建的常用方法为通过慢病毒转染、基因编辑技术、药物处理、利用仪器设备等方法来进行造模。

1. 利用慢病毒转染进行细胞模型的构建

利用慢病毒转染细胞是一种常用的细胞造模手段。慢病毒是一种逆转录病毒，可用于感染依靠传统转染试剂瞬转，难以转染的细胞系，并且在感染后可以整合到受感染细胞的基因组，进行长时间的稳定表达。在研究某个基因的功能时，可以构建该基因的慢病毒转染载体，对某种细胞进行转染，再利用病毒载体上携带的筛选标签对细胞进行筛选（如载体上携带的抗嘌呤霉素的抗性基因，可用嘌呤霉素筛选），从而获得稳定表达的细胞株，用于观察基因在细胞中过表达后对细胞功能的影响。

2. 利用基因编辑技术进行细胞模型的构建

目前，利用基因编辑技术构建细胞模型是在基因水平上对细胞永久改造基因的较好选择，其中 Crispr/Cas9 系统是最常用的系统。Crispr/Cas9 系统最初在大肠杆菌基因组中被发现，是细菌中抵抗外源病毒的免疫系统。Crispr/Cas9 系统由两部分组成，一部分是用来识别靶基因组的，长度为 20bp 左右的 sgRNA 序列；另外一部分是存在于 Crispr 位点附近的双链 DNA 核酸酶——Cas9。Cas9 能在 sgRNA 的引导下对靶位点进行切割，最终通过细胞内的非同源性末端连接机制（NHEJ）和同源重组修复机制（HDR）修复断裂的 DNA，从而形成基因的敲除和插入，最终实现基因的（定向）编辑。目前，利用该系统可以实现细胞模型基因的敲除和敲入、基因的定点突变与修复等。

3. 利用药物处理进行细胞模型的构建

通过在细胞中加入某些微量的诱导药物而建立细胞模型是最常用的一种方法。如二亚硫酸钠（$Na_2S_2O_4$）或氯化钴（$CoCl_2$）是常用的化学性低氧模拟剂，广大研究者可以利用它们来模拟细胞缺氧状态。血管紧张素 II（Ang II）是一种多肽物质，是最强的缩血管活性物质之一，常作为高血压的细胞模型中的一种诱导药物。

4. 利用仪器设备进行细胞模型的构建

有些细胞模型的构建，可以不借助特定药物的诱导，而采用特定的仪器设备作为干预手段，进行细胞造模。如利用低氧/厌氧工作站或三气培养箱配合常规的细胞培养箱可构建细胞的缺氧/复氧模型；利用紫外线照射，获得细胞凋亡模型等。

（五）细胞模型构建的原则

1. 一组多瓶的原则

细胞模型构建成功后往往需要大量收集以进行后续实验，同时为满足所需的细胞数量、实验操作的稳定性及可重复性，对于药物诱导构建的细胞模型，在实验组中通常培养至少三组相同的模型细胞。共同配制三组细胞所需要的诱导药物，再均等加入到细胞中，以确保每瓶细胞所构建的模型条件是一致的。

2. 可重复性和可验证性的原则

细胞模型的构建一般是模拟体内疾病的某种状态，如体外构建神经元氧糖剥夺致细胞凋亡模型，模拟体内脑缺血缺氧的状态。该细胞模型是研究脑卒中时常用的细胞模型，因此这样的细胞模型应当具有可重复性和可验证性，以便其他的科研工作者也能根据实验方案制备出相同的细胞模型。

3. 多种方法相结合的原则

构建细胞模型的方法并非只能采用单一的方法，可以多种手段相结合。如在科研工作中，为了研究某个基因的生物学功能时，常常会先采用慢病毒转染或基因编辑技术，在细胞中过表达/敲低基因，然后再进行药物干预，建立药物-基因研究的细胞模型。

（六）细胞模型的评价标准

细胞模型评价的标准，是细胞模型构建成功与否的客观指标。不同的细胞模型，都应有其所对应的评价标准。在确保成功构建细胞模型的前提下，才能进行下一步的研究工作。

常用到的评价标准包括细胞形态的观察、MTT 法或流式技术检测细胞活力或凋亡、测定特定的指标等。

1. 通过细胞形态的观察对细胞模型的评价

模型构建成功的细胞，一般与对照组的细胞在数量上、形态上、生物学行为等方面存在差异。如，比对照组的细胞数目明显减少，或明显增多；细胞的生物学行为发生改变，悬浮的细胞可能变成贴壁或半贴壁细胞；细胞群中存在大量的碎片，部分细胞死亡或凋亡；改变原来的细胞形状，细胞变得比较破碎和皱缩等。

2. 通过 MTT 法或流式技术对细胞模型的评价

单靠细胞形态的观察，还不足以说明细胞模型构建的成功与否，需要对细胞模型的成功进行量化。因此，MTT 法和流式技术是常用的评价细胞模型构建成功与否的方法。在显微镜下观察细胞数量减少，部分细胞有凋亡或死亡现象，可用 MTT 法和流式技术明确检测出细胞模型组和对照组在细胞活力上或凋亡率等方面的差异。

3. 通过检测特定指标对细胞模型的评价

有些细胞模型在构建后，在细胞数量、形态、生物学行为等方面没有存在明显的差异，但在某些指标上则存在明显的差异。如用脂多糖（LPS）构建细胞的炎症模型，有些细胞单靠显微镜观察不出明显的差异，以酶联免疫吸附测定（enzyme linked immunosorbent assay，ELISA）检测相关炎症因子的分泌（IL-6、IL-1β、TNF-α等），当细胞模型组的炎症因子分泌显著高于对照组，则也提示细胞模型构建成功。

五、细胞用药

在细胞造模成功后，再评价一个药物是否有治疗作用，应先初步确定给细胞的药物剂量。剂量太小，作用不明显，而剂量太大，又有可能引起细胞的损伤甚至死亡。因此，细胞用药剂量的确定也是所有实验开始前必须进行摸索的条件之一。

（一）细胞用药量的确定方法

1）细胞模型构建时，该模型本身会对细胞造成一定程度的损伤，而给予细胞药物处理时，该药物能够减轻细胞造模所引起的损伤，可以初步通过 MTT 法从细胞活力的角度来进行药物剂量的确定。在该药物的某个剂量下，该药物组相较于模型组，能够显著提高细胞的活力，那么该剂量就可作为细胞用药的最低剂量。

2）细胞模型构建时，该模型本身没有对细胞造成损伤，如 LPS 刺激巨噬细胞，小胶质细胞。那么，首先要通过 MTT 法初步筛选出药物本身不会对细胞造成毒性的一个用药范围，在该用药范围内，通过其他的评价指标，如利用 ELISA 检测相关炎症因子的分泌，药物组的炎症因子分泌水平显著低于模型组，从而来进一步筛选有效的用药剂量。

3）如果某种药物为已知的药物，已有参考文献报道了该药物的用药剂量，那么可以参考文献的用药剂量。或者该药物未见报道，但化学结构和作用都相似的已知药物已有研究，那么也可以参考其用药剂量。

（二）细胞用药时的注意事项

加药的准确性是实验成功的关键。一般情况下细胞的干预药物都已经配成储存液，用不同药物浓度干预时，需要对储存液进行相应的稀释。一种方法是直接把药物加入细胞中，要确保吸取药物的枪头必须深入培养体系的液面内，多次反复吹打，使得药物完全排出，并不停地晃动培养容器，保证药物在最短时间内均匀地分散在实验体系中。另一种方法是可先在离心管中加入适当的培养基，再加入对应的药物，在离心管中将药物吹打均匀。然后再沿着培养瓶壁，缓慢加入配制好的药物。

（三）药物配制时的注意事项

1）根据药物的说明书选择适当的溶剂，如果可溶于水，优先选择水溶剂，其次是不容易挥发的溶剂，再其次是对细胞毒性小的溶剂。有些药物不易溶解，可在超净工作台中加入溶剂后，用封口膜封好，使用超声波助溶。

2）配制药物储存液时，既要考虑药物实验浓度，又要考虑药物的最大溶解度，以及配制后药物的保存条件及时间。如有些药物是要用100%的DMSO溶解（一般在细胞实验中DMSO的浓度不超过0.5%），而细胞的最大给药剂量为10 μmol/L，那么药物的储存液至少配制成2 mmol/L。

3）要根据预实验和正式实验的药物需求量进行药物储存液的分装，一般应略多于实际应用量。根据药物的物理属性和化学属性，决定剩余药物是否再次使用。一般不反复冻融，所以实验结束后只剩下一点点药物应该弃掉。

4）需要避光保存的药物，应在暗环境下进行配制，并且配制后应用锡箔纸包裹。并在锡箔纸外贴上标签。

5）需要现配现用的药物，应根据实验需求及用量，适当配制，避免造成浪费。

（四）药物浓度的计算

在实验中，掌握正确的药物浓度计算方法十分重要，并且对于某些特殊的试剂，也应了解试剂的理化性质，实验中的反应原理，然后严格按照操作流程进行配制。不正规的配制方法，往往造成误差，药物失效，甚至发生危险事故。

如果是固体溶质配制，一般采用称重法。先在分析天平上称取规定量的药物，然后加入适当溶剂溶解，如果药物较难溶解，可适当采用加热或超声的方法进行助溶。如果试剂为有机溶剂，要加热助溶，则需要隔水加热。待完全溶解后置于室温冷却，进行分装保存。如果是单体药物，其分子量明确，故一般将储存液的浓度配制成mmol/L或μmol/L；如果是单味药或复方药，由于成分复杂，不能确定其具体的分子量，所以一般将储存液的浓度配制成mg/mmol/L或μg/mmol/L。

如果是液体溶质配制，一般采用容量法。先取适量溶剂放入试管或烧杯中，再量取规定量的溶质，并缓慢加入溶剂中，混匀后进行定量，即再加入适当量的溶剂补足体系，最后再整体混匀，分装保存。

例　将人结肠癌细胞HT-29种植于6孔板中，用1mg/ml半枝莲进行干预，用药量为2ml/孔，重复3孔。如何配制半枝莲的储存液以及如何计算细胞用药量？

计算方法：①由于半枝莲需要用100%的DMSO溶解，而细胞的用药剂量为1mg/ml，因此半枝莲的储存液浓度至少为细胞用药剂量的200倍（一般在细胞实验中DMSO的浓度不超过0.5%，及100%稀释200倍到0.5%），即为200mg/ml。称取200mg半枝莲，溶解于1ml 100%的DMSO中，超声助溶，溶解后混合均匀，按照实验所需量进行分装，放置于-20℃保存备用。②6孔板中的用药量为2ml/孔，重复3孔，则需要6ml。而在实验过程中，配制的药物量应大于实际所需量，因此需要配制>6ml的量，那么可配制7ml的用药量。已知半枝莲的储存液浓度为200mg/ml，用药剂量为1mg/ml，因此200mg/ml×X=1mg/ml×7ml，X=0.035ml。即事先在离心管中加入6965μl的培养基，然后吸取35μl的200mg/ml半枝莲到离心管中（总体积为6965μl+35μl=7000μl=7ml），混合均匀，然后分别沿着6孔板的壁缓慢加入配制好的溶液，每个孔加入2ml。

六、细胞实验的常用检测技术

（一）细胞增殖检测

细胞增殖是生物体的重要生命特征，细胞以有丝分裂的方式进行增殖，不断产生新的个体，补充体内衰老和死亡的细胞。细胞增殖是指细胞在周期调控因子的作用下，通过DNA复制、RNA转录和蛋白质合成等复杂反应而进行的分裂系列过程，其中核DNA的复制是整个过程的重要特征。目前细胞增殖检测技术广泛应用于分子生物学、遗传学、肿瘤学、免疫学、药理和药代动力学等研究领域。主要检测方法分为四类：DNA合成检测、代谢活性检测、细胞增殖相关抗原检测和ATP浓度检测。这些方法如何选用，主要取决于所研究的细胞类型和研究目的。

1. DNA合成检测

（1）3H-胸腺嘧啶（TdR）掺和法　TdR是DNA合成的前体物质，处于复制期的细胞需要通过摄取TdR来合成DNA。因此，细胞内3H-TdR掺入量的多少，客观反映了细胞复制多少，从而间接了解细胞的增殖情况。具体的方法是将放射性标记的3H-TdR加入细胞一同孵育，经过几小时或者孵育过夜，新增殖的细胞复制过程中就会掺入放射性标记，洗脱后可用闪烁计数器进行检测。此方法的缺点是操作时间耗长，还涉及放射性物质。

（2）5-溴-2-脱氧尿苷（BrdU）掺和法　原理同3H-TdR掺和法，细胞复制过程BrdU可以掺入到新合成的DNA中。此方法需要先孵育特异性BrdU单抗和带标记的二抗，然后用比色法、化学发光检测或荧光信号检测等。该方法不涉及放射性物质，很适合做免疫组化、免疫细胞化学、流式细胞分析等。

2. 代谢活性检测

细胞的代谢活性也可以反映细胞增殖的情况。在细胞增殖过程中乳酸脱氢酶的活性会增加，因此四唑盐或者Alamar Blue在代谢活跃的细胞环境中会逐渐减少，形成能够改变培养基颜色的甲臜染料。可以通过分光光度计或酶标仪来检测含染料培养基的吸光度，从而衡量细胞的代谢活性，检测细胞增殖的情况。五种最常见的四唑盐是四甲基偶氮唑盐（MTT）、二甲氧唑黄（XTT）、内盐（MTS）、WST-1及WST-8（CCK-8）。四唑盐和Alamar Blue氧化还原染料能够用于多种仪器和高通量研究，非常方便。它们适用的检测仪器包括标准分光光度计、荧光分光光度计和酶标仪等。

（1）四甲基偶氮唑盐（MTT）法　MTT商品名为噻唑蓝，是一种黄色的染料。MTT溶液需要放置在4℃避光保存，最好是现用现配，已广泛用于各种细胞增殖的检测、肿瘤细胞的生长、生物活性因子的活性检测、大规模的抗肿瘤药物筛选、细胞毒性试验以及肿瘤放射敏感性测定等。此方法简便、灵敏且无放射性。由于MTT经还原所产生的产物甲臜不溶于水，无法直接测定吸光度，需要被溶解之后才能检测。这不仅使工作量增加，而且MTT溶液具有致癌性。需要注意的是，MTT法只能用来检测细胞相对数和相对活力，不能测定细胞的绝对数。

（2）二甲氧唑黄（XTT）比色法　XTT是一种与MTT类似的四唑氮衍生物，可被活细胞还原形成水溶性的橘黄色的甲臜产物，不形成颗粒，可直接用酶联免疫分析仪检测吸光度，从而检测细胞增殖及活性。XTT 水溶液不稳定，需要低温保存，现配现用，且需要添加额外的因子。由于 XTT 的代谢产物呈橘黄色，故培养体系中有些黄色代谢物和试剂可能会影响其检测结果。这些缺点也限制了它在临床上的应用。

（3）内盐（MTS）法　MTS 是一种新型 MTT 类似物。MTS 在偶联剂 PMS 存在的条件下，可被活细胞线粒体中的多种脱氢酶还原成水溶性的有色甲臜产物，其颜色深浅与活细胞数量在一定范围内呈高度相关，可用酶标仪检测。它的优点在于无放射性、快速、安全、方便、灵活及特异性强，同时又克服了 MTT、XTT 的缺点。

（4）WST-1 法　WST-1 是 MTT 的一种升级替代产品，和 MTT、XTT 及 MTS 等相比有明显的优点。WST-1 产生的甲臜和 XTT、MTS 相同，均为水溶性，无须后续的溶解步骤。但 WST-1 比 XTT 和 MTS 更加稳定，且 WST-1 产生的甲臜比 XTT 和 MTS 产生的甲臜更易溶解，因此实验结果更加稳定、灵敏度更高。目前已广泛应用于细胞增殖、细胞毒性、药物诱导的细胞生长抑制的检测及抗癌药物等对细胞有毒试剂诱导的细胞毒性检测等。

（5）Cell Counting Kit-8（CCK-8）法　CCK-8 试剂中含有 WST-8。WST-8 是近年新开发的一种较 WST-1 更新的水溶性四唑盐，检测原理与 WST-1 类似，但较 WST-1 更稳定，灵敏度更高，溶解性更强，更易于保存；检测结果数据可靠，重复性好。目前此方法已广泛应用于生物活性因子的活性检测、大规模抗肿瘤药物的筛选、细胞增殖检测以及细胞毒性试验等，尤其适用于悬浮细胞，高通量药物筛选。

综上，MTT 在标准的细胞培养基中是不溶的，而且其生成的甲臜晶体需要溶解在 DMSO 或者异丙醇中；因此，MTT 主要作为终点检测方法。其他四种盐与 Alamar Blue 一样，都是可溶且无毒的，可以作为连续监控手段来跟踪细胞增殖的动态改变；其中 XTT 的效率较低、不稳定；而 WST-1 及 WST-8 更灵敏有效，与其他盐相比能够更快显色；另外，Alamar Blue 的灵敏度也很高，只要微孔板的孔中有 100 个细胞它就能够检测到。

3. 细胞增殖相关抗原检测

在细胞增殖过程中，有些抗原特异性表达，因此可以通过特异性的单抗来对细胞增殖进行标记检测。例如，在人体细胞中，Ki-67 抗体识别细胞内抗原蛋白，在细胞周期 S 期、G_2 期和 M 期表达，而在 G_0 期和 G_1 期（非增殖期）不表达。通过对 Ki-67 蛋白的检测就可以反映细胞的增殖情况。其他常见的细胞增殖或细胞周期调控标志还包括增殖细胞核抗原 PCNA、拓扑异构酶 IIB 和磷酸化组蛋白 H3 等。

4. ATP 浓度检测

检测细胞内的 ATP 含量也可以得到细胞增殖的信息。死亡细胞或即将死亡的细胞几乎不含 ATP，在细胞溶解物或提取物中测得的 ATP 浓度与细胞数呈线性关系。以生物发光为基础，利用荧光素酶 luciferase 及其底物荧光素 luciferin 的 ATP 检测，是检测 ATP 常用的且灵敏度高的方法。如果有 ATP 存在荧光素酶就会发光，而且其发光强度与 ATP 浓度成正比，利用光度计或酶标仪进行检测。这种方法非常适用于高通量细胞增殖的检测和筛选。

（二）细胞凋亡检测

细胞凋亡是细胞的一种基本生物学现象，由基因控制的细胞自主的有序死亡，是一个主动过程，它涉及一系列基因的激活、表达以及调控等的作用。细胞凋亡贯穿于机体的整个生命周期，完成新旧细胞的生死交替，它对机体的发育、存活及维持正常生理功能都有着重要意义：①在个体发育、细胞分化、组织器官形成过程中发挥重要作用；②增殖与凋亡的动态平衡，维持细胞群体数量的自身稳定，发挥着不可替代的作用；③参与某些疾病的发生、清除损伤、转化细胞、防止癌变等过程。当细胞发生凋亡时，会出现一系列生物学变化，可以根据研究目的选用相应的检测方法进行判断。常见的检测手段有形态学观察、磷脂酰丝氨酸外翻分析（Annexin V 法）、线粒体膜势能的检测、DNA 片段化检测及凋亡相关蛋白的检测。

1. 形态学的观察

（1）倒置显微镜观察

未染色细胞：凋亡细胞的体积变小、变形，细胞膜完整但出现发泡现象，细胞凋亡晚期可见凋亡小体。贴壁细胞出现皱缩、变圆、脱落。

染色细胞：常用吉姆萨染色、瑞氏染色等。凋亡细胞的染色质浓缩、边缘化，核膜裂解、染色质分割成块状和凋亡小体等典型的凋亡形态。

（2）荧光显微镜观察　主要观察经 DNA 特异性染料标记后的细胞核染色质的形态学改变。常用的染料有 Hoechst 33342、Hoechst 33258、DAPI 等；这三种染料主要结合 DNA 的 A-T 碱基，经紫外线激发时发射出蓝色的荧光。其中，Hoechst 分子量小不需要透膜就可以进入细胞内，与 DNA 特异结合，因此可以染活的细胞，常用孵育浓度为 10μg/ml。DAPI 为半通透性，需要破膜，再与 DNA 结合，常用浓度为 10μg/ml。结果评判：细胞凋亡过程中细胞核染色质的形态学改变分为三期。Ⅰ期的细胞核呈波纹状（rippled）或呈折缝样（creased），部分染色质出现浓缩状态；Ⅱa 期细胞核的染色质高度凝聚、边缘化；Ⅱb期的细胞核裂解为碎块，产生凋亡小体。

（3）透射电子显微镜观察　当细胞凋亡时体积会变小，细胞质浓缩。凋亡Ⅰ期细胞核内染色质高度盘绕，出现许多称为气穴现象（cavitations）的空泡结构；Ⅱa 期细胞核的染色质高度凝聚、边缘化；细胞凋亡的晚期，细胞核裂解为碎块，产生凋亡小体。

2. 磷脂酰丝氨酸外翻分析（Annexin V 法）

磷脂酰丝氨酸（Phosphatidylserine，PS）正常位于细胞膜的内侧，但在细胞凋亡的早期，PS 可从细胞膜的内侧翻转到细胞膜的表面，暴露在细胞外环境中。Annexin V 是一种分子量为 35～36kD 的 Ca^{2+} 依赖性磷脂结合蛋白，能与 PS 高亲和力特异性结合。将 Annexin V 进行荧光素［异硫氰酸荧光素（FITC）、PE］或生物素（biotin）标记，以标记的 Annexin V 作为荧光探针，利用流式细胞仪或荧光显微镜可检测细胞凋亡的情况。碘化丙啶（propidine iodide，PI）是一种核酸染料，它不能透过完整的细胞膜，但在凋亡中晚期的细胞和死细胞，PI 能够透过细胞膜而使细胞核红染。因此将 Annexin V 与 PI 匹配使用，就可以将凋亡早晚期的细胞以及死细胞区分开来。

3. 线粒体膜势能的检测

线粒体在细胞凋亡的过程中起着核心的调控作用，当细胞发生凋亡时，出现线粒体跨膜电位 DYmt 的下降，这是细胞凋亡级联反应过程中最早发生的事件，它的发生在细胞核凋亡特征（染色质浓缩、DNA 断裂）出现之前，一旦线粒体 DYmt 崩溃，则细胞凋亡不可逆转。线粒体跨膜电位的存在，使一些亲脂性阳离子荧光染料如 Rhodamine 123、JC-1、TMRM 等可结合到线粒体基质，因此利用这个原理，可以通过判断荧光的增强或减弱说明线粒体内膜电负性的增高或降低。

4. DNA 片段化检测

（1）DNA ladder 检测　细胞凋亡时主要的生化特征是其染色质发生浓缩，染色质 DNA 在核小体单位之间的连接处断裂，形成 50～300kbp 长的 DNA 大片段，或 180～200bp 整数倍的寡核苷酸片段，在凝胶电泳上表现为梯形电泳图谱（DNA ladder）。细胞经处理后，采用常规方法分离提纯 DNA，进行琼脂糖凝胶和溴化乙啶染色，在凋亡细胞群中可观察到典型的 DNA ladder。

（2）TUNEL 法　细胞凋亡中，染色体 DNA 双链断裂或单链断裂而产生大量的黏性 3'-OH 末端，可在脱氧核糖核苷酸末端转移酶（TdT）的作用下，将脱氧核糖核苷酸和荧光素、过氧化物酶、碱性磷酸酶或生物素形成的衍生物标记到 DNA 的 3'-末端，从而可进行凋亡细胞的检测，这类方法称为脱氧核糖核苷酸末端转移酶介导的缺口末端标记法（terminal-deoxynucleotidyl transferase mediated nick end labeling，TUNEL）。由于正常的或正在增殖的细胞几乎没有 DNA 的断裂，因而没有 3'-OH 形成，很少能够被染色。而对完整的单个凋亡细胞核或凋亡小体进行原位染色，能准确地反映细胞凋亡典型的生物化学和形态特征，可用于培养的细胞和从组织中分离的细胞形态测定，并可检测出极少量的凋亡细胞，因而在细胞凋亡的研究中被广泛采用。

5. 凋亡相关蛋白的检测

（1）Caspase-3 活性的检测　Caspase 家族在细胞凋亡的过程中起着重要的调控作用，其中 Caspase-3 为关键的执行分子，在凋亡信号传导的许多途径中发挥功能。Caspase-3 正常以酶原（32KD）的形式存在于胞质中，在凋亡的早期阶段，它被激活，活化的 Caspase-3 由两个大亚基（17KD）和两个小亚基（12KD）组成，裂解相应的胞质胞核底物，最终导致细胞凋亡。但在细胞凋亡的晚期和死亡细胞，Caspase-3 的活性明显下降。可用 Western blot、荧光分光光度计及流式细胞仪进行分析检测。

（2）凋亡相关蛋白 TFAR19 蛋白的表达和细胞定位分析　TFAR19 蛋白的核转位是细胞凋亡更早期发生的事件之一。TFAR19（PDCD5）是促进细胞凋亡的增强剂。利用荧光素（FITC）标记的 TFAR19 单克隆抗体为探针，对细胞凋亡过程中 TFAR19 蛋白的表达水平及定位进行研究，凋亡早期 TFAR19 表达水平增高并出现快速核转位现象，伴随着细胞核形态学的变化，持续较长时间，在凋亡小体中仍然可见，且 TFAR19 蛋白的核转位早于 PS 外翻和细胞核 DNA 的片段化。

（三）自噬检测

自噬是广泛存在于真核细胞中的生命现象，不仅是细胞的一种基本生理活动及在应激状态下的自我保护机制，同时也被认为是一种与凋亡、坏死并列的细胞程序性死亡机制。生命体借此维持蛋白质代谢平衡及细胞环境稳定，在细胞废物清除、结构重建、细胞器更新和生长发育中起重要作用。自噬是真核细胞中的一种细胞内分解途径，与蛋白酶体把被泛素化的蛋白质作为对象进行选择性分解的过程不同，在自噬中会将细胞内部包入囊泡的物质整个消化。在哺乳动物的自噬泡形成中，由 ATG 家族和 LC3 参与组成的两条泛素样蛋白加工修饰过程，即 Atg12 结合过程和 LC3 修饰过程起着至关重要的作用。

1）电子显微镜观察（金标准）：自噬体、溶酶体等细胞器的观察。

2）荧光染色：基于晚期自噬体与溶酶体融合呈酸性，使用嗜酸性染色剂 MDC、吖啶橙、LysoSeneor 和 LysoTRacker Red 标记自噬溶酶体。

3）LC3 荧光融合蛋白检测法：如 mRFP-GFP-LC3 双荧光自噬指示体系，用于标记及追踪 LC3 以及自噬流的变化。其中 GFP 是酸敏感型 GFP 蛋白，而 mRFP 是稳定的荧光表达基团，不受外界影响。

（四）活性氧检测

活性氧（reactive oxygen species，ROS），是指机体内或者自然环境中由氧组成，含氧且性质活泼的物质的总称：主要有一种激发态的氧分子，即一重态氧分子或称单线态氧分子（O_2）；3 种含氧的自由基，即超氧阴离子自由基（O^{2-}）、羟自由基（-OH）和氢过氧自由基（HO_2）；2 种过氧化物，即过氧化氢（H_2O_2）和过氧化脂质（ROOH）以及一种含氮的氧化物（NO）等。线粒体是活性氧的主要产生部位，在线粒体呼吸过程中会有少量的电子从线粒体电子传递链复合体 I 和 III 中漏出，与 O_2 结合生成活性氧。此外，NADPH 氧化酶和过氧化物酶等也能产生活性氧。过量的活性氧会对蛋白质核酸和脂质等生物大分子造成损伤，从而影响其正常生理生化功能。生物体本身存在清除活性氧的体系，包括 SOD 酶、过氧化氢酶、谷胱甘肽过氧化物酶、维生素 C 等，这一体系使生物体内活性氧保持在对机体无害的水平。由于活性氧寿命短、反应活性高，到目前为止除了 H_2O_2 以外，其他活性氧的测定仍然是一项国际性难题，还没有特别专一有效的方法。常用的分析方法有化学反应法、化学发光法、分光光度法、荧光光度法等。

化学反应法：由于活性氧具有较高的反应活性，它们可以与许多不同的化合物发生化学反应，由此产生各种不同的反应生成物，根据这些反应生成物或者反应物的变化程度可以进行定量或定性分析。化学反应法的特点是测定灵敏度高、廉价、操作简便等。但是，化学反应法的特异性相对较差，一些氧化还原反应或者酶催化反应往往对测定结果的判断产生影响，一般需要其他分析方法作为比较，才能获得满意的结论。

化学发光法：是仪器分析中灵敏度最高的方法之一，已在医学领域广泛应用。目前比较成熟的活性氧化学发光测定法主要有鲁米诺法（luminol）、光泽精法（lucigenin）和 cypridina luciferin analog（CLA）法。

分光光度法：活性氧的分光光度测定，最常用的方法有细胞色素 C（cytochrome C）的超氧自由基还原法和硝基四氮唑蓝（nitro blue tetrazolium，NBT）还原法。具有氧化活性的细胞色素 C 被 O_2^- 还原后，形成了在波长 550nm 处有强吸收的亚铁细胞色素，可以用于 O_2^- 的直接测定，在 SOD 存在下，O_2^- 受到 SOD 的催化形成 H_2O_2 和 O_2，因此被开发为 SOD 的间接定量分析法。但是，活性氧的细胞色素 C 还原法存在着其他还原性物质，如 HADPA 和还原性酶的干扰，一般情况下无法直接用于 O_2^- 的定性分析，需要在 SOD 的存在下，观察是否还有 O_2^- 与细胞色素 C 发生反应的结果，从而判断 O_2^- 的生成与否。

荧光光度法：与化学发光法一样，荧光光度法也是灵敏度高，操作简便的分析方法之一。比较典型的例子是，二氯荧光素（DCFH）在过氧化物酶的存在下，被 H_2O_2 或者 HO_2^- 氧化形成具有荧光的 DCF，可以有效地应用于 H_2O_2 定量分析。利用 2,3-二氨基萘（DAN）与 NO_2^- 在酸性条件下发生反应，形成荧光性的 1-（H）-萘三氮茂环，有人提出用 2,3-二氨基萘（DAN）作为 NO 的测定方法。而对于 ROS 的检测，常用 ROS assay kit 检测试剂盒，它是利用荧光探针 DCFH-DA 进行活性氧检测的方法。DCFH-DA 本身没有荧光，可以自由穿过细胞膜，进入细胞内后，可以被细胞内的酯酶水解成 DCFH。而 DCFH 不能穿透细胞膜，从而使探针很容易被装载到细胞内。细胞内的活性氧可以氧化无荧光的 DCFH 生成有荧光的 DCF。因此，检测 DCF 的荧光就可以知道细胞内活性氧的水平。

第三章　中医药临床研究方法

第一节　中医药临床研究设计方案概述

根据不同的分类方法，临床研究设计方案可分为不同的类型。按照研究是否有人为的干预措施，可将研究设计方案类型分为实验性研究、类实验性研究和非实验性研究；根据研究的性质可将研究设计方案类型分为定性研究和定量研究。定性研究和定量研究又分别包含多种具体的设计方案，其基本构成如图 3-1。

一、定性研究

定性研究（qualitative research）指在自然环境中，通过现场观察、体验或访谈收集资料，对社会现象进行分析和深入研究，并归纳总结出理性概念，对事物加以合理解释的过程，即研究者凭借研究对象的主观资料和研究者进入当事人的处境中参与分析资料，找出人类生活过程中不同层次的共同特征和内涵，用文字描述报告结果。简而言之，就是从实际观察资料的研究中发现共性的研究。定性研究比定量研究更多地体现了人文关怀，越来越多地应用于中医药临床干预等的复杂研究中。有专家预测，其将成为 21 世纪医学研究的主要方向之一。

利用定性研究观察法系统描述记录中医、中西医诊疗过程，通过定性研究的分析方法，抽取并鉴定诊疗过程的复杂要素组成，对综合疗效的评价可以进行细致深刻的分析与解释。

常用的定性研究方法主要包括访谈法、焦点组访谈法及观察法等。

二、定量研究

定量研究（quantitative research）是通过对研究对象的某些观察指标的测量而获得数字性资料，并通过对数据间关系的分析来说明事物间的内在联系，描述研究现象的因果关系的一类研究方法。定量研究需要有科研设计，包括抽样方法、研究路线等，需要建立假设，研究结果需要进行统计学分析处理，广泛应用于医学研究的各个领域。定量研究又包含原始研究和二次研究两大类，原始研究又可分为观察性研究和试验性研究两大类别。

【原始研究】

1. 观察性研究

观察性研究指有目的地观察或测量自然状态下接触不同因素人群结果事件的发生状况，通过描述或对比分析发现事件的分布特点与差异，从而获得有关研究结论的一类研究。观察性研究不能对研究对象进行随机化分组，也不能主动对研究对象施加任何干预措施，

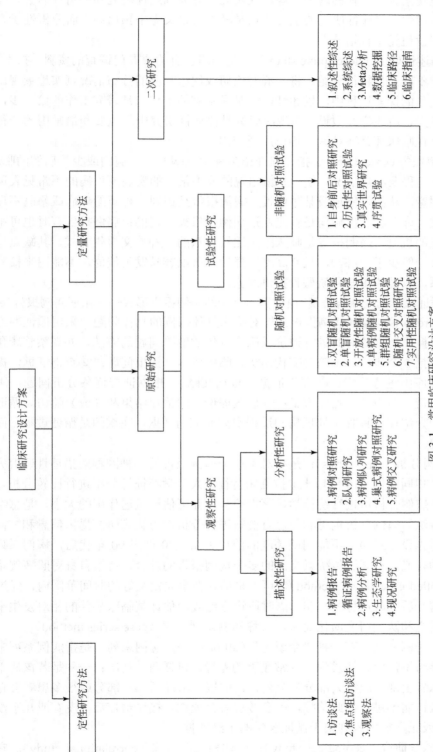

图 3-1 常用临床研究设计方案

只能被动地观察客观存在的现象。观察性研究又分为描述性研究和分析性研究，均不能人为控制试验条件。描述性研究的主要特点是既无假设又无干预措施；而分析性研究的主要特点是有假设但无干预措施。

（1）描述性研究（descriptive study）　是利用已有的或专门调查的资料，按不同地区、不同时间和不同人群特征分组，将人群的疾病或健康状况的分布情况真实地展现出来。在揭示因果关系的探索过程中，描述性研究是最基础的工作，是研究工作的第一步，为深入研究提供线索，启迪研究假设。而现况研究是描述性研究中最重要和最常用的一种调查方法，无论是在临床还是在社区，均已广泛应用。

1）病例报告（case report）：指详细介绍某种罕见病的单个病例或少数病例的临床表现、诊断、治疗过程及结局情况，使一些新出现的或不常见的疾病或疾病的不常见表现能引起医学界的注意，从而可能形成某种假设。病例报告是识别一种新的疾病或暴露不良反应的第一个线索，许多新发疾病均是首先通过病例报告被发现的；病例报告有时也可用于阐明疾病和治疗的机制。病例报告是临床医生比较喜欢的一种论文报告方式，其缺点是由于病例数较少（一般少于 10 例），且有高度选择性，所以容易发生偏倚，不能用来检验是否真正存在联系，只能为提出科研假设提供线索。

随着循证医学的发展与普及，出现了一种新的病例报告形式——循证病例报告（evidence-based case report）。循证病例报告是针对临床具体病例的具体问题、采用循证的方法选择相关文献，搜集证据并对其进行评价以确定具体的解决问题的方法，并观察临床预后。其基本内容包括 5 个步骤：①简要交代病历、临床资料，提出问题；②查询证据，提出关键词并在数据库中进行检索；③评价证据（根据文献），根据证据逐条分析问题；④应用证据，临床决策，即患者的治疗方案；⑤后效评价，即治疗结果和（或）随访。循证病例报告重点在于介绍在各种临床处理病例过程中如何应用证据，注重的是循证过程，而不是强调新的发现。

2）病例分析（case series）：是相对于单个病例报告的一种回顾的描述性研究方法。临床上将较多相同病例（10 例以上）按临床特征、人口学特征等分组进行比较分析。与病例报告不同，病例分析可进行统计学显著性检验，并可估计机遇作用的大小，是总结临床经验的重要方法。病例分析也可利用已有资料进行分析，为临床研究提供信息和方向，但是由于没有事先设立对照，不能明确关联的前后关系。20 世纪 90 年代后，病例系列方法被赋予了新的含义，不同于传统意义上的多个病例报告的综合，特指自身对照病例系列方法（self-controlled case series method），可用来估计在事先定义好的时间范围内，经过某种干预（或暴露）后，与自身另一非暴露时段进行比较，估计某临床事件的相对发生率。它从病例对照研究和队列研究演化而来，又称病例系列方法（case series method）。

另外，病例系列中有一种"全或无"（all or none）病例系列，是指病例系列中报告的病例在治疗与不治疗之间发生了非常显著的差异。包括两种情况：一种是若该病不进行如此治疗，患者全部（或绝大部分）会死亡，但接受治疗后，一部分或很多患者会存活；另一情况是若该病不进行如此治疗，大多数患者会死亡，接受治疗后，没有或几乎没有患者死亡。"全或无"病例系列属于循证医学的 I 级证据。

3）生态学研究（ecological study）：又称相关性研究（correlational study）。它是以人群组为基本单位收集和分析资料，从而进行暴露与疾病关系的研究，即用代表人群组特征的量度来描述某些因素与疾病的关系，如年龄、时间、卫生服务的利用，或者食品、药物及其他产品的消耗等。它描述某疾病或健康状态在各人群中所占的百分数或比例，以及有各项特征者在各人群中所占的百分数或比例。从这两类群体数据分析某疾病或健康状态的分布与人群特征分布的关系，从而探求病因线索。生态学研究最大的特点是以群组为单位收集资料，不直接收集每一个个体的信息。实施比较简单，成本较低，但是所得到的关联较弱，容易出现生态学谬论。生态学研究按设计类型又可分为生态比较研究和生态趋势研究两种。

4）现况研究：是研究特定时点或时期与特定范围内人群中的有关变量（因素）与疾病或健康状况的关系，即调查这个特定的群体中的个体是否患病和是否具有某些变量或特征的情况，从而探索具有不同特征的暴露与非暴露组的患病情况或是否患病组的暴露情况。由于所收集的资料一般不是过去的暴露史或疾病情况，也不是通过追踪观察将来的暴露与疾病情况，故又称为横断面研究（cross-sectional study）。由于这种研究所得到的疾病率，一般为在特定时点或时期与范围内该群体的患病频率，故也称为患病率研究（prevalence study）。现况研究通常包括普查和抽样调查两种调查方法。普查是在特定时间内对特定范围内人群的每一个成员进行的全面调查；抽样调查则是从调查总体中随机抽取有代表性的部分人群进行调查。抽样调查时应注意抽样方法的合理使用，常用的有单纯随机抽样、系统抽样、分层抽样、整群抽样和分级抽样，各有优缺点，应根据研究目的、研究对象的情况加以选择。由于现况研究开始时一般不设立对照，是横断面的研究，因而在确定因果联系时受到限制。但设计良好的现况研究可以解释许多疾病与暴露的现象，提供有价值的病因假设。

（2）分析性研究（analytical study）　是在描述性研究的基础上，进一步在有选择的人群中观察研究因素与研究结局之间关联的一类研究方法。分析性研究需要事先设立对照组，通过观察、测量发生在不同组别研究对象上的各种现象或不同因素，通过对比分析确定疾病或健康状态与可能的影响因素之间的关联，从而检验假说。分析性研究主要包括病例对照研究、队列研究及其衍生类型。

1）病例对照研究（case control study）：是主要用于探索病因的一种流行病学方法。它是以某人群内一组患有某种病的人（称为病例）和同一人群内未患这种病但在与患病有关的某些已知因素方面和病例组相似的人（称为对照组）作为研究对象；调查他们过去对某个或某些可疑病因（即研究因子）的暴露有无和（或）暴露程度（剂量）；通过对两组暴露史的比较，推断研究因子作为病因的可能性。如果病例组有暴露史者或严重暴露者的比例在统计学上显著高于对照组，则可认为这种暴露与患病存在统计学联系，有可能是因果联系。根据在设计中选取对照组的原则与方法不同，病例对照研究可分为成组设计的病例对照研究和配比设计的病例对照研究两类。前者在选择对照时，只要求对照人群在数量上不少于对照组即可，不做其他限制；后者则要根据匹配的条件，特异性地选择某些特征相同（相似）的对象为对照。

2）队列研究（cohort study）：又称定群研究、群组研究，也是研究病因的一种主要流行病学方法。队列研究的对象是加入研究时未患所研究疾病的一群人，根据是否暴露于所研究的病因（或保护因子）或暴露程度而划分为不同组别，然后在一定期间内随访观察不同组别的该病（或多种疾病）的发病率或死亡率。如果暴露组（或大剂量组）的发病率或死亡率显著高于未暴露组（或小剂量组）的发病率或死亡率，则可认为这种暴露与疾病存在联系，并在符合一些条件时有可能是因果联系。

3）病例队列研究（case-cohort study）：又称病例参比式研究（case-base reference study），也是一种队列研究与病例对照研究结合的设计形式。其设计原理为：首先确定某个人群作为所研究的队列，称为全队列，然后在全队列中用随机抽样的方法抽取一个样本组成子队列作为对照组，再将随访过程全队列发生的所有病例作为病例组，用一定的统计方法比较分析病例组和对照组的资料，以探索影响疾病发生、生存时间、预后等的因素。其最大的优点是节约样本量，节省人力、物力和财力。病例队列研究尤其适用于预后研究。

4）巢式病例对照研究（nested case control study）：即由美国流行病学家 Mantel 在 1973 年提出的综合式病例对照设计。其基本原理为：根据一定条件确定某一人群作为研究队列，收集队列内每个成员的相关信息，随访一定时间，以队列中随访期内发生研究疾病的全部病例作为病例组，再根据病例发生的时间，在研究队列的非病例中按年龄、性别等基本信息为每个病例随机配一个或多个对照组，分析病例组和对照组相关因素的差别，确定其与疾病之间的关联。

5）病例交叉研究（case-crossover study）：由 Maclure 于 1991 年首次提出，是一种用于研究短暂暴露对罕见急性病的瞬间影响的流行病学方法。基本思想为：选择发生某种急性事件的病例，分别调查急性事件发生时及发生前的暴露情况及暴露程度，以判断暴露危险因子与该急性事件有无关联及关联强度大小。目前其已广泛应用于急性病、慢性病急性发作及药物不良事件的研究。该方法的优点是仅需要患者资料，对照为患者本身；患者的混杂变量易控制，可避免对照组选择偏倚。此项研究最适用于个体暴露不时变化，疾病发生突然，潜伏期短暂，诱导期短的事件。

2. 试验性研究

试验性研究指在研究者控制下，对研究对象施加或消除某种因素或措施，以观察此因素或措施对研究对象的影响。按研究场所和干预对象的不同，试验性研究可分为临床试验、现场试验和社区干预试验三大类。在临床研究中，应用最多的试验性研究类型通常是临床试验。临床试验按照研究对象分组是否遵循随机化的原则，又可分为随机对照试验和非随机对照试验两大类。

（1）随机对照试验（randomized controlled trial，RCT） 也称对照临床试验（controlled clinical trial），即严格按照随机化的方法，将合格的研究对象分为试验组和对照组，分别给予研究的干预措施和对照措施，在一致的条件下或环境中，前瞻性地进行观察、分析、比较试验的效应，从而得出研究结论。其是临床试验中应用最广的研究设计方案。严格的 RCT 在设计时应遵循三个基本原则，即设置对照组（control）、研究对象的随机化分组（randomization）和盲法观察（blind）。根据是否使用盲法、选择对照方式或随机化方法的不同，随机对照试验可分为以下几种类型。

1）双盲随机对照试验：指研究者（包括试验的实施者、资料收集者及统计分析人员）和研究对象均不知道分组情况的随机对照试验。为了达到双盲的效果，通常情况下采用与试验组干预措施特征相同但没有特异干预效果的安慰剂作为对照组的措施。双盲随机对照试验可克服来自研究者和研究对象两方面的主观偏倚，是检验效能最高的临床试验设计类型，其考核的目标主要是干预措施的效力大小。

2）单盲随机对照试验：指研究者或研究对象不知道分组情况的随机对照试验。一般情况下，单盲设计主要是为了克服来自研究对象的主观偏倚，设盲对象一般只限于研究对象。

3）开放性随机对照试验：指研究者和研究对象均知道分组情况的随机对照试验。开放试验的结果容易受到来自研究者和研究对象的主观偏倚的影响，但某些研究只能使用开放试验，如肿瘤治疗的化疗与手术切除对患者预后效果的影响，则无法使用盲法。

4）单病例随机对照试验（N-of-1 试验）：对临床单个病例用多种药物作随机对照试验，以随机化决定患者接受哪一阶段的药物试验，即随机安排治疗期和对照期，进行 3 轮或 3 轮以上，应用于单个患者的自身对照双盲试验。注意在每一轮治疗间隔要有洗脱期以消除前一次干预措施的残余影响。本试验适用于：慢性病需要长期治疗者（如冠心病、心绞痛），或心理、精神性疾病的治疗研究；或患者服用多种药物，其有效与无效、疗效与不良反应相互掺杂，而又不能相互识别，但又必须弄清各自效应，以决定弃舍的情况。这种试验不能提供治疗效果的最可靠证据，不适用于急性病和可以治愈的疾病。

5）群组随机对照试验（cluster randomized control trial）：指以夫妇、家庭、病房、医院、学校的班级，甚至整个社区、城市等作为随机试验的一个观察单位（群组）进行的随机对照试验，即以群组为单位，将不同的群组随机分为试验组和对照组，分别给予不同的干预措施，随访观察一段时间并比较两组人群的结局。注意每个群组内的每个对象所接受的处理措施应相同。

6）随机交叉对照研究（randomized crossover controlled trial）：是对两组受试者使用两种不同的治疗措施，然后相互交换处理措施，最后比较结果的试验方法，即用随机方法把患者分为两组，每个患者或先或后都接受试验组或对照组的处理或治疗，以比较每一阶段两组间及同一组不同阶段的差别。优点是：每例患者先后接受试验组或对照组的治疗，消除了不同个体间的差异；随机分组可避免组间差异和人为选择偏倚，需要的病例数较少。缺点是：应用病种范围受限，对于各种急性重症疾病或不能恢复到第一阶段治疗前状况的疾病，以及那些不许可停止治疗让病情回到第一阶段的疾病等，都不能采用交叉对照试验；两个阶段的治疗可能有重叠，故需要一个洗脱期（washout period），其长短依所选药物的半衰期和病种、病情而定；每个阶段治疗期的长短受到限制，有些药物的有效性可能尚未发挥，由于洗脱期的需要，使整个研究的观察期延长，不能避免患者的病情和观察指标的自然波动，患者的依从性不容易得到保证。

7）实用性随机对照试验（pragmatic randomized controlled trial）：是测量在常规条件或实际临床情况下干预效果的随机对照试验。实用性随机对照试验的条件控制比较宽松，受试患者的治疗除了随机分配外，其余应尽量模拟临床真实情况，强调结论的外部真实性。所以，纳入研究的患者时常是临床实际所对应的真实的广谱人群，包括依从性不好的人群、有合并症或者使用过其他药物的对象。其随机分组也不一定必须是基于个体，可以根据实际研究情况进行群组随机、基于专家的随机或结合患者意愿的随机。而测量结局则强调能代表健康受益全程的指标及临床终点结局的指标，普遍采用多重结局测量的指标。

（2）非随机对照试验（non-randomized control trial）　在临床研究中，随机对照试验是前瞻性研究，是检验某种假设最有力的方法。采用随机化分组，两组均衡性好，可比性强，排除了选择性偏倚；一般有严格的诊断标准、纳入标准、排除标准，使入选对象的均质性好，观察指标与判断统一，减少了混杂偏倚；盲法的应用又可减少测量偏倚。另外，研究者可按研究目的控制整个试验过程，保证了研究质量，增强结果真实性。但是，临床试验是以人为研究对象，很多时候由于客观存在的问题及伦理道德因素，无法进行随机对照的临床试验，在此情况下，非随机对照的临床试验同样具有重要价值。常用的非随机对照临床试验主要包括以下几种。

1）自身前后对照研究（before-after study）：即同一组患者先后接受两种不同的治疗，以其中一种治疗作为对照，比较两种治疗结果的差别，以确定所考核药物的疗效。此项研究适用于慢性稳定或复发性疾病，如高血压和高脂血症等。由于同一组病例先后作为治疗组和对照组而接受治疗，可确切判断每例患者对研究因素或安慰剂的反应，具有良好的可比性，结果的可靠性亦远高于不同病例组的前后对照研究。缺点是研究期限延长了一倍，患者的依从性容易受到影响。在前后两个治疗阶段之间，需要根据前一阶段所用药物半衰期的 5～7 倍时间停止给药，作为洗脱期，然后才能开始第二阶段治疗。而且要求第一阶段药物不能对第二阶段起作用。如果第一阶段已治愈或死亡的病例不能进入第二阶段，就不能用此方法。

2）历史性对照试验（historical control trial）：比较现时给予试验药物治疗的一组患者结果与既往治疗的一组患同种疾病但未给予该药治疗的患者结果，以评价该药的疗效。缺点是特别容易产生偏倚，不能保证两组患者的病情和所考核的药物以外的治疗是否具有可比性；亦不能排除目前所治疗病例结果的改善实际上是由于其他因素的作用而造成结论错误的情况。

3）真实世界研究（real world study）：通过宽泛的纳入标准和较少的排除标准，选取无选择偏倚或较少选择偏倚的患者，根据患者的实际病情和意愿选择不同的干预处理措施（其中包含研究的干预措施和标准的干预措施），并在真实临床实践的患者管理过程中收集资料，以分析不同干预措施的效果。真实世界研究是干预措施的效果研究，可用来作为随机对照试验研究的补充，主要用来检验一种已经认为有效的治疗措施在真实医疗实践中的有用性。但是由于需要的样本量较大且随访时间长，其研究成本较高。

4）序贯试验（sequential trial）：即事先不规定样本量，在执行试验时，对现有样本一个接一个或一对接一对地进行试验，循序而连贯地进行，同时进行分析，到出现规定的结果时便终止试验的研究方案。优点在于可以避免盲目加大样本而造成浪费，较适合临床工作的特点，计算亦较简便。缺点是仅适用于单指标的试验研究。

【二次研究】

（1）叙述性综述（narrative review）　也称文献综述，是对某一学科、专业或专题的大量研究文献进行整理筛选、分析、综合提炼而形成的概括性总结，是高度浓缩的二次文献研究。其是针对某一研究领域分析和描述前人已经做的工作及其进展，要求比较详细地阐述国内外相关研究的动态及前沿，作者一般不发表个人见解和建议，也不做任何评论，只是客观概括地反映事实。叙述性综述可反映当前某一领域中某分支学科或重要专题的历史现状、最新进展、学术见解，以及有关问题的新动态、新趋势、新水平、新原理等，可为科研工作者节省大量查阅原始文献的时间，也有助于科研人员借鉴他人成果、把握研究方向、提供科研思路。

（2）系统综述（systematic review）　针对某一具体的临床问题，系统、全面地收集所有已发表、未发表的相关研究文献及正在进行的研究项目，制定统一、科学的纳入标准、排除标准并据此筛选出合格的研究，提取每篇合格文献中必需的数据和信息资料，用统计学方法进行定量合成，或用描述性方法进行定性综合，同时对纳入文献进行方法学的质量评价，综合起来得出可靠结论的研究方法，也称系统评价。系统综述是采用使偏倚减少到最低程度的明确的科学方法对原始研究进行的系统评价性综述。对高质量的随机对照试验研究进行的系统综述结论被循证医学列为最佳证据，可直接应用于指导临床实践。

（3）Meta 分析（meta-analysis） 是将许多研究目的相同、相互独立的研究结果（可来源于已发表或未发表的研究资料）进行综合分析、评价，并用正确的统计分析方法定量合成得到一个结果的过程。Meta 分析严格来说只是一种合并几个试验结果的统计学方法，是对有争议的结果、无统计学意义的研究或弱因果关联的结果进行定量合成的方法。随着循证医学的兴起和发展，Meta 分析已成为定量系统评价的重要方法，但它不等同于系统评价。Meta 分析可能是系统的，也可能不是系统的。

（4）数据挖掘 又称为数据库中的知识发现（knowledge discovery in database，KDD），是近年来兴起的将人工智能技术、数据库技术和统计分析方法结合在一起的计算机信息处理技术，可以从大量的、不完全的、有噪声的、模糊的、随机数据中提取隐含在其中的、人们事先不知道的但又有潜在价值的信息和知识的过程。目前常用的数据挖掘方法主要包括决策树、分类、聚类、关联规则、神经网络、遗传算法等，在中医药研究中存在许多非线性的、多维多阶性的复杂数据，采用传统的分析方法很难正确体现其内在反映的规律性，而数据挖掘方法具有可以处理模糊性和非线性数据的优点，近年在中医药研究尤其在证候研究中日益受到重视与利用。

（5）临床路径（clinical pathway，CP） 是在循证医学的指导下，针对某一疾病建立一套标准化的治疗模式和治疗程序，是一个有关临床治疗的综合模式研究。该模式应包括计划提供的治疗项目，相应的治疗结果，以及完成这些工作的进度表。临床路径由医疗卫生机构的组织（包括临床医生、护理人员及其他专业人员的小组）以循证医学理论为指导，针对某一种疾病，以时间为横轴，以入院指导、诊断、检查、用药、治疗、护理、饮食指导、健康教育及出院计划等服务措施为纵轴，制定标准化的诊疗护理流程，并运用图表的形式提供有时间的、有序的、有效的医院服务，以实现控制诊疗质量和费用，跨学科的、综合的整体医疗护理工作模式。中西医结合临床路径研究可从西医单病种出发，对中医相关文献及实践经验进行整理，并集合专家共识，建立符合中西医特色的诊疗护理规范，充分发挥中医药治疗疾病的优势。

（6）临床指南（clinical guideline） 根据 1990 年美国医学会所提出的定义，临床指南是系统开发的多组指导意见，以帮助医生和患者针对具体的临床问题做出恰当处理，从而选择并决策适宜的卫生保健服务。早期制定的指南主要是基于专家的共识，这种指南易受专家个人经验和主观判断的影响而影响指南的科学性。随着循证医学的发展，临床指南的制定应以循证医学为基础，由专科学会组织专家组及有关人员进行研究制定，它对于提高医疗质量，合理诊断和治疗，减少不必要的医疗资源浪费，具有十分重要的作用。只有基于循证医学系统研究而制定的指南，同时还应依据最新的研究证据及时更新修订，不断补充和完善的指南，才是科学的、有临床指导价值的指南。

第二节　临床研究设计方案的选择原则与选择策略

一、临床研究设计方案的选择原则

设计方案的选择与研究的性质和目的有关。在选择设计方案之前，需要了解当前国内外该专业领域的现况、最新进展、存在的问题、研究的必要性、要解决哪些问题及研究者所具备的各种条件等。另外，在选择研究设计方案时，还要综合考虑其伦理性、科学性、可行性原则。

（1）伦理性　如前所述，临床研究是以患者为研究对象，通常涉及伦理学的要求。研究者必须知道人体试验研究方面的伦理原则、法律和法规要求。涉及医学伦理的设计方案需要事先通过伦理委员会的审查和批准，以避免对患者权益和安全性产生危害。在选择研究方案时，对患者健康的考虑应优先于科学性，在所选设计方案可能有损患者权益时，即使科学性高的方案也应该放弃，而用其他研究方案替代。

（2）科学性　设计方案的科学性主要指设计是否遵循随机、对照、盲法和重复的原则，以及这些原则的实现程度。体现这些原则的方案越具有真实性，可能出现的偏倚和误差的克服程度越好。因而，在考虑研究设计方案时，应尽可能选择论证强度高、体现真实性好的设计方案。对于那些论证强度低、容易得出错误结论的设计方案要尽量限制在一定的应用范围，否则浪费人力、物力和财力。所以，在实际应用中应结合研究目的，在条件许可的情况下采用最佳的设计方案，以期在同等条件下得出较好的、真实的研究结果。

（3）可行性　在选择研究方案时还应充分考虑人员安排、足够研究对象的获得、研究经费、场所实施条件等是否能满足研究的需求及预期研究成果的可应用性。不同的设计方案，其人力、物力及时间的投入不同，应根据现有的或可能达到的条件选择适合的研究方案。如前瞻性研究的投入大、费用高，研究结论的真实性好、可靠性强；而回顾性研究则所需要的人力、物力相对较少，但其容易产生偏倚，研究结果的真实性差，论证强度不高。

二、临床研究设计方案的选择策略

临床研究的目的是提高诊断水平和治疗效果，改善预后及通过疾病病因学研究提出疾病预防措施和新的治疗方案。在日常临床实践中，无时无刻不面临着许多诊断问题、治疗问题、病因问题和如何估计预后等问题。这些问题中不少是具有研究价值的临床问题。另外，随着医学模式的转变，临床医学已发展成一门综合性的学科，不仅涉及生物医学，还涉及临床经济学和医学社会学等许多学科。找出可研究的临床问题是临床科研的起点，又贯穿整个临床科研工作的全过程，自始至终处于主导地位，是选择科研设计方案、进行科研设计和科研计划实施的指导思想。

归纳起来，临床问题主要表现为四个方面，即诊断、病因、治疗及预后的问题，不同研究问题选择的研究方案有所不同。

1. 诊断性试验研究方案的选择

没有正确的临床诊断就无法实施有针对性的治疗措施，但是临床医生面对日新月异、项目繁多的临床诊断试验该如何选择，需要应用医学科研方法进行科学评价，才能深刻地了解某项诊断试验的性质，提高诊断试验的临床实际应用价值和诊断效率。

诊断试验的原始研究方案可选择描述性的现况研究方法，将要研究的诊断试验与金标准进行盲法同步对照比较，通过对比分析同一批研究对象两种诊断方法的四种不同类型的诊断结果，评价所要研究的诊断试验的真实性和可靠性。如果该诊断试验已有多个研究存在，而不同的研究结果存在差异，则可应用二次研究方法进行综合，通常可采用 Meta 分析或 Cochrane 系统评价方法进行评价，以得到综合可靠的结论。

2. 病因学研究方案的选择

病因学研究属于临床基础研究范畴。对临床疾病的病因或危险因素的研究，有利于指导健康者预防发病；对于已发病而无并发症的患者，有利于预防并发症；对于有并发症的患者，则有利于降低致残率和病死率。病因学研究较为复杂，其研究过程包括三个连续的过程，即提出病因假设、检验（验证）病因假设和病因因果推断，不同的阶段所选择的研究方法侧重点有所区别。

（1）提出病因假设 对于新发疾病或未知病因的疾病，其病因的探讨往往要从提出病因假设开始。因为是探索性的，选择研究方法时要注重成本和时效，通常可选择的方案有质性研究、病例报告、病例分析、现况研究及生态学研究等。

（2）检验（验证）病因假设 在提出某因素可能是某疾病病因的假设后，就要对此假说进行检验或验证。常用的方案有病例对照研究和队列研究等分析性研究方案、试验性研究方案、Meta 分析和系统评价。通常情况下，因为病例对照研究成本低、易实施，可首先应用病例对照研究进行病因假设的初步检验，如果能得到某因素与病因的关联，再设计队列研究或试验性研究进行前瞻性的病因假设验证。在验证病因假设时，来自人体的直接试验研究结果最为可靠，但是因为常涉及伦理问题，较少得到应用，只有当怀疑某病与某种已经批准用于临床治疗的药品的副作用有关联时，可有条件地进行人体试验性研究。队列研究因为是前瞻性的，前因后果的时间顺序明确，往往成为验证病因假设的首选研究方案，但因队列研究样本量大、成本高、研究时间长，应先进行相关的病例对照研究。验证病因假设也可选择 Meta 分析和系统评价两种二次研究，前提是有较多的设计相同、研究目的相同的研究存在。

（3）病因因果推断 通过前面的研究，得到某因素与疾病的关联，但是否为真正的因果关联（即是否是真正的病因），尚需进行科学推论和判断，也就是病因推断。因为在研究过程中，由于设计、资料收集、资料分析等过程中都可能会发生人为的或客观的误差，从而导致虚假联系或间接联系。因此，在确定真实病因时，要根据病因因果推断的基本准则排除虚假联系和间接联系。常用的因果关联准则包括关联的强度、关联的时间顺序、剂量-反应关系、关联的一致性、关联的特异性、关联的生物学合理性、分布一致性等。

中医对病因病机的认识多无形、主观，所得病因是非恒定的、变化的；而西医对病因的认识比较客观，大多可直接测量，所得病因是恒定的。采用临床流行病学或循证医学的方法，从中西医结合角度，以中医的"病因"与西医的"疾病"、西医的"病因"与中医的"证型"为研究出发点，进行病因学研究，可能是促进中西医结合医学发展的一条途径。

3. 治疗性研究方案的选择

中西医结合治疗性研究是指在人为的条件控制下，以患者人群为研究对象，以发现和证实中西医结合干预措施的有效性和安全性的研究。其干预措施主要包括中西医结合的治疗方案或联合用药。治疗性研究的研究目的包括效力和效果的研究，效力是指干预措施在理想条件下所能达到的最大期望作用，而效果则指干预措施在实际真实条件下所能达到的作用大小。临床实际中的疗效主要指的是效果而不是效力，但效果是以效力为基础的。临床研究往往先从效力开始，然后才是效果的研究。效力研究的目的在于揭示干预措施在严格控制的理想条件下是否真正有效，即干预措施的净效应，通常要和安慰剂效应比较才能判断。所以，效力研究的最好设计方案是随机双盲安慰剂对照研究，在条件达不到时也可选择其他种类的随机对照试验，甚至非随机对照研究，但是其研究结果并不代表干预措施的净效应，可能还掺杂着安慰剂效应等其他效应。然而，在临床实际中患者的个体差异很大，受社会、经济、病程、并发症等多种因素的影响，患者群往往不是一个同质的群体，效力研究证明有效的干预措施在推广到临床实际阶段时，它的效果依然是不确定的。所以，仍需要进一步进行效果研究，即在临床实际条件下该干预措施是否有效的研究。效果研究强调研究的外部真实性，通常采用的研究方案主要有实用性随机对照试验和真实世界研究。另外，无论是效力研究还是效果研究，当已有较多的同类研究存在时，均可进行 Meta 分析或系统评价，也可在循证方法的指导下，进行临床路径和临床实践指南研究。

虽然如此，但就目前的研究现状分析，中医、中西医结合治疗性研究的质量普遍不高，存在很多问题：如科研方案选择不合理，缺乏事先严谨的科研设计，缺乏足够的样本量及其计算依据，疗效评价指标多为临床症状的指标、缺乏长期随访的终点指标等，使得结果的可靠性差、可重复性低。所以，按照临床流行病学和循证医学的规范进行中医药临床疗效研究，是当前的重要任务。

4. 预后研究方案的选择

预后研究是指疾病发生之后，将来可能发展为某种结局（包括痊愈、复发、恶化、伤残或死亡等）的概率进行预测或事前估计及影响这种概率变化的因素研究。预后研究有利于帮助临床医生预测疾病的发展趋势，以便及时采取相应的治疗决策。另外，通过疾病的预后研究可正确评价干预措施的干预效果，从此方面看，可把治疗性研究看作预后研究的一种特殊类型。预后研究包括两个方面，即某预后结局概率的评定和预后因素的研究。

（1）预后结局概率的评定   可选择的研究设计方案主要有描述性现况调查研究、队列研究。评价的指标通常是反映疾病危害程度的指标，如生存率、病死率、复发率、致残率等。描述性的现况调查是对一定时期内确定的某组患者，在经过一定时间后调查每个患者发生的结局情况，以估计不同结局发生的概率。而队列研究因为有前瞻性的随访过程，可客观地观察疾病的发展转归进程及计算随访一定时期后的不同预后结局的发生概率，还可进行不同结局的对比分析，因此被认为是最佳的研究设计方案。

（2）预后因素的研究   预后因素是指影响预后结局概率的一切因素。与病因学研究一样，预后因素研究也是一种因果关联的研究。所以，许多因果关联的设计方案同样适用于预后因素的研究，如病例对照研究、队列研究和试验性研究。队列研究是将符合研究标准的某疾病的研究对象，按是否暴露于可疑预后因素，分别进入一个或多个队列，随访一段时间后，比较疾病结果事件的差异，从而得出结论。队列研究可以同时追踪一个或多个队列；在随访过程可观察多种类型疾病的转归；还可同时论证多个影响因素与多个结局的联系；而且记录客观，论证强度高，是最佳的选择方案。病例对照研究是预后因素研究中的另一种常选择的设计方案，该方案可根据疾病的不同结局（死亡与痊愈，有无并发症）将全部研究病例分为病例组和对照组（如死亡者为病例组，痊愈者为对照组），进行回顾性分析，追溯产生该种结局的有关影响因素。病例对照研究可节省时间、人力、物力、财力，不需要长期随访，适用于一些少见的慢性疾病。当把不同的治疗干预措施看作影响预后结局的预后因素时，也可采用随机对照试验研究设计。除此之外，因为不同预后因素与不同预后结局之间的因果联系是多因多果、错综复杂的，一般不可以事先进行随机分组，所以不能采用随机对照试验设计方案。

预后因素的研究设计流程和疾病危险因素的研究设计流程相似，一般可以先从回顾性临床资料中筛选出相关预后因素，然后通过前瞻性队列研究加以论证，从而确定其是否为预后因素。

第三节　临床研究的基本程序

一、选题立题

临床研究的选题就是选择拟研究的或准备解决的临床问题，临床问题可以是某一疾病尚未解决的病因、发病机制、诊断、治疗及预后等各个方面的问题。选定准备研究的问题后，还要通过文献检索、阅读国内外的研究现状才能确立该问题是否能成为研究的题目，即立题。选题立题的基本过程包括以下几个步骤。

1. 提出问题

爱因斯坦曾指出："提出一个问题往往比解决一个问题更为重要。"因为提出新问题需要创造性的想象力。提出问题是科学研究的起点，是新认识的开端。对于临床研究人员来说，"提出一个好的问题，用可靠的方法去回答这个问题"是提高临床研究质量的关键。在进行临床研究的设计时，提出的问题是否恰当，关系到其研究课题是否有重要的临床意义、研究的可行性，并决定着整个研究设计方案的制定。

2. 分析问题

对所提出的问题要进行分析，就是把大的、全面的问题分解为较小的、较局部的问题，以便更具体细致地揭露问题的性质，并提出解决办法。

3. 查阅文献资料，建立假设

通过查阅文献资料，为选题寻找理论上和实践上的依据，使选题有一个科学的假说和可行的手段。另外通过查阅文献，还可了解与该选题有关的国内外研究现状、目前水平及发展趋势，避免低水平的重复。

4. 确定选题

确定选题就是立题，在查阅国内、外相关文献以后，可明确选题所要解决的问题，即研究的目的和意义等。确定选题要注意两个方面：一是研究的意义，即研究结果的价值，指该研究预期成果的科学意义及预期的经济效益、社会效益等；另一个是选题的可行性问题，可行性是指主观、客观条件是否可以完成该项选题。

二、课题设计

一个科研项目，当选题确定后，下一步就要进行课题设计，即科研设计。课题设计包括选择适当的设计方案及与之相关的研究对象、干预措施和效应指标等。科研设计的目的在于使该项研究能获得预期的而又可靠的结果，同时避免在研究实施中不必要的人力、物力和财力的浪费。任何科学研究事前都必须要有严谨而周密的设计。

1. 课题设计的基本内容

（1）确定研究目的和研究假设 研究目的是进行研究的前提，决定着研究方案、研究对象的选择策略，任何研究均应有明确而具体的目的。确定研究目的的过程实际上就是选题和立题的过程，选题的来源可以是临床观察过程中所遇到的问题，也可以是从文献资料启发获得的思路。立题一定要具体明确，要以问题为基础，并对要解决的问题提出假设。

（2）确定研究设计方案 要根据临床研究课题的性质、研究目的和各种科研设计方案的科学性、可行性来选择相应的设计方案。

（3）选择研究对象 研究对象根据研究目的和研究方案而定，临床研究的研究对象主要是患者及其群体。在选择患者为研究对象时，要考虑目标人群和样本人群，同时还需考虑研究人群的纳入标准和排除标准。研究人群确定以后，还需要计算样本大小，应根据有关研究设计的假设条件及确定的第一类错误和第二类错误出现的概率，计算合适的样本量。

（4）研究对象分组 除描述性研究外，其他研究方案均要求对研究对象进行分组。一项合格的临床研究需要将研究对象分成观察组和对照组进行比较，有比较才能说明问题。分组的方法可以是随机分组也可以是非随机分组，需要根据所选择的研究方案而定。

（5）确定研究指标 根据不同的研究目的和研究方案选择研究指标。现阶段中医药临床研究，尤其是临床治疗性研究，疗效指标大多是复合性的指标，如治愈率、有效率等，很难说明疗效改善的实际而具体的效果。临床疗效的指标应以临床终点指标为主，如死亡、生存时间、并发症、生活质量、生命质量、症状改变、不良反应等。

（6）资料的收集和数据的处理方法 临床研究的对象主要是患者，在收集资料时会遇到意想不到的问题。研究资料的收集必须客观、真实，切忌主观。数据的处理必须符合医学统计学的原理和方法。

（7）研究质量的控制 临床研究和动物研究不同，其影响因素很多而且难以控制。所以在进行研究前或研究中必须设计一些质量控制措施，尽量减少系统误差或偏倚的产生。

2. 课题设计的注意事项

在进行课题设计时要注意下列问题。

1）首先确定合适的研究方案：根据研究课题的性质和研究的问题来确定，同时要注意方案的可行性和先进性。

2）确定合适的研究对象：临床研究中，合适的研究对象必须是诊断明确、符合有关条件要求、并有很好代表性的对象。要明确统一的诊断标准、纳入标准和排除标准等。

3）要确定合适的抽样方法与样本含量：临床研究一般为抽样研究，在设计阶段应明确规定所要采用的随机化抽样方法，并根据有关条件和要求，利用公式计算确定合适的样本含量。中医、中西医临床研究中，样本大小往往容易被忽视，普遍存在每组 30～50 例就是大样本的错误观念。样本含量的估算比较复杂，计算公式多种多样，常与所选择的设计方案类型、效应指标的类型、比较组间有意义差别的预期大小、允许误差、第一类错误和第二类错误等有关。

4）制定防止干扰因素影响的对策：临床研究一般是以患者群为研究对象，由于人的生物属性和社会属性影响，不同个体对相同干预措施的反应强度差别很大而且易受内外环境各种因素的影响。除此之外，临床研究还容易受到研究者的主观影响及研究场所等环境因素的影响，导致研究结果容易产生偏倚。所以，在研究设计中要充分考虑到研究过程可能会产生的各种偏倚并制定防止对策，以尽可能地保证研究结果的真实性。

5）确定合适的资料整理与分析方法，以保证结果分析的科学性与真实性：统计分析方法是推论研究结果的重要途径，一切定量研究的结果均是由不同的统计方法分析而来。所以，在进行科研设计时就应根据主要、次要的结局指标性质，研究对象的基线信息，研究结果的可能影响因素情况制定合适的统计分析原则。

6）规定合适的研究期限：一般而言，前瞻性临床研究的观察期限主要是根据疾病的自然史或病程的长短来确定。研究期限过长不但容易造成过多的失访而且浪费人力和物力，增加研究成本；研究期限过短则可能得不到足够的阳性结果导致研究结果的失真。

7）注意整体研究方案的科学性、创新性与可行性。

三、观察、实验与调查

在课题设计方案制定和批准后，就要进行实施，是把计划设计方案付诸行动的阶段。这一阶段是消耗时间最长、用人最多、工作最辛苦的阶段。这一阶段常需要课题组全体人员的共同参与，也是获得研究数据、资料的重要阶段。常用收集资料的方法有观察法、实验法和调查法，根据不同的科研设计方案及观察指标选择不同的资料收集方法。

1. 观察法

观察是医学研究最基本的方法。它在生物学、生态学和各种类型的临床研究中最常使用。观察的基本要求如下。

1）必须坚持全面、客观、实事求是的原则和一丝不苟的科学态度，不主观武断，不固执己见。要坚持客观，避免主观。

2）要做好详尽的准确无误的观察记录，不能凭主观想象，不能凭空捏造。为了做好观察，必要时可借助拍照、录像等其他手段。

3）要做出创造性观察。在观察过程中，要注意意外或反常现象，真正的观察是一种与思维同步的积极动脑过程。要善于透过现象看本质。

2. 实验法

实验是取得精确典型的研究材料的重要手段之一。人体的生命现象或疾病现象，有些可以自然观察到，有些则不能，需要设计实验，人为地制造便于观察的条件，才能收集到所需要的科学资料。实验的基本要求如下。

1）要制定好实验方案，合理安排实验顺序。

2）要先做预实验，再做正式实验。

3）要规范实验操作，保证实验条件前后的一致性，处理因素的一致性和判定结果的一致性。

4）做好实验记录。在实验过程中，要随时把实验的原始数据和结果记录下来，切忌用回忆的方式补记，实验数据不得随意更改。

5）控制实验误差。

3. 调查法

调查是认识疾病的人群现象、流行规律及评价一个国家、一个地区居民健康水平的依据的重要方法。调查有现场调查、前瞻性调查、回顾性调查、追踪调查等。调查的基本要求如下。

1）必须坚持客观性的原则，实事求是，尊重客观事实。

2）必须制定详细的调查方案和调查表格。

3）调查记录必须是系统全面的。

四、研究资料的加工整理与数据处理

观察、实验和调查等活动结束后，接下来便开始对所获取的研究资料进行加工、整理和数据的处理。通过科学加工、去伪存真和统计学分析，以揭示各因素之间的相互关系。为最后总结分析、归纳推理、抽象概括和提出研究结论做准备。这一过程也是排除偶然，发现必然；透过现象，发现规律的重要步骤。

对于原始数据，首先要进行分类，对各项指标原则上尽量数量化表示；其次要进行资料的核查，包括人工的核查和计算机的核查等。核查无误的资料需要重新按性质分组，然后将资料归纳汇总，分别进行统计学处理。此阶段的基本要求如下。

1）要围绕研究课题的假说。保留下来的资料，应是阐明、证实设计中假说所必需的。要从不同的方面，有层次地逐步展示研究的学术思想和观点。

2）要注意分组材料中的联系。

3）要科学处理阴性和不显著的实验材料。有的实验数据经统计学处理后，可能与原来设想不符，甚至相反。对于这种材料也要认真处理分析，很可能从另一个角度和侧面阐明研究题目中的某个问题，切不可随意取舍。

4）要注意统计学方法的正确应用。正确应用统计学方法可提高研究结果的精确性。但是统计学方法不能弥补设计上的缺陷。

五、总结分析，提出研究结论，撰写研究报告

这一阶段主要是运用分析、综合、归纳和抽象概括等理性认识方法把感性材料上升为理性概念，从中得出科学的结论。这一阶段是科学认识的理性认识阶段，是科学认识的高级阶段。

总结分析，就是对所现有的实验、调查或观察到的感性材料，自觉运用辩证的观点，对数据进行归类、分析、总结。围绕假说的中心思想，按材料、表格、图片等，分清组别，综合提炼出材料所能说明的观点，明确各组材料所得的结果，以及由此结果在理论上所得出的结论，以获得新的认识，发现新的事实，阐明新的规律，建立新的理论，提出新的问题。

研究报告是各类研究课题的最基本的、标志着课题完成的通用表现形式。课题完成后必须写出研究报告以办理结题、验收、鉴定和归档手续，以及作为今后申请奖励等的主要技术材料。

研究报告主要由工作报告和技术报告两部分组成。前者是工作总结性质的报告，主要是介绍课题的立项情况，研究背景，计划的执行情况，研究结果情况和存在的问题，下一步的打算等。后者是成果的核心材料，反映的是课题研究的全部技术内容。

六、成果推广应用与转化

科技成果的推广应用与转化是科学研究过程中不可缺少的一个重要环节，其目的就是将取得的科技成果通过推广应用，转化为生产力。创造社会和经济效益，推动社会进步和经济发展。医药卫生的科技成果主要体现的是社会效益，通过发表论文和学术交流，举办专题培训班，开展技术培训、技术咨询、技术指导、技术服务等形式进行推广。

第四章　常用临床研究方案

第一节　简单描述性研究方案介绍

一、病例报告

病例报告（case report）是对于某种罕见病的单个病例或少数病例（10 例以下）的详尽临床报告，借此，新出现的或不常见的疾病或疾病不常见的表现，能引起医学界的注意，从而可能形成某种新的假设。病例报告是对罕见病进行临床研究的主要形式，也是唯一的方法。它是临床医学和流行病学的一个重要的联结点。

1. 目的和用途

（1）发现新的疾病或提供病因线索　病例报告往往是识别一种疾病或暴露的不良反应的第一个线索。许多疾病都是首先通过病例报告被发现的。病例报告实际是监测罕见事件的唯一手段，常能激发人们去研究某种疾病或现象。例如孕妇服用沙利度胺（Thalidomide）引起新生儿先天畸形，口服避孕药可增加静脉血栓栓塞的危险等。通过病例报告可介绍疾病不常见的表现，对于病例报告的累积、监测，常提示一种新的疾病的出现或流行。

（2）阐明疾病和治疗的机制　病例报告通过对罕见病例的详尽临床报告，有时可阐明相关疾病的发病及治疗机制。例如，怀疑麻醉药氟烷能引起肝炎，但是由于暴露于氟烷后发生肝炎的频率很低，并且手术后肝炎还有许多其他的原因，因此"氟烷肝炎"难以确立。然而，一名使用氟烷进行麻醉的麻醉师反复发作肝炎并已发展为肝硬化，肝炎症状总是在他进行麻醉工作后几小时内发作。该病例暴露于小剂量氟烷时肝炎就复发，再加上有临床观察、生化检验和肝组织学等方面的证据，从而证明了氟烷可引起肝炎。

（3）介绍疾病不常见的表现　如浙江大学附属医院首次报道食用五步蛇蛇胆及血导致鞭节舌病。

2. 缺点

病例报告的病例数很少，而且有高度选择性，故易发生偏倚。病例报告只是基于一个或少数几个人的经历，故所发现的任何危险因素都有可能只是巧合。由于它固有的偏倚，病例报告不能估计疾病或临床事件的发生频率，不应该以病例报告作为改变临床诊断、治疗等的依据，也不能用于论证科研假设。

二、循证病例报告

循证医学（evidence-based medicine，EBM）是国际临床领域近年来迅速发展起来的一种新的医学模式。循证医学是运用最新、最有力的科研信息，指导临床医生采用最适宜的诊断方法、最精确的预后估计和最安全有效的治疗方法来治疗患者，即在疾病的诊治过程中，将医生个人的临床专业知识经验与当前可得的最好研究证据、患者的选择意愿结合起来进行综合考虑，为每个患者做出最佳医疗决策。其旨在帮助临床医师在对具体患者诊断、治疗等决策之前如何收集，提供充分的、最佳的、科学的证据。

1. 概念

随着循证医学的发展，医学研究者开始将自己对患者的循证临床决策实践过程发表于期刊中，于是形成了一种新的文献类型，即循证病例报告（evidence-based case report）。

循证病例报告介绍在临床病例中如何应用证据；循证病例报告着重与展现循证过程，而不是报道新的发现；循证病例报告可以很大程度地再现医疗工作者对患者的相关疾病资料的收集及对证据的检索和评价，同时结合证据、经验和各种因素做出决策的循证推理过程和对整个过程的经验体会，并且可以从中获得研究所需要的信息。

2. 基本内容

循证病例报告的基本内容概括如下。

1）病例摘要：内容与一般病例报告类似。

2）临床问题、困惑或争议：从患者的情况中确定或提炼出具体的、待回答的临床问题。

3）文献证据的收集：要清楚交代文献收集的范围和方法，以及纳入标准和排除标准。

4）文献证据的介绍和评价：这是文章的主体内容，是论文分析的重点。

5）将证据应用于病例，进行循证处理或决策。

6）结论、讨论或病例的结局。

3. 用途

循证病例报告是一种新的文献形式，它既能够向广大医务工作者展现循证过程的示范作用，同时又可以作为证据应用于相关疾病的未来临床决策，故其充分兼顾到示范和证据的作用。

循证病例报告不受时间与空间的制约，受研究者和被研究者的主观影响较小，所花的人力、物力和财力也较少，故有很大的优越性。

三、病例分析

病例分析属于回顾性研究，指临床工作者对一组相同疾病患者的临床资料进行整理、统计、分析，并得出结论，从而提出新假设。

1. 目的和用途

病例分析的病例数较多，至少 10 例，亦可几十例、几百例，甚至上千例，因此可以分组比较，进行统计学显著性检验，并且可以估计机遇的作用大小，因而是总结临床经验的重要研究方法，可以分析某病的临床表现特征，评价某种治疗、预防措施的效果，并能促使临床工作者提出新假设。尤其是数百例、上千例的大宗病例分析，有重要的临床价值，对临床医生诊断和治疗决策有重要参考价值。

2. 缺点

病例分析并无严格的科研设计，并不做样本含量估计，没有合适的对照，且为回顾性研究，由于缺乏严密的设计和规范的对照分析，科学性差，论证强度低，资料的真实性和可靠性较差。同时，由于缺乏标准化的方法，其可比性也较难保证。

第二节　分析性研究方案介绍——队列研究

描述性流行病学是流行病学研究的第一步，当对某病的情况了解不多时，往往从描述研究入手，通过描述疾病发生的状况来提出病因假设，那么接下来第二步就是验证病因假设，验证病因假设通常要应用分析性研究。分析性研究就是在选择的人群中检验疾病病因假设或流行因素的一类方法。队列研究（cohort study）是分析性研究的重要方法之一。

一、概述

1. 基本概念

（1）队列　原意是指古罗马军团中的一个分队。流行病学家加以借用，表示有共同经历或共同状态的一群人。例如，一组出生队列即有着相同的出生年代。队列又分为固定队列和动态队列。固定队列（fixed cohort），是指研究对象同时或在一较短时间内进入队列，之后进行随访观察，直至观察期终止。观察开始后不允许新的研究对象进入队列。在观察期内队列人员是固定的。动态队列（dynamic cohort），是指观察开始后仍允许新的研究对象进入队列，原有的队列成员也可以不断退出，是个动态人群。

（2）危险因素和保护因素　危险因素指能使疾病发病概率增加的因素。如吸烟可以使肺癌的发病率增加，那么吸烟就是肺癌的一个危险因素。保护因素，是指能使疾病发病概率降低的因素。如低盐的饮食、适当的体育锻炼可以降低高血压的发病率，那么低盐的饮食及适当的体育锻炼就是高血压的保护因素。

（3）暴露　指接触过某种因素或具备某种特征。这些特征和状态就是暴露因素。暴露可以是有害的也可以是有益的，如果暴露因素是一个危险因素，那么暴露就是有害的，相反，如果是保护因素，那么暴露就是有益的。

（4）队列研究　将特定的人群按照是否暴露于某种因素分为暴露组和非暴露组，追踪观察一定时间，比较两组中某病发病率或死亡率的差异，以检验该因素与该种疾病有无因果联系及联系强度大小的一种方法，称为队列研究。其属于观察性研究。

队列研究通过对某一人群在某种病尚未明显发生前，某个（或某些）可能起病因作用或保护作用的事件的后果进行随访监测，进行从"因"观"果"的流行病学研究。

队列研究所观察的结局是可疑病因引起的效应（发病或死亡），除了所研究的一种病，还可能与其他多种疾病也有联系，这样就可观察一个因素的多种效应。

2. 基本原理

研究对象是加入研究时未患所研究疾病的一群人，根据是否暴露于所研究的病因（或保护因子）或暴露程度而划分为不同组别，然后在一定期间内随访观察不同组别的该病（或多种疾病）的发病率或死亡率。如果暴露组（或大剂量组）的发病率或死亡率显著高于未暴露组（或小剂量组）的发病率或死亡率，则可认为这种暴露与疾病存在联系，并在符合一些条件时有可能是因果联系。

队列研究（图 4-1）方法可以直接观察到人群暴露于可疑病因因素后疾病的变化规律及

其结局，通过比较暴露和非暴露人群发病率及死亡率的差别来确定危险因素与疾病的关系。

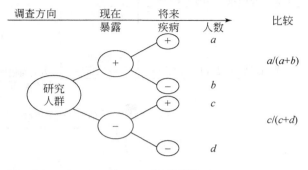

图 4-1　队列研究

根据队列研究的设计原理可以归纳出以下几个基本特点。

（1）属于观察性研究　暴露不是人为给予的，而是在研究开始前就已客观存在，有无暴露是自然状态。这一点根本区别于实验研究。

（2）设立对照　队列研究作为一种分析流行病学研究方法，区别于描述流行病学的根本特点就是设立对照组以利于比较，非暴露组作为对照组。对照组的设立要合理。

（3）观察方向由"因"及"果"　在研究过程中先确知其因（暴露因素），再纵向前瞻观察而究其果（发病或死亡）。

（4）能确定暴露与疾病的因果联系　由于队列研究能够得到确切数目人群中的发病人数（发病率），并通过比较暴露人群与非暴露人群发病率的差异而确定暴露对发病率的影响，故结论可以确证暴露与疾病的因果联系。

3. 目的和用途

（1）检验病因假设　队列研究可用来研究一种暴露与一种疾病的关联，也可同时研究某种暴露因素与多种疾病的关联，检验多个假说。

（2）描述疾病　自然史队列研究可观察到疾病的自然史，即疾病从易感期、潜伏期、临床前期、临床期到结局的整个自然发展过程。

（3）评价预防与治疗措施效果　队列研究可研究某种疾病的长期变动趋势，为制定新的预防规划、治疗方案或康复措施提供依据。

4. 研究类型

根据研究对象进入队列和观察终止时间的不同，队列研究可分为三种类型（图 4-2）：前瞻性队列研究、历史性队列研究和历史前瞻性队列研究（双向性队列研究）。

（1）前瞻性队列研究（prospective cohort study）　对于研究队列的确定是现在，根据研究对象现在的暴露分组，研究开始时暴露因素已经存在，但疾病尚未发生，研究的结局要前瞻一段时间才能得到。它所需观察时间往往很长，要对研究对象进行定期随访。这是队列研究的基本形式。

前瞻性队列研究最大的优点在于不论是暴露资料还是结局资料，研究者都可以亲自监督获得一手资料，偏倚较小。但前瞻性队列研究属于规模巨大的研究，需要观察大量人群并长期随访以获得相对稳定的发病率，经费开支巨大，整个研究的组织工作也很复杂。

（2）历史性队列研究（retrospective cohort study）　研究开始时暴露和疾病均已发生，

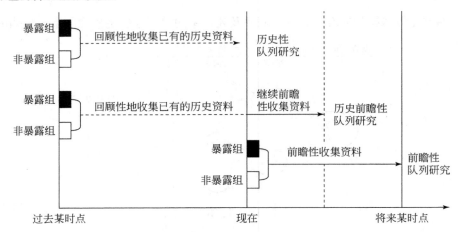

图 4-2　队列研究的三种类型

即研究的结局在研究开始时已从历史资料中获得,根据研究开始时研究者掌握的有关研究对象在过去某时刻的暴露情况的历史材料分组。

由于历史性队列研究在研究开始时暴露和疾病均已发生,故可短期内完成资料的收集和分析,迅速得到研究结果,大大节省了时间、人力和物力。因此这种研究适宜于诱导期长和长潜伏期的疾病,并且也常用于具有特殊暴露的职业人群的研究。但是,因资料积累时未受到研究者的控制,内容未必符合要求,所以历史性队列研究仅在具备足够完整可靠的过去某段时间有关研究对象的暴露和结局的历史记录或档案材料条件下才适用。

(3)历史前瞻性队列研究　也称双向性队列研究(ambispective cohort study),即在历史性队列研究之后,继续进行一段时间的前瞻性队列研究。研究队列的确定是过去,根据研究对象过去某时刻的暴露情况分组,研究开始时部分结局可能已出现,还有与暴露有关的部分结局尚未出现,需要随访。如大多数慢性病都是历时多年的一个过程所形成,在此期间发生的许多事件都可能起致病作用。

这种研究方法兼有上述两种方法的优点,在一定程度上弥补了两者的不足,在实际工作中常常用到,适用范围较广。

二、设计与实施

(一)确定研究目的

队列研究首先根据病因线索提出病因假设,然后验证假设是否成立,故研究目的的确定直接关系到研究成败。

(二)确定研究因素

队列研究是一项费时、费力、费钱的研究,而且一次只能研究一个因素,故队列研究中研究因素的确定是至关重要的。研究因素在队列研究中常称为暴露因素。

暴露的测量应采用敏感、精确、简单和可靠的方法。在研究中要考虑如何选择、规定和测量暴露因素。一般应对暴露因素进行定量,除了暴露水平以外,还应考虑暴露的时间,以估计累积暴露剂量。同时还要考虑暴露的方式，如间歇暴露或连续暴露、直接暴露或间接暴露、一次暴露或长期暴露等。

（三）确定研究结局变量

结局变量（outcome variable）也称结果变量，简称为结局，是指随访观察中将出现的预期结果事件，也即研究者希望追踪观察的事件。结局就是队列研究观察的自然终点，是针对研究对象而言的，它与整个研究观察期的终止不是一个概念。

研究结局的确定应全面、具体、客观。结局不仅限于发病、死亡，也有健康状况和生命质量的变化；既可是终极的结果（如发病或死亡），也可是中间结局；结局变量既可是定性的，也可是定量的。

结局变量的测定，应给出明确统一的标准，并在研究的全过程中严格遵守。妥善的解决办法是，既按国际或国内统一的标准判断结局，又按自定标准判断结局，准确记录下其他可疑症状或现象供以后分析。

队列研究的优点之一是一次可以同时收集到多种结局资料，研究一因多果的关系，故在队列研究中除确定主要研究结局外，也可考虑同时收集多种可能与暴露有关的结局。

（四）确定研究现场与研究人群

（1）研究现场　队列研究的现场选择除要求有足够数量的符合条件的研究对象外，还要求当地政府重视，群众理解和支持，最好是当地的文化教育水平较高，医疗卫生条件较好，交通较便利。选择符合这些条件的现场，能使随访调查更加顺利，所获资料更加可靠。

（2）研究人群　研究人群包括暴露组和对照组，暴露组中有时还有不同暴露水平的亚组。根据研究目的和研究条件的不同，研究人群的选择有不同的方法。

1）暴露人群的选择：暴露人群即对待研究因素有暴露的人群。根据研究的方便与可能，通常有职业人群、特殊暴露人群、一般人群和有组织的人群团体。

2）对照人群的选择：选择对照人群的常用形式有两种，即内对照和外对照。内对照即先选择一组研究人群，将其中暴露于所研究因素的对象作为暴露组，其余非暴露者即为非暴露组。外对照即当选择职业人群或特殊暴露人群作为暴露人群时，往往不能从这些人群中选出对照，而常需在该人群之外去寻找对照组。此外，还有总人口对照、多重对照等形式。

（五）确定样本大小

1. 确定样本量大小的因素

1）非暴露人群（对照人群）中所研究疾病的发病率（P_0）：P_0 越接近 0.50，所需样本越小。

2）暴露组与对照组人群发病率之差：差值越大，所需样本量越小。若暴露人群发病率 P_1 不易获得，可设法得到相对危险度（RR）的数值，由 $P_1 = RR \times P_0$ 求得 P_1。

3）要求的显著性水平：即检验假设时的第一类错误（假阳性错误）α 值。要求假阳性错误出现的概率越小，所需样本量越大。通常取 $\alpha = 0.05$ 或 0.01，取 0.01 时所需样本量较 0.05 为大。

4）检验效能：又称把握度（$1-\beta$），β为检验假设时出现第二类错误的概率，而 $1-\beta$ 为检验假设时能够避免假阴性的能力。若要求效能（$1-\beta$）越大，即β值越小，则所需样本量越大。通常取β为 0.10，有时用 0.20。

5）计算公式：在得到了四个确定的参数 [即非暴露人群发病率 P_0、暴露人群发病率 P_1、显著性检验水平α和检验效能（$1-\beta$）] 后，可用下列公式计算样本量（N）。

$$N = \frac{(Z_\alpha\sqrt{2\overline{pq}} + Z_\beta\sqrt{P_0Q_0 + P_1Q_1})^2}{(P_1 - P_0)^2}$$

式中，Z_α，Z_β为α、β所对应的标准正态差，P_1、P_0 为暴露组和对照组的估计发病率，$\overline{p}$、$\overline{q}$ 为两个发病率的平均值。

2. 确定样本大小的条件

暴露组和对照组样本含量相等。

（六）资料收集与随访

1. 基线资料的收集

基线资料一般包括对待研究的暴露因素的暴露状况，疾病与健康状况，年龄、性别、职业、文化、婚姻等个人状况，家庭环境、个人生活习惯及家族疾病史等。获取基线资料的方式一般有下列四种：①查阅医院、工厂、单位及个人健康保险的记录或档案；②访问研究对象或其他能够提供信息的人；③对研究对象进行体格检查和实验室检查；④环境调查与检测。

2. 随访

研究对象的随访是队列研究中一项十分复杂细致，又至关重要的工作，随访的对象、内容、方法、时间及随访者等都直接与研究工作的质量相关，因此，应事先计划、严格实施。

3. 观察终点

观察终点（end-point）就是指研究对象出现了预期的结果，达到了这个观察终点，就不再对该研究对象继续随访。这里强调的是出现预期结果，如观察的预期结果是冠心病，但某对象患了高血压，不应视为该人已达观察终点，而应继续当作对象进行追踪。如果某对象因脑卒中猝死，尽管已不能对其随访，但仍不作为到达终点对待，而应当看作一种失访，在资料分析时作失访处理。

（七）质量控制

队列研究费时、费力、消耗大，加强实施过程，特别是资料收集过程中的质量控制显得特别重要，一般措施包括下列几点。

1. 调查员的选择

调查员应有严谨的工作作风和科学态度，诚实可靠的基本品质。

2. 调查员培训

对所有参加调查者进行严格的培训，掌握统一的方法和技巧，并要进行考核。

3. 制定调查员手册

由于队列研究所涉及的调查员多，跨时长，编一本调查员手册，内列全部操作程序、注意事项及调查问卷的完整说明等是十分必要的。

4. 监督

常规的监督措施包括：①由另一名调查员做抽样重复调查；②人工或用计算机及时进行数值检查或逻辑检错；③定期观察每个调查员的工作；④对不同调查员所收集的变量分布进行比较；⑤对变量的时间趋势进行分析等。应注意将监督结果及时反馈给调查员。

三、资料的整理和分析

1. 资料的基本整理模式

队列研究资料一般归纳整理为表 4-1 的模式。

表 4-1　队列研究资料整理表

	病例	非病例	合计	发病率
暴露组	a	b	$a+b=n_1$	a/n_1
非暴露组	c	d	$c+d=n_0$	c/n_0
合计	$a+c=m_1$	$b+d=m_0$	$a+b+c+d=N$	

暴露组发病率$=a/(a+b)$，对照组发病率$=c/(c+d)$，如果两者差异显著，并且无明显偏倚，则暴露因素与疾病之间有可能存在因果关系。

2. 率的计算

（1）累积发病率（cumulative incidence，CI）　当样本量较大，观察期间人群比较稳定，获得的资料比较整齐时，可用观察开始时的人口数作分母，以整个观察期内的发病（或死亡）人数为分子，计算某病随访期间内的累积发病率。观察时间可以是 1 年，也可以是更长时间。取值范围为 0～1。

$$CI=观察期间内发病人数/同期的暴露人口数×K$$

（2）发病密度（incidence density，ID）　如果观察时间较长，难以做到人口稳定，研究队列是动态人群或者研究人数变动较大时，则应以人时为单位来计算发病率。以人时为单位计算出来的发病率带有瞬时频率的性质，称为发病密度。

$$ID=观察期间内发病人数或死亡数/人时数$$

人时数是观察人数与观察时间的综合指标，是研究人群中所有个体暴露于所研究因素的时间总和，即人时数=观察人数×观察时间。

时间可以是日、月、年中任何一种单位，最常用的人时单位是人年。

3. 效应的估计指标及意义

（1）相对危险度（relative risk，RR）　指反映暴露与发生（发病或死亡）关联强度的指标，也称危险比，其本质为率比。

$$RR=I_e/I_o=(a/n_1)/(c/n_0)$$

式中，I_e 与 I_o 分别为暴露组与非暴露组的率。RR 表明暴露组发病或死亡的危险是非暴露组的多少倍。RR 值越大，表明暴露的效应越大，暴露与结局关联的强度越大。RR 与实际关联的强弱须视 RR 的可信限和显著性检验的结果并结合研究的实际情况来判断。

95%可信区间的计算方法：主要有 Woolf 法和 Miettinen 法。

Woolf 法:
$$\text{Var}(\ln RR) = \frac{1}{a} + \frac{1}{b} + \frac{1}{c} + \frac{1}{d}$$

lnRR 的 95%CI:
$$\ln RR \pm 1.96\sqrt{\text{Var}(\ln RR)}$$

其反自然对数即为 RR 的 95%CI。

（2）归因危险度（attributable risk，AR） 也称特异危险度、超额危险度或率差。为暴露组的率与未暴露组的率之差。说明由于暴露增加或减少的率的大小。

$$AR = I_e - I_o$$

AR 表示暴露组中完全归因于暴露所导致的疾病的发病率，即暴露人群与非暴露人群比较，所增加的疾病发生数量。

RR 与 AR 的区别为，RR 说明暴露者与非暴露者比较增加相应疾病危险的倍数；具有病因学的意义。AR 则一般是对人群而言，暴露人群与非暴露人群比较，所增加的疾病发生数量，如果暴露因素消除，就可减少这个数量的疾病发生。

（3）归因危险度百分比（attributable risk percent，AR%） 又称病因分值，归因危险度百分比是指暴露人群中的发病或死亡完全归因于暴露的部分占暴露组发病或死亡率的百分比。它反映暴露人群如果能够避免暴露于这一危险因素，发病危险性可以减小的百分比。

$$AR\% = \frac{I_1 - I_0}{I_1} \times 100\%$$

或

$$AR\% = \frac{RR - 1}{RR} \times 100\%$$

（4）人群归因危险度（population attributive risk，PAR） 是指一般社区人群中完全归因于暴露所致的发病率或死亡率的大小。说明人群由于暴露于某一危险因子而增加的发病率。其反映了一般人群与非暴露人群比较，所增加的疾病发生率的大小。PAR 值越大，暴露因素消除后所减少的疾病数量越大。

$$PAR = I_t - I_o$$

式中，I_t：全人群的率；I_o：非暴露组的率。

（5）人群归因危险度百分比（PAR%） 指一般社区人群中完全归因于暴露所致的发病率或死亡率占一般社区人群总率的百分比。

$$PAR\% = (I_t - I_o)/I_t \times 100\%$$

$$PAR\% = \frac{P_e(RR - 1)}{P_e(RR - 1) + 1} \times 100\%$$

RR 和 AR 说明暴露的致病作用有多大。PAR 说明暴露对一个具体人群的危害程度，以及消除这个因素后可能使发病率或死亡率减少的程度。PAR 和 PAR% 即与 RR 和 AR 有关，又与人群中暴露者的比例有关。

例 已知，吸烟者肺癌年死亡率 I_e=0.96‰，非吸烟者肺癌年死亡率 I_o=0.07‰，全人群肺癌年死亡率 I_t=0.56‰。计算下列指标：①RR；②AR；③AR%；④PAR；⑤PAR%。

RR=I_e/I_o=0.96‰/0.07‰=13.7

说明吸烟者因肺癌死亡的危险性是非吸烟者因肺癌死亡的 13.7 倍。

AR$=I_e-I_o$=0.96‰-0.07‰=0.89‰

说明由于吸烟这一危险因素的存在使吸烟人群肺癌的死亡率增加了0.89‰。

AR%=（I_e-I_o）/I_e×100%=（0.96‰-0.07‰）/0.96‰×100%=92.7%

说明由吸烟引起的肺癌死亡占所有肺癌死亡的比例为92.7%。

PAR$=I_t-I_o$=0.56‰-0.07‰=0.49‰

说明如果全部停止吸烟，则可以使全人群中的肺癌死亡率减少0.49‰。

PAR%=（I_t-I_o）/I_t×100%=（0.56‰-0.07‰）/0.56‰×100%=87.5%

说明如果全部停止吸烟，则肺癌的死亡率会减少87.5%。

四、队列研究的优点和局限性

1. 优点

1）研究人群定义明确，选择性偏倚较小。

2）由于是前瞻性的，有可能使测量暴露的方法标准化，以减少观察者、观察对象和技术变异而引起的误差，又由于事先不知道谁将发病，故信息偏倚较小。

3）可以直接计算暴露组和非暴露组得率，从而计算出 RR 和 AR 等反映疾病危险关联的指标，可以充分而直接地分析病因的作用。

4）有可能观察到暴露和疾病在时间上的先后。

5）有助于了解人群疾病的自然史。有时还可能获得多种预计以外的疾病结局的资料。

6）可按暴露水平分级，有可能观察到剂量反应关系。

2. 局限性

（1）因所需样本数量较大，难以达到，不适于发病率很低的疾病的病因研究。即使是常见病，仍需大量对象，才可能获得暴露组与对照组之间有统计学意义的差异。

（2）需长期随访，而观察对象保持依从性有一定难度，容易产生各种失访偏倚。

（3）研究费时间、人力、物力，耗时耗力，其组织与后勤工作有一定难度。

（4）研究者虽可预先根据暴露与否进行分组，但有时难以控制暴露以外的其他因素，而造成混杂偏倚。

第三节　分析性研究方案介绍——病例对照研究

病例对照研究（case control study）是一种由结果探索病因的回顾性研究方法，是分析流行病学研究方法中最基本、最重要的研究类型之一，是验证病因假说的重要工具。常为罕见病病因研究唯一可行的方法。

病例对照研究需要的调查对象数目较少，人力、物力都较节省，获得结果较快，并且可由临床医生在医院内进行。

一、概述

1. 概念

病例对照研究是通过调查病例组（患有所研究疾病的人群）和对照组（未患该病的人

群）既往暴露于某些危险因素的情况及程度，来判断危险因素与疾病有无联系及联系程度的一种观察性研究方法。这是一种由结果探索病因的回顾性研究方法。

（1）研究疾病　即当前研究中打算研究的疾病。分病例组和对照组：应与对列研究分组相区分。

（2）暴露　研究对象曾经接触过某些因素，或具备某些特征，或处于某种状态，称为暴露。这些因素、特征或状态即为暴露因素，也叫研究因素，它可以是有害的，也可以是有益的，也叫研究变量。

（3）混杂与混杂因素　研究某因素与某疾病关联时，由于某个与疾病有制约关系的外来因素与研究因素有一定联系，掩盖或扩大了所研究的因素与疾病的联系，这种现象或影响称为混杂，其所带来的偏倚称为混杂偏倚，该外来因素称为混杂因素。

2. 基本原理

病例对照研究以现在确诊患有某特定疾病的人群作为病例，以不患有该病的人群为对照，收集既往某个或某些危险因素的暴露情况，并比较两组调查对象各因素的暴露比例是否有差异。

经统计学检验分析，若病例组的暴露比例 $[a/(a+c)]$ 与对照组的暴露比例 $[b/(b+d)]$ 的差异有统计学意义，则可认为该因素与疾病之间存在着统计学上的关联。在评估了各种偏倚对研究的影响后，借助病因推断技术，推断出某个或某些暴露因素是疾病的危险因素，从而达到探索和检验疾病病因假说的目的。

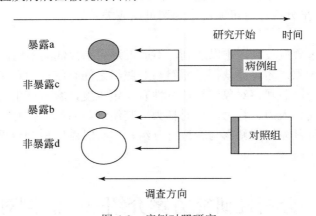

图 4-3　病例对照研究

阴影区域代表暴露于所研究的危险因素的研究对象

3. 特点

（1）属于观察研究方法　研究者不给研究对象以任何干预，只是客观地收集观察对象的暴露情况。

（2）必须设立对照组　将不患所研究疾病的人群设为对照组以作比较。

（3）观察方向由"果"及"因"　即已知对象患病或未患病，再追溯其可能有关的原因。但值得注意的是，暴露必须发生在疾病之前，研究必须在疾病发生之后进行，且已经拥有一批可供选择。

（4）不能确实证明暴露与疾病的因果关系　病例对照研究只能判定暴露与疾病是否有

关联，不能证明暴露与疾病的因果联系。因为因果关系发生在过去，可靠性不够，不能证明病因。

4. 研究类型

（1）非匹配病例对照研究　选择对照没有特殊规定。从设计所规定的病例和对照人群中，分别抽取一定量的研究对象。病例组与对照组的数量不需成严格的比例关系，但一般对照组人数等于或多于病例组人数。

（2）匹配病例对照研究

（1）匹配　又称配比，即要求对照在某些因素或特征上与病例保持一致，目的是对两组进行比较时排除匹配因素的干扰。匹配因素常包括年龄、性别、居住地等。

匹配可分为频数匹配与个体匹配两种形式。

频数匹配：又称成组匹配，是指对照组和病例组各匹配因素所占的比例一致。例如病例组男女各半，平均年龄 50 岁，对照组亦应如此或无显著性差异。

个体匹配：指以病例和对照的个体为单位进行匹配，即给每一个病例选择一个或几个对照，使对照在某些因素或特征方面与其相配的病例相同或基本相同。1∶1 匹配称配对；1∶2、1∶3、1∶R 称为匹配。当超过 1∶4 匹配时，效率增加缓慢，对照选择难度增加，故多不采用。

对于匹配类型的选择，应根据研究目的、所需样本量、匹配因素的性质、现场实际情况等综合考虑。研究罕见病，病例少，多用个体匹配；探索性的病因研究，则多用频数匹配。按照特定混杂因素匹配，多用个体匹配；按照年龄匹配，多考虑用频数匹配。

选择匹配因素时必须选择那些能明确引起混杂的因子。年龄、性别、教育水平、社会地位是常见的混杂因素，常被用于匹配。可疑病因不能作为匹配因素。匹配的因素不宜过多，避免发生"匹配过头（overmatching）"，即把不必要的因素列入匹配，企图使病例与对照尽量一致，这可能徒然丢失信息，增加工作难度，反而降低了研究效率。

（3）衍生的研究类型　目前，又衍生出了巢式病例对照研究、病例队列研究、病例交叉研究等多种改进的病例对照研究的类型。

二、设计与实施

1. 基本步骤

（1）提出假设　根据以往疾病分布研究或现况调查的结果，结合文献，提出病因假设。

（2）制定研究计划

1）明确研究目的，选择病例与对照比较的方法，用匹配或成组比较法，或两者同时使用。

2）确定病例与对照的来源和选择方法，确定病例的诊断方法和诊断标准。

3）估计样本大小。

4）确定调查因素，根据病因假设与研究所具备的条件，确定调查因素的种类、数量及其检测方法，并考虑调查因素中的混杂因素。

5）设计调查表。

6）考虑设计中可能出现的偏倚，并设计好控制偏倚的方法。

7）确定获取研究因素信息的方法。

8）确定资料整理与分析的方法。

9）概算所需费用。

10）确定人员分工与需要的协作单位。

（3）收集资料

1）培训调查员与预调查。

2）实施调查。

（4）资料的整理与分析

（5）提交研究报告

2. 病例与对照的选择

病例与对照的选择要注意其代表性与可比性。代表性，即病例组能代表总体的病例，且对照组能代表产生病例的总体人群或源人群。可比性，即病例组与对照组的主要特征无明显差异。

（1）病例的选择

1）病例的确定：首先应有统一严格的诊断标准。一是符合疾病诊断的金标准，即将当前对某种疾病公认的可靠的诊断方法作为比较的标准；二是符合研究要求的自定诊断标准。诊断标准应该客观、具体、可操作性强。要确保入选的病例对所有患该病的患者具有代表性。所有的病例都应有暴露的可能性，并尽可能选用新病例。

2）病例的类型：包括新发病例、现患病例及死亡病例。新发病例，即研究期间新近发生并确诊的病例，由于是刚刚发病，对疾病危险因素的记忆较清晰，提供的信息也较准确，故有关暴露的回顾较可靠，暴露环境也较均一，也可在一定程度上避免选择偏倚，因此在病例的选择中被作为首选对象。现患病例，是指人群中已存在的某病的患者，其在研究期间获取数量相对较多，但是由于间隔时间较长，疾病的诊断方法、记录保存等都可能会改变，回忆的可靠程度也比较差，且除受影响发病的诸多因素影响外，还受疾病病程长短因素的影响。死亡病例，是指研究中收集暴露史之前已死亡的病例。由于死亡病例的信息主要由患者家属或他人提供，因而真实性较差，利用较少。

3）病例的来源：病例来源一般有两种。一是以医院为中心，收集一个或多个医院中的门诊患者或住院患者，亦可以是已经出院甚至死亡的患者。但在医院中选择病例通常难以避免选择偏倚。二是以社区为中心，通常利用疾病监测资料或居民健康档案选择病例，对于常见病也可通过现况调查发现病例。在社区中选择病例能够较好地保证病例的代表性，但工作量比在医院中选择要大得多。

（2）对照的选择

1）对照的确定：选择对照必须是来自产生病例的总体中不患所研究疾病的人，除研究因素外其他条件（如年龄、性别、民族、职业、文化、经济状况等）一致，即对照一旦患上所研究的疾病，就能转变为病例组的研究对象。对照组可以选择同一医院或其他医院诊断为其他疾病的患者，也可以在社区人口的非该病例人群或健康人群中抽样。

2）对照的来源：同一个或多个医院诊断为其他疾病的住院患者或门诊患者；病例的邻居、同事、同学或亲属；同一社区健康检查或专项调查发现的非该病病人或健康人。

3）对照的形式：主要有两种，匹配对照与非匹配对照。匹配的目的是控制、消除混杂因素的影响，提高分层分析的效率，改善对相对危险度估计的精确性。例如，研究饮酒与肺癌的关系时，发现两者存在联系；但这种联系是由于吸烟既与饮酒又与肺癌有关而引起的，并非饮酒与肺癌有因果联系，吸烟起了混杂作用，因此，吸烟应作为匹配因素。

性别、年龄是最常用的匹配因素，因这两个因素对大多数其他因素的影响均会产生混杂。确定匹配因素时，应当根据研究的疾病而定，并不是越多越好。欲作为病因探索的因素不可作匹配因素。如果把不可作匹配的因素，或不必作匹配的因素都加以匹配，这称为配比过头。不仅会丢失某些重要信息，而且会增加选择配比对照的难度和工作量。

3. 样本含量的估计

（1）影响样本大小的因素

1）研究因素在人群中的估计暴露率，一般可用对照组的暴露率（p_0）来代替。

2）所研究因素估计的相对危险度（RR）或比值比（OR）。RR=暴露组的发生率/非暴露组的发生率。病例对照研究中不能计算概率，只能用 OR 代替 RR。

3）检验显著性水平，即假设检验第Ⅰ类错误的概率α。

4）检验把握度（$1-\beta$），β为统计学假设检验第Ⅱ类错误的概率。

（2）计算　可用公式法或查表法得出样本含量的估计。计算公式有非匹配的病例对照研究样本含量估计和 1：1 匹配的病例对照研究样本含量估计。

1）非匹配设计

病例数=对照数时

$$n = 2\overline{pq}(U_\alpha + U_\beta)^2 / (p_1 - p_0)^2$$
$$p_1 = p_0 \mathrm{RR} / [1 + p_0(\mathrm{RR} - 1)]$$
$$\overline{p} = 0.5(p_1 + p_0)$$
$$\overline{q} = 1 - \overline{p}$$

U_α 与 U_β 分别为α和β对应的正态分布分位数；p_0、p_1 为目标人群中对照组和病例组估计暴露率。

病例数$\neq$对照数时，设病例数：对照数=1：c，则病例数如下。

$$n = (1 + 1/c)\overline{pq}(U_\alpha + U_\beta)^2 / (p_1 - p_0)^2$$
$$\overline{p} = (p_1 + cp_0)/(1 + c)$$
$$\overline{q} = 1 - \overline{p}$$

p_1 计算同上式；对照数=cn

2）1：1 配对设计　采用 Schlesselman 公式

$$m = \left[U_\alpha / 2 + U_\beta \sqrt{p(1-p)} \right]^2 / (p - 1/2)^2$$
$$p = \mathrm{OR} /(1 + \mathrm{OR}) \approx \mathrm{RR} /(1 + \mathrm{RR})$$
$$p_1 = p_0 \mathrm{RR} / [1 + p_0(\mathrm{RR} - 1)]$$
$$q_1 = 1 - p_1$$
$$q_0 = 1 - p_0$$

p_0、p_1 为目标人群中对照组和病例组估计暴露率；m 为结果不一致的对子数；总对子数：$M \approx m/(p_0 q_1 + p_1 q_0)$。

4.资料的收集

病例对照研究的资料收集方法主要是利用专门设计的调查表进行面访，调查表也称"调查问卷"，通过把拟收集的数据项目用恰当的措辞构成一系列问题的答卷，是资料收集的最主要工具。有时也可采用医院病案记录、疾病登记报告等摘录、职业史档案等方法，作为询问调查的补充。

三、资料分析

1.描述性统计

（1）描述研究对象的一般特征　描述研究对象人数及各种特征的构成，如性别、年龄、职业、出生地、居住地、疾病类型的分布等。频数匹配时应描述匹配因素的频数比例。

（2）均衡性检验　比较病例组和对照组某些基本特征是否相似或齐同，目的是检验病例组与对照组的可比性。只有两组间非研究因素均衡可比，才能认为两组暴露率的差异与发病有关。对确有统计学显著差异的因素，在分析时应考虑到它对其他因素可能的影响。

2.统计推断

（1）非匹配或成组匹配资料分析

1）资料整理：见表4-2。

表 4-2　病例对照研究资料整理

暴露	病例组	对照组	合计
有	a	b	$a+b=n_1$
无	c	d	$c+d=n_2$
合计	$a+c=m_1$	$b+d=m_2$	$a+b+c+d=t$

2）显著性检验：检验病例组与对照组两组间暴露率的差异有无统计学的显著性，可用四格表的专用公式或校正公式（$1<T<5$，$n>40$）求 χ^2 值。

四格表专用公式如下。

$$\chi^2 = \frac{(ad-bc)^2 n}{m_1 m_2 n_1 n_2}$$

四格表校正公式（$1<T<5$，$n>40$）如下。

$$\chi^2 = \frac{(|ad-bc|-\frac{n}{2})^2 \times n}{m_1 m_2 n_1 n_2}$$

如果病例组与对照组暴露率差异有统计学意义，说明暴露与疾病存在统计学关联。

3）关联强度分析：OR=ad/bc。

病例对照研究中表示疾病与暴露之间联系强度的指标为比值比（odds ratio，OR）。在病例对照研究中病例组暴露比值为：（$a/(a+c)$）/（$c/(a+c)$）=a/c，对照组暴露比值为：（$b/(b+d)$）/（$d/(b+d)$）=b/d，比值比 OR=（a/c）/（b/d）=ad/bc。

OR 的含义与相对危险度相同，指暴露组的疾病危险性为非暴露组的多少倍。OR＞1 说明疾病的危险度增加，称为正关联；OR＜1 说明疾病的危险度减少，称为负关联。

当疾病率小于 5%时，或病例对照研究中所选择的研究对象代表性好时，OR 是 RR 的极好近似值。

4）OR 可信区间：Miettinen 氏卡方值法，OR95%CI＝OR$^{(1\pm1.96/\sqrt{\chi^2})}$。

（2）1∶1 配对资料分析

1）资料整理：见表 4-3。

表 4-3　1∶1 配对资料分析资料整理表

对照组	病例组		合计
	有暴露史	无暴露史	
有暴露史	a	b	$a+b$
无暴露史	c	d	$c+d$
合计	$a+c$	$b+d$	T

2）卡方检验：McNemar 公式（$b+c \geq 40$）

$$\chi^2 = \frac{(b-c)^2}{(b+c)}$$

当 $b+c<40$ 时，用校正公式

$$\chi^2 = \frac{(|b-c|-1)^2}{b+c}$$

3）计算 OR 值：OR＝c/b（$b\neq0$）。

4）计算 OR95%CI：OR95%CI＝OR$^{(1\pm1.96/\sqrt{\chi^2})}$。

（3）分层分析　病例对照研究的分层资料分析较为复杂，可查阅相关专著。

1）步骤：①确定分层因素，并分层列出资料整理表。②分别计算各层的 OR 值。③计算总 OR 值，Mantel-Haenszel 公式。④计算总 χ^2 值，Mantel-Haenszel 公式。⑤估计总 OR 值 95%CI。⑥下结论。

2）特点：①可评价分层因素本身的作用及其与暴露之间关系。②离散变量可完全控制分层因素的混杂作用，连续变量取决于分层程度。③简单易行，一目了然，并帮助正确设计多因素模型。④缺点是丢失效率，分层太多，层中例数会出现"零"。

四、优点与局限性

1. 优点

1）特别适用于少见病、罕见病的研究。

2）省时省力，并易于组织实施。

3）可用于疫苗免疫学效果考核及暴发调查等。

4）可同时研究多个因素与某种疾病的联系。

2. 局限性

1）不适于研究暴露比例很低的因素。

2）易发生各种偏倚，如选择偏倚、回忆偏倚。

3）暴露与疾病的时间先后难以判断，信息真实性差。

4）不能测定暴露组和非暴露组疾病的率。

第四节　干预性研究方案介绍——随机对照试验

一、随机对照试验设计模式

按试验的时间顺序和运作的过程设计随机对照试验，如图 4-4。

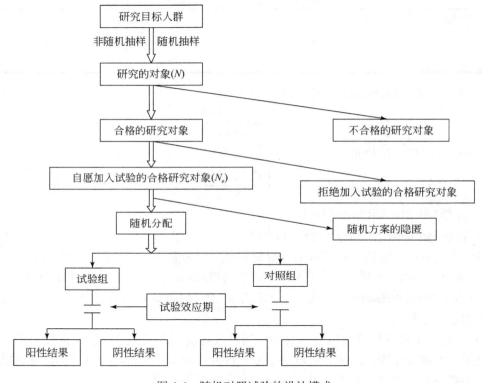

图 4-4　随机对照试验的设计模式

二、随机对照试验设计的主要内容和步骤

从方法学角度，随机对照试验过程包括了四个基本阶段，即选题和立题阶段、设计阶段、实践阶段和数据处理阶段。

1. 选题和立题阶段

选题和立题阶段，即选择和确定临床科研课题，大致要经过三个步骤。

（1）提出问题　即对拟研究的重点疾病，是否有有效的治疗或干预措施？

对疾病及其可能发生并发症的预防和治疗，在临床研究领域是十分活跃的选题领域。

因为任何治疗都不能说十全十美，要研究出疗效十分满意而药物不良反应少的安全药物，往往是很难完全满足的，所以新药不断地研制，投入临床研究十分活跃。特别是对尚缺乏特效性预防或治疗的疾病更为突出。在治疗性研究中，对多种药物治疗同一疾病的试验，对它们的效果做卫生-经济学的研究和评价，正日益受到重视，如何选择成本低、疗效又好而且药物不良反应小的药物，是有着显著价值的研究领域。

（2）查阅文献　充分掌握拟研究课题的最新、最佳信息。

要充分利用文献资源，获取尽可能多的信息，对所获的文献可以应用临床流行病学和循证医学的评价标准进行严格的评价。*Cochrane Library*、*Evidence-based Medicine* 杂志提供的系统评价和经过专家挑选评价的最新资料（如 *Clinical Evidence*，*BMJ*）可以提供最新、最可靠的信息，从中发掘拟研究课题的必要性、创新性及要解决的关键问题，获得如何解决的思路并避免走弯路。

（3）确定研究课题　综合上述的信息，确定所要研究的问题。

选择的科研课题需满足三个基本条件：一是有研究价值，如在临床实践中发现某治疗或干预措施有疗效，或者某治疗或干预措施已经在临床广泛应用，但尚未有确切的疗效评价报告，对于此类干预的疗效评价就是必要的；二是有条件进行研究，包括人力、物力和财力；三是不存在伦理问题。

每一项临床试验中，研究目的应非常明确并避免过多，一项研究最好回答一个问题。

2. 设计阶段

随机对照试验的正确设计是保证获得研究成功的重要前提，常用的随机对照试验的设计模式见图 4-4，设计方案主要包括研究背景和意义、研究目的、研究对象（participator）、干预措施（intervention）、对照设置（control）、疗效测量指标（outcome）、随机化方法、盲法、样本量计算、统计分析方法、依从性、安全性和不良事件测量、经费来源等，研究对象、干预措施、对照设置、疗效测量指标为随机对照试验方案的基本要素，通常称为PICO。其主要内容介绍如下。

（1）研究背景和意义　通过广泛的文献查阅，概括前人在该领域已经完成的工作和研究的重要性，包括疾病的负担、社会经济影响、现有的措施及其存在的问题、该试验研究的理论根据，并提出假设。如果设计药物研究，需要提供相关药物的药理学和毒理学资料。

（2）明确研究的目的　对于干预性研究通常要包括试验对象、试验干预措施、对照及评价的结局。研究目的可分为主要目的和次要目的。

（3）试验设计　随机对照试验需表明是否为多中心、有无采用双盲法和安慰剂对照、平行组或交叉试验、研究场所、随机方案的产生方法、随机隐藏、脱落失访病例的处理、有无意向性治疗分析及统计分析方法。

（4）研究对象

1）病例的来源：构成临床研究样本的研究对象可来源于社区人群或医院和专门的防治机构，应根据研究的目的、要求、试验所需的病例数及技术力量等选择不同来源的病例。社区人群的患者代表性最好，结果的外部真实性较好，但内在真实性较差。医院门诊患者一般病情较轻，容易获得足够样本，代表性好，在研究轻型病例时，可在短期内获得试验的结果。但依从性（compliance）差，失访率高，不易控制，难以保证研究的科学性。而住院患者一般症状偏重，结果外推受限。但容易控制，干扰因素较少，依从性较好，可按设计方案给予治疗与疗效测量。

2）诊断标准（diagnostic standard）：临床研究中，所选定的研究对象一定要依据诊断标准明确疾病的诊断。凡属国际疾病分类所区划的疾病都有着相应的科学诊断标准，而诊断标准的制定又受科学和认识水平的限制，所以任何疾病诊断标准的制定都是随着科学的发展和人们对疾病认识水平的提高而逐步完善和合理的。诊断标准的制定可分为两类。

金标准诊断法：凡属特异性强且被解剖、病理及医学生物学研究肯定的临床诊断称为诊断的金标准，如具有病理学（肿瘤）、分子生物学（染色体或基因异常的遗传性疾病）、病原学（传染病）、免疫学（免疫性疾病）、影像学（冠心病冠状动脉造影）等的诊断，常用于诊断/筛查试验的评价和疾病的预后研究。

临床诊断标准：凡缺乏金标准诊断法者，可根据统一、公认的诊断标准进行选择，如由有关学科的世界性、全国性或地区性学术会议制定的标准。①纳入标准：诊断明确的病例不一定即符合研究的要求，要根据暴露或干预因素研究所拟达到的目的，慎重制定研究的纳入标准（inclusion criteria）。纳入标准的要点是从复杂的群体中，选择相对颇为单一的临床特点和人口学具有共性的对象进行研究。在多中心试验时，各个承担研究单位，应恪守统一的纳入标准选择研究对象。纳入标准的制定应简明扼要，不宜制定太多的条件，否则会过分限制了研究结果的参考范围。此外，在纳入研究对象时还应尽可能选择新患病的病例，其病程短、还未受到各种治疗与干预措施的影响，可减少偏倚的发生。凡是纳入的研究对象必须履行知情同意书（informed consent）签约。②排除标准：随机对照试验一般是为了探索或验证一种暴露或干预措施对某种疾病单纯的效应，而临床研究受研究对象的来源、病情、社会经济地位、心理状态及接受各种治疗等因素的影响，为了防止这些非研究因素的干扰，提高研究结果的可靠性（reliability）或者说内部有效性，只有纳入标准还不能更好地控制非研究因素，还应该根据研究目的及干预措施的特点，制定相应的排除标准（exclusion criteria），是研究在同一个基线上能够真实地反映研究因素的效应。

有药物过敏或不良反应者，病情危急随时可能有意外发生者应该列入排除标准。

除了研究疾病之外若合并严重的其他脏器的病变者，或者合并有其他可能影响研究效应评价的基础疾病者，一般也应列入排除标准。

另外，排除标准也应有伦理学的考虑，如除非专业研究需要，一般孕妇、儿童不宜列为新药治疗评价的研究对象。

（5）干预措施试验　干预的治疗方法要设计清楚。例如，试验药物的剂型、用量、用法、疗程；对照组使用的药物或安慰剂，在作盲法试验的条件下，应与试验药物在剂型、外观、剂量、用法与疗程方面保持一致。在试验中如果出现不良反应，应规定是否减低剂量、停药的明确指标。

若涉及中药，需描述药物的组成、来源（产地）、制剂的质量、剂型、给药途径、剂量、疗程，如系辨证论治，需提供治法治则的依据，基本方加减的原则；有无其他辅助干预措施。对照药物需提供详细信息，安慰剂对照需提供与试验药在外观、包装、颜色、味道、剂型、用法等方面一致性的信息，以及双盲法实施的过程。试验期间药物的派送与分发。

针灸干预措施需提供选穴是否辨证，穴位的名称、数目、刺激强度，有无手法刺激，留针时间，所用针具的大小、生产厂家、材质，针灸师的资格及经验，治疗的次数、疗程等。若针灸为辅助治疗，主要治疗措施也需详细描述。

（6）对照的设置　应根据所研究疾病的治疗现状及研究目的确定合理的对照，如某疾病已经有有效的治疗药物，那么新药物的临床试验就应该选择阳性对照组；若该疾病尚无有效的治疗药物，那么从伦理学的角度应设置安慰剂对照，以验证试验药物的疗效。

（7）随机对照试验的观察指标　应当客观性强、灵敏度高和精确性好。客观指标是测量和检验的结果，比主观指标更为可靠。选用的指标灵敏度高，就能使处理因素的效应更好地显示出来。指标的精确性包括准确度和精密度两层意思。准确度（accuracy）指观察值与真值的接近程度，主要受系统误差的影响。精密度（precision）指重复观察时，观察值与其均数的接近程度，其差值属随机误差。观察指标要求既准确又精密。

首先要明确疗效评价的指标，可以设立主要疗效指标和次要疗效指标，一般情况下要采用国际或被公认的疗效评价指标。其次要明确测量与记录的方法、测量的时点、重复的次数，是否盲法测试（第三者疗效评价），有无随访，还需对效应大小的表述进行定义。另外，如果是对观测指标进行转化后作为疗效评价指标，如将数值变量转化为等级变量，要有明确的界定。

例如，对高血压患者在治疗前和治疗 4 周后都进行舒张压的测定，有 4 种测量可供作为疗效评价指标：①治疗后舒张压；②治疗前后舒张压之差；③比数=治疗后舒张压/治疗前舒张压；④降低的百分数=［（治疗前舒张压-治疗后舒张压）/治疗前舒张压］×100。②、③和④测量了治疗前后的改变，这在基线数据不同时尤为重要。④的测量在患者基线变异较大时更为准确地反映了治疗产生的效应，可以采用尼莫地平法，将降低的百分数划分为几个等级，如改变的百分数范围可以划分为临床痊愈、控制、有效、无效等。

目前，随机对照试验疗效评价不仅注重客观指标的改变，还关注患者自我报告的结局（patient-reported outcome，PRO），如生活质量的改善等，可以全面地评价试验的疗效。

（8）随机分组　采用随机化分组的方法，将参与临床试验的受试者按随机的原则，分为试验组和对照组。每一受试者均有完全均等的机会分配到治疗组或对照组，不能以研究者和受试者个人的意愿确定试验组或对照组。随机化分组的目的是保证两组间各种对结局指标有影响的因素分布可比，以避免因其分布不均而产生的混杂偏倚。注意随机方案要进行隐藏。

（9）样本含量　包括确定样本含量的方法，研究所采用样本含量估算的依据。受试对象是按入选定义从参照目标人群中选取的，再随机分为试验组和对照组，要保证两组的差别达到专业设计的要求，必须要满足一定的数量。确定试验样本数的依据为：①统计检验所要达到的显著性水平 α 值及其把握度 $1-\beta$ 值；②试验组和对照组评价指标所期望达到的差别大小。不同变量性质的评价指标应适用不同的样本含量估计公式（表 4-4）。

1）样本含量估计的基本条件

第一类错误（α）出现的概率：为假阳性错误出现的概率。α 越小，所需的样本量越大，反之就要越小。α 水平由研究者的具体情况决定，通常 α 取 0.05 或 0.01，有单、双侧之分。

检验效能：又称把握度，为 $1-\beta$，即假设检验第二类错误出现的概率，为假阴性错误出现的概率，也就是在特定的 α 水平下，若总体参数之间确实存在着差别，此时该次实验能发现此差别的概率。检验效能即避免假阴性的能力，β 越小，检验效能越高，所需的样本量越大，反之就要越小。β水平由研究者根据具体情况决定，通常取β为 0.2，0.1 或 0.05。即 $1-\beta$=0.8、0.1 或 0.95，也就是说把握度为 80%、90%或 95%。

容许的误差（δ）或差值：一般根据需要与科研要求由试验者规定。容许误差越小，需要样本量越大。一般取总体均数（$1-\alpha$）可信限的一半。

总体标准差（σ）或总体率（π）：一般是查阅文献或作预试验所得，也可以做合理的假设。

表 4-4　供样本量估计的 u 界值表

单侧α	0.40	0.30	0.20	0.10	0.05	0.025	0.01	0.005
双侧$\alpha/2$	0.80	0.60	0.40	0.20	0.10	0.05	0.02	0.01
β	0.40	0.30	0.20	0.10	0.05	0.025	0.01	0.005
$1-\beta$	0.60	0.70	0.80	0.90	0.95	0.975	0.99	0.995
u 值	0.2532	0.5243	0.8417	1.2816	1.6449	1.9609	2.3263	2.5758

2）样本含量估计

本部分内容仅以计量资料和计数资料两个样本的含量估计为例，详细的样本量估计请参考有关工具书。

a.计量资料两均数比较

估算公式为
$$n = \frac{(u_{\alpha} + u_{\beta})^2 (1 + 1/k)\sigma^2}{\delta^2}$$

σ^2 用 s^2 估计，$s^2 = (s_e^2 + k s_c^2)/(1+k)$，差值 $\delta = |\bar{x}_e - \bar{x}_c|$，$\bar{x}_e$、$\bar{x}_c$ 与 s_e、s_c 分别为试验组和对照组的均数和标准差，试验组样本含量为 n，对照组样本含量为 kn，当 k=1 时两样本含量相等。

例　某医师研究吲达帕胺治疗高血压的疗效，经预试验得到治疗前、后舒张压差值（kPa）资料如表 4-5。与安慰剂比较，两药治疗前后差异均有统计学意义（$P<0.05$），当 α=0.05，β=0.10 时需治疗多少例可以认为吲达帕胺有效？

表 4-5　吲达帕胺治疗高血压疗效评价

组别	均数	标准差
吲达帕胺	2.28（$\bar{x}_e$）	1.09（s_e）
安慰剂	1.32（$\bar{x}_c$）	0.40（s_c）

设两组 n 相等，
$$s^2 = (s_e^2 + k s_c^2)/(1+k) = (1.09^2 + 1 \times 0.40^2)/(1+1) = 0.821^2$$
$$n = \frac{(u_{\alpha} + u_{\beta})^2 (1 + 1/k)\sigma^2}{\delta^2} = \frac{(1.6449 + 1.2816)^2 (1 + 1/1)0.821^2}{(2.28 - 1.32)^2} = 12.5 \approx 13$$

公式是按照 u 分布估算的，故 n 应为 13+2=15，即试验组和对照组至少需治疗 15 例。若考虑安慰剂疗效差，观测人数可适当减少，如取 k=0.7，则

$$s^2 = (s_e^2 + k s_c^2)/(1+k) = (1.09^2 + 0.7 \times 0.40^2)/(1+0.7) = 0.8745^2$$

$$n = \frac{(u_\alpha + u_\beta)^2 (1 + 1/k)\sigma^2}{\delta^2} = \frac{(1.6449 + 1.2816)^2 (1 + 1/0.7)0.8745^2}{(2.28 - 1.32)^2} = 17.3$$

$$kn = 0.7 \times 20 = 14$$

故试验组至少需要治疗 18 例，对照组至少需治疗 14 例。

b. 计数资料：即非连续变量资料，如发病率、感染率、阳性率、死亡率、病死率、治愈率、有效率等。估计样本含量时根据发生率的大小，分两种情况估计。

A. 事件发生率为 0.2～0.8（或 0.3～0.7）时，用下式估计。

$$n = \frac{(\mu_\alpha + \mu_\beta)^2 (1 + 1/k) p(1-p)}{(p_e - p_c)^2}$$

p_e、p_c 分别为试验组和对照组的阳性率，试验组、对照组样本含量分别为 n、kn，$k=1$ 时两组例数相等，$p = (p_e + k p_c)/(1+k)$。

例　某医师研究某药对产后宫缩、外阴创伤的镇痛效果，预试验旧药镇痛率为 55%，新药镇痛率为 75%，当 $\alpha=0.05$，$\beta=0.10$ 时需观察多少例能说明新药镇痛效果优于旧药？
$p_e=0.75$，$p_c=0.55$，考虑新药疗效较好，$k=0.75$，

$$p = (0.75 + 0.75 \times 0.55)/(1 + 0.75) = 0.6643$$

$$n = \frac{(1.6449 + 1.2816)^2 (1 + 1/0.75) \times 0.6643 \times (1 - 0.6643)}{(0.75 - 0.55)^2} = 111.4 \approx 112$$

$$kn = 112 \times 0.75 = 84$$

B. 事件发生率小于 0.2（或 0.3），或大于 0.8（或 0.7）时，应对率采用平方根反正弦变换，用下面公式计算（公式中的角度以弧度计）。

$$n = \frac{(\mu_\alpha + \mu_\beta)^2}{2(\sin^{-1}\sqrt{p_e} - \sin^{-1}\sqrt{p_c})^2}$$

例　某心血管疾病研究室初步调查某市高血压组人群冠心病的患病率为 9.43%，高胆固醇血症人群冠心病的患病率为 4.65%，当 $\alpha=0.05$，$\beta=0.10$ 时，要探讨高血压、高胆固醇血症与冠心病关系各需调查多少人？

$$n = \frac{(1.96 + 1.2816)^2}{2(\sin^{-1}\sqrt{0.0943} - \sin^{-1}\sqrt{0.0465})^2} = 584.9 \approx 585$$

即，各组至少需观察 586 人。

为了在较短时间内入选所需的病例数，收集的病例范围广，用药的临床条件广泛，临床试验的结果更具有代表性，多采用多中心临床试验。多中心临床试验是指由一个单位的主要研究者总负责，多个单位的研究者合作，按同一个试验方案同时进行的临床试验。通常情况下多中心临床试验的每一个研究单位由一名研究者负责。各中心试验组和对照组受试对象的比例应与总样本的比例相同，以保证各中心齐同可比。多中心试验要求各中心的

研究人员采用相同的试验方法和病情判断标准，试验前对人员统一培训，试验过程中要有监控措施。当主要指标可能受到主观因素影响时，需进行统一培训和一致性检验。当各中心实验室的检验结果有较大差异或参考值范围不同时，应采取相应的措施，如统一由中心实验室检验，进行检验方法、步骤的统一培训和一致性检验等。

（10）数据分析集的确定和统计分析　完整的随机对照试验的设计方案应该包括详细的统计分析计划，包括确定最终进行统计分析的数据分析集、统计分析的内容及方法。

1）分析集的确定：在临床试验数据的统计分析中，哪些患者应当包括在内，另外一些患者不应当包括在内，这是分析试验结果时首先要考虑的问题。如果临床试验中所有随机化的患者都符合入组标准而没有一项符合排除标准，试验过程中一切都符合试验方案的要求，没有失访或任何数据缺失，则所有病例都可包括在分析集中。但实际上这在临床试验中很难做到。对于那些违反方案（violation of protocol）的病例，或是在试验中途退出的病例、数据严重缺失的病例是否应包括在分析集中，以及处理的方法，都应在试验方案中明确界定。

2）意向性治疗原则：意向性治疗（intention to treat，ITT）分析是指当将所有随机化的患者作为所分到处理组的患者进行随访、评价和分析，而不管是否依从计划的治疗过程。这种保持初始随机化的做法对于防止偏性是有益的，并且为统计学检验提供了可靠的基础。但实际工作中经常会遇到如随机化后发现患者不符合主要的入组标准或再没有任何资料，患者一次也没有用过试验药物，A 组患者吃了 B 组的药等情况，对这些患者进行分析显然是不合理的。因此，国际人用药品注册技术协调会（ICH）的药品临床试验管理规范（GCP）认为，意向性治疗实际上仅是一个原则。

3）分析集种类：全分析集（full analysis set，FAS），鉴于意向治疗原则在实际中贯彻的困难，ICH E9 统计分析指导原则中提出了全分析集的概念。全分析集是指尽可能按意向性治疗原则，所有随机化的病例中以合理的方法尽可能少地排除病例。也就是说，尽可能完整和尽可能按意向性治疗原则（包括所有随机化的病例）。下列几种情况下，已经随机化的患者可以从全分析集中剔除。

a. 违反合法性（eligibility violation）：是指患者违反了主要的入组标准，不应当进行随机化。例如，在入组标准中规定的孕妇应当排除在外而入组了。为避免引入偏倚，违反合法性的判定应当符合这些规则：①判断违反入组标准的指标应当是在随机化之前测定的；②所有患者都进行相同的合法性检查；③所有检查到的违反入组标准的病例都加以剔除。

b. 患者未曾用药：如果患者在随机化之后从未用过试验药物。

c. 没有任何数据：如果患者在随机化之后没有进行测定，即没有任何数据。

失访病例应该包含在全分析集中，对于缺失的数据常用数据结转（carrying forward of the last observation，CFLO）的方法，即把最后观察到的数据往后移。

符合方案集（per protocol set，PPS）：全分析集中更符合方案的部分病例，这些具有的特征有：①完成了预先确定的治疗最小量，研究方案中依从性应规定患者服药应达到百分之多少为治疗的最小量；②主要变量可以测定，例如，在一个关于幽门螺杆菌（HP）的治疗试验中主要指标为 HP 的清除率，方案中规定应由胃镜检查并做细菌培养来确定其清除率，但这部分患者在以后随访时不愿再做胃镜检查，只有由尿素酶试验来确定结果，这种患者就不能列入符合方案集；③没有重大的对方案的违反。

安全集（safety set，SS）：是指曾经应用其所在组药物至少一次者，不管有无检查的结果都应纳入安全集。

4）统计分析：证实性的随机对照试验，通常应当同时做全分析集和符合方案集的分析，从而可以对它们的差异进行讨论和解释，当两个分析集得出基本相同的结论时，说明试验结果可靠。

安全集用于安全性的分析，一般统计不良事件或不良反应的发生数。

3. 实践阶段

该阶段即按照设计方案进行试验研究，搜集论证假说的证据，积累数据资料。

（1）观察内容与研究目的　两者紧密相关；观察指标应尽量选择用客观测量的指标，以避免观察偏倚。

（2）观察方法　两组在诊断标准方面要一致；对两组的访视应同样重视，无论在询问症状、体征检查及临床化验方面均要同等地对待；观察应避免带有偏性（bias）。如研究者的心理常偏于阳性结果，医生常偏重新疗法组，患者常对新疗法持怀疑态度等。这些都可能导致试验效应指标测定时带有偏性，从而影响结果的比较和分析。为了消除或减少这种测量偏差，在收集资料时常采用盲法（blind method），并对对照组使用安慰剂，以防止两组具有不同的观察偏倚。此外，要明确观察期限。

（3）依从性测量　试验组接受治疗干预的效果与该组中每一受试者落实治疗干预方案密切相关，每一受试者遵从治疗方案接受干预的程度，成为受试者的依从性，试验组所有受试者的依从性之和为试验组的依从性，同样道理，对照组也有受试者依从性的问题。依从性的测量可按定性指标（如服与未服）统计每组遵从方案的服药率等，也可按定量指标（每天、每周平均服药量，全程治疗总服药量）统计每组不同服药量的分布，一项好的临床试验，两组均应有95%以上的依从性。如果试验组依从性较低应按依从性大小分两组进行分析。

（4）研究终点的确定　在临床试验中应避免或治疗某病先兆症状。如在心肌梗死后发生非致死性的室性心律失常往往比致死性的室性心律失常导致的死亡要早出现。临床试验中研究终点的人数会影响到随机化临床试验的结果。而这些先兆性疾病又比研究终点的发生更普遍，因此，对这些先兆疾病的监测和分析会增加研究的统计学效力。

4. 数据处理阶段

这一阶段通过对研究实践所得资料的分析、综合、归纳、演绎等思维过程，完成对假说的科学论证。临床试验的统计分析主要包括可比性分析、疗效评价和安全性评价三个方面。

（1）可比性分析　是对不同处理组间受试对象的基线资料进行分析，以明确所要比较的各处理组间的可比性及对结果的影响程度。

（2）疗效评价　临床试验的主要目的即确认药物具有某种治疗效果。药物有效性分析应包括对主要指标、次要指标和全局评价指标的分析。

根据随机对照临床试验的目的，可以将其分为优效性试验、非劣性试验与等效性试验。优效性试验是显示试验药物的治疗效果优于对照药（安慰剂或阳性对照药）的试验。如果已有疗效肯定的药物，采用安慰剂对照则会面临伦理方面的问题。随着越来越多有效药物的出现，在疗效方面有突破的药物越来越少，因而在阳性对照试验中，更多的情形是探索试验用药物与标准药物相比疗效是否不差或相当，由此提出了非劣效性试验和等效性试验。非劣效性试验是显示试验药的治疗效果在临床上不劣于对照药。等效性试验是确认两种或多种药物治疗效果的差别在临床上可以接受的限度之内。

非劣效性试验和等效性试验的统计分析均可采用假设检验或置信区间的方法进行。统计分析前，应先设定专业上有意义的正界值 δ。例如，以 T 和 C 分别表示试验药、对照药对应的均数，并假定其值越大，疗效越好，则假设检验的零假设 H_0 为 $T-C \leqslant -\delta$，备择假设 H_0 为 $T-C > -\delta$，若采用 t 检验，则检验统计量为 $t = (d+\delta)/s_d$，其中，d 为试验组与对照组样本均数的差值。s_d 为 d 的标准误。若 $P \leqslant \alpha$，则拒绝 H_0，可下非劣效性结论。若采用置信区间法进行分析，$T-C$ 的单侧 $100(1-\alpha)\%$ 置信区间落在 $(-\delta, \infty)$ 范围内，即 $T-C > -\delta$ 时，可下非劣效性的结论。

（3）安全性评价　在临床试验中安全性与疗效并重。安全性评价应包括对实验室指标及不良事件的分析。

第五章　中医药临床研究思路与方法
——系统综述

　　循证医学概念的提出和循证意识的提高使得循证临床实践逐步受到患者、临床医生、预防医学工作者、医疗卫生决策者及医疗卫生主管部门的重视。而系统综述则是提供循证医学证据的一个重要方法和途径。系统综述与传统综述不同，它是通过对特定类型文献进行定性和（或）定量分析以提供高级别证据的一种方法，系统综述中所应用的定量统计分析方法为 Meta 分析。本章将从系统综述概述、系统综述的实施步骤以及系统综述的资料整理和分析等方面对系统综述进行详细介绍，最后将以一个实例展示如何开展系统综述工作，包括系统综述的写作过程和结果解释。

第一节　系统综述概述

　　通过寻找证据来支持公共决策的思想由来已久。但是，如何应用科学的手段、系统的方法来收集和评价证据在最近几十年才受到普遍关注。系统的严格评价和综合研究证据的方法在 1975 年被正式提出，这种方法被命名为 Meta 分析。这种方法提出以后，即在社会科学研究、教育学研究和医学研究中得到了广泛的应用。与此同时，Meta 分析相关的统计分析方法也逐步发展完善。20 世纪 70 年代以后，随着随机对照试验方法的产生、发展和广泛开展，如何理解和应用这些临床试验结果成为困扰医学界研究者的重要问题。正是在这样的背景下，英国医生 Cochrane 提出了将特定疾病特定疗法的相关随机对照临床试验结果进行汇总分析，并随时补充新的临床试验结果以更新汇总结果的方法，从而为临床实践提供可靠结论，进而指导临床决策。这是随机对照临床试验系统评价思想的萌芽。1993 在英国成立的 Cochrane 协作网，是一个致力于进行医疗干预措施效果的系统评价组织，其将系统评价的结果通过电子媒体和杂志向全世界传播。截至 2010 年 10 月，该协作网已经发表了 6369 个系统综述（包括已经发表的系统综述研究方案）。Cochrane 系统综述数据库（Cochrane Database of Systematic Reviews）于 2005 年第 1 期开始被 SCI 收录，影响因子逐年上升，2009 年影响因子达到 5.653。

一、系统综述的概念

　　系统综述（systematic review，SR）或系统评价的概念是在 1979 年由英国临床流行病学家 Archie Cochrane 提出的，它是指作者针对某一研究问题，就某一时间段内的该研究问题的相关证据进行系统的查找、收集、评价和汇总，对其中的数据进行归纳分析提炼而写成的科研论文或报告，它是鉴定并获取证据的最佳方法。系统综述的撰写需要按照一定的标准化方法来进行。目前国际上对于系统综述的写作有一些指导文件，如《PRISM 声明》等。国际上专门从事系统综述写作工作的组织是 Cochrane 协作网，目前从 PUBMED 能够检索到的最早发表的 Cochrane 系统综述是 2000 年 Hofmeyr GJ 发表的《腹部减压对胎儿窘迫或先兆子痫的治疗作用》的系统评价，截至 2010 年 10 月，已经有 6369 个系统综述或系统综述研究方案在 Cochrane 图书馆发表。

二、系统综述、传统综述和 Meta 分析内涵解析

系统综述与传统综述不同：系统综述是针对某一研究问题通过对特定设计类型研究文献进行定性和（或）定量分析以提供高级别证据的一种方法；而传统综述则是结合作者对目前该研究问题的认识，以及作者对目前该研究问题相关研究现状（通过查阅相关文献）的描述和总结，评价既往研究结果的价值和意义，并根据目前的研究结果和现状提出自己的观点和预测，为将来的研究方向提供指导，使读者能够在较短时间内了解该领域研究的历史、现状和发展趋势及存在的问题。相对传统综述，系统综述对研究问题的提出、文献检索、文献纳入标准、文献筛选过程及资料提取内容、资料分析及结果报告等方面的要求比较严格。而传统综述的写作则没有固定的格式和规程，也没有对文献检索及引用的文献质量的统一评价标准，因此其质量高低受作者的科研能力、作者资料检索方法和能力以及资料获取方便程度的影响较大，而且传统综述不能定量分析干预措施的总效应量，不同作者对同一问题的传统综述可能会得出差别较大甚至完全不同的预测和结论。

系统综述不等同于 Meta 分析。系统综述中所应用的定量统计分析方法为 Meta 分析。Meta 分析是一种将多项同类且同质的研究结果进行定量汇总分析的一种统计学方法。其实，Meta 分析起源于著名统计学家 Fisher 在 1920 年提出的"合并 P 值"的思想，1955 年 Beecher 首次提出 Meta 分析的初步概念，1976 年心理学家 Glass 进一步按照其思想发展为"合并统计量"，称之为 Meta 分析。1979 年英国临床流行病学家 Archie Cochrane 提出系统评价（systematic review，SR）的概念，并发表了激素治疗早产孕妇降低新生儿死亡率随机对照试验的系统评价，对循证医学的发展起了举足轻重的作用。

最初，Meta 分析方法的提出是用于对大量随机对照临床试验结果进行汇总分析。在汉语中，Meta 分析被翻译为荟萃分析、后分析、元分析及综合分析等。1976 年，Glass 将Meta 分析解释为："Meta 分析是通过对不同的研究结果进行收集、合并和统计分析以获取综合研究结果的一种方法"。随着 Meta 分析的应用、推广，不同研究者根据自己应用Meta 分析的体会对 Meta 分析分别给出了不同的定义和解释。目前比较公认的 Meta 分析的严谨和准确定义是 1991 年 Fleiss 提出的，即"Meta 分析是用于比较和综合针对同一科学问题所取得的研究结果的一类统计学方法，比较和综合的结论是否有意义取决于纳入研究是否满足特定的条件以及这些研究的质量"。这个定义至少表明两点：一是 Meta 分析具有一定的适用性，并非任何研究结果都能够进行 Meta 分析；二是并非所有 Meta 分析都能得出高质量结果和结论，只有对纳入研究进行同质性检验，分析异质性的原因，按同质性因素进行合并的 Meta 分析才可能有意义。相对而言，仅纳入随机对照临床试验的 Meta分析结果一般偏倚较小，其结论较为可靠。

并非所有的系统评价均需要进行统计学合并（即进行 Meta 分析），是否做 Meta 分析

需要根据纳入研究的数量及纳入研究的同质性来决定；而 Meta 分析也并非均需要做系统评价，因为 Meta 分析在本质上是一种统计学方法，它可以作为一种方法仅仅用来解决结果的合并问题。对多个同质性研究进行 Meta 分析的系统评价称为定量系统评价；因纳入的研究同质性差而仅进行描述性分析的系统评价称为定性系统评价。

综述、系统综述与 Meta 分析的关系见图 5-1。

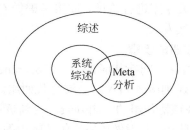

图 5-1　综述、系统综述与 Meta 分析的关系

第二节　系统综述的实施步骤

系统综述工作是研究工作，每个系统综述的完成均需要按照科学研究的过程来进行。概括来讲，系统综述工作的开展可以按照以下几个步骤来进行。

一、提出研究问题

研究问题的提出对于系统综述工作的开展非常重要。首先是提出的研究问题要有意义，也就是这个问题的解决能够为患者提供帮助或为临床医生提供指导或者为医疗卫生决策者提供信息。其次是研究问题的结果具有不确定性，如果该研究问题的结果已经非常明确，没有任何争议，那么对该研究问题继续进行研究的意义就不大。最后，为了提高系统综述工作的可操作性，研究问题最好具有针对性，是针对临床、预防或政策等方面的具体问题，研究目的应当简单明确，便于参与系统综述工作的研究人员理解，也便于研究的检索、筛选和资料的汇总分析。

一般而言，提出研究问题以后，研究者需要对研究问题进行细化或结构化，根据研究问题制定研究的总目的和具体研究目标。目的是本研究总体上要解决什么问题，达到一个什么效果；而目标则是具体的，目标更具有操作性和可见性。例如，中草药治疗高胆固醇血症是否有疗效这一临床问题，要进行这个研究，我们的目的是评价中草药治疗高胆固醇血症的疗效，具体目标则是相对于安慰剂、其他类药物或其他治疗手段，中草药在降低血脂水平方面是否具有效果，如果有效果，效果是好是坏，效应值是多少。要解决这一类临床研究问题，可以采用 PICO 格式将研究问题结构化，即对临床研究问题从患者或疾病类型（patient/problem）、干预（intervention）或暴露、比较（comparison）、结局（outcome）来界定。通过问题的界定，使研究问题具有操作性，为系统综述后续工作的开展提供指导。

二、研究方案的制定

系统综述是一项研究工作，其开展的过程也应该采用科研的步骤进行，即在提出和确定研究问题以后，制定一个详细的研究方案，研究方案规定本项系统综述的题目、研究背景、研究意义、研究目的、研究方法、研究预期结果、致谢、利益冲突、参考文献和附表或图等部分。研究方案最好由相关专家进行论证，如果考虑做 Cochrane 系统综述，还需要两步工作，即题目注册和研究方案发表。

1. Cochrane 系统综述题目注册的步骤

1）首先应根据自己拟定的题目，判断其应该归入 Cochrane 协作组的哪个组，比如中草药治疗高胆固醇血症的系统综述则应该归入内分泌与代谢组。

2）到该协作组的网站上查找该协作组的编辑列表，找到负责题目注册的编辑，给这位编辑发封电子邮件（E-mail），说明自己考虑做该协作组范围内的系统综述，发信时首先要简单介绍自己，然后简单说明自己为什么要注册这个题目，注册这个题目有什么意义，最后简单介绍参与这项系统综述的人员构成，也就是说明你的研究团队有能力完成这个系统综述。

3）编辑收到注册题目的信件以后会给申请者回复，回复可能的结果有两个。

一是拒绝作者提交的申请，则此题目不能获得注册，如果拒绝注册，编辑一般会告知注册申请者拒绝的理由，比如该题目不符合本协作组的主题，该题目不是本协作组的关注热点，该系统综述不可操作，或认为申请者不具备开展这项系统综述工作的能力等。

二是发给申请者正式题目注册表，让作者填写后发回。值得注意的是，发给注册者申请表，并不意味着该题目就一定能够注册成功。因为协作组编辑要根据注册表来进一步判断能否批准该题目注册。

4）作者填写注册表发回给编辑后，一般两周内，编辑会给作者回复。回复可能的结果有两个。

一是拒绝作者提交的申请，则此题目不能获得注册。一般情况下编辑也会告知作者拒绝注册的原因，比如研究题目意义不大、不具有可行性等，有时候编辑还会给出建议，建议修改题目注册等。可以根据编辑拒绝注册的理由考虑是否进行修改后注册。如果编辑拒绝的理由是该题目不是他们特别感兴趣的题目，那么这时候以同一主题再次申请注册获得成功的可能性比较小；而如果编辑说你的题目过大，实际操作困难时，则可以考虑缩小范围再次提交注册申请。例如，某申请者以"Chinese herbal Medicine for Restenosis after Percutaneous Coronary Intervention in Patients with Coronary Heart Disease"为题目申请注册 Cochrane 系统评价题目未获得申请，编辑拒绝的理由就是此题目太大，可操作性较差。申请者通过与编辑沟通，最后以"Xiongshao for Restenosis after Percutaneous Coronary Intervention in Patients with Coronary Heart Disease"注册题目成功。预防冠心病患者冠状动脉术后再狭窄的中草药有很多种，再考虑可能的对照有空白对照、安慰剂对照、平行对照等，如果以"中草药预防冠心病患者冠状动脉术后再狭窄"为题目注册，文献量将很大，研究所分亚组也比较多，同时考虑结局指标的复杂，这篇系统综述的内容将非常庞大，而各个中草药之间的结果又不宜进行合并，因此做在一个系统综述里并不理想。因此将题目缩小，以"芎芍预防冠心病患者冠状动脉术后再狭窄"为题目注册则获得批准。

二是同意注册，即此研究题目得到批准。这时作者申请的题目就会出现在 Cochrane

图书馆的 Archie 上面（http://archie.cochrane.org/），而且参与的作者均会获得一个 Archie 账号。题目获得注册后研究者需要完成研究方案的撰写并提交发表。

2. Cochrane 系统综述研究方案发表的步骤

1）如果是首次参与 Cochrane 系统综述，必须在题目获得注册后的两周内激活编辑发给的注册链接，因为编辑发给的激活链接仅有两周的有效期。如果在此期间没有激活，则需要给编辑发信，说明理由，请求编辑再次发给激活账号链接。激活后到 http:// archie.cochrane.org/ 完成个人账号注册和个人信息设置。然后就可以到登录 http://archie. cochrane.org/，并将自己的注册题目"check out"（下载），然后在这个版本上写作研究方案。注意：必须在从 Archie 上"check out"的版本上写作研究方案，否则不能顺利"check in"（上传）。

2）Cochrane 系统综述研究方案写作需采用 Revman 软件进行，采用 Word 等则不能上传。在 Revman 文件里会有研究方案需要完成的内容标题。每个协作组规定可能不完全一样，但大体类似，基本上包括以下几个方面的内容：研究背景，干预或治疗现状，干预或治疗的不良反应，研究目的，纳入对象，纳入研究类型，干预措施，对照措施，检索数据库，检索策略，质量评价方法，资料提取方法及提取人，资料分析方法，敏感性分析，致谢，利益冲突，参考文献和附表或图等。

3）研究方案完成后提交编辑部内部和外部评审，同时应提交研究方案完成清单，各个协作组研究方案清单不完全一样，读者可到各协作组网站上下载。

4）根据编辑部内部和外部评审意见修改并再次提交。

5）研究方案在 Cochrane 图书馆上正式发表。

三、检索并选择研究

根据研究问题和研究目的制定文献的纳入标准和排除标准，需要考虑的因素包括研究的设计类型（如随机对照临床试验、队列研究等）、疾病的诊断标准、研究对象的特征（如年龄的要求或性别的要求等）、干预措施的定义（如中草药、中成药等）、对并发症或合并症的要求（是否允许患者合并其他疾病等）、对文献语言的要求（如英文、中文等）、对文献来源的要求（如发表文章、未发表文章等）、对干预和（或）观察随访时间的要求、对结局指标的要求（如对糖尿病，必须要求有糖化血红蛋白指标等）。以上需要考虑的因素可以根据具体研究问题规定应具备哪些条件。文献的纳入标准、排除标准制定以后，则需要确定要检索的数据库，并根据不同的数据库制定各数据库的检索策略，进行文献检索和下载。检索和下载文献后，根据制定的文献纳入标准和排除标准筛选研究。

四、提取资料

对纳入的研究，按照事先制定的资料提取表的内容提取相应信息，资料提取表可以采用 Word、Excel、Access、Epidata 软件、Revman 软件等进行设计，必要的时候可以几种方法结合应用。提取的信息应包括以下几个方面：①原始研究的一般资料，如杂志名称、卷、期、第一作者及通信作者姓名及单位、资金资助等信息；②临床特征，如研究对象的年龄、性别、干预措施，各组对象的年龄及性别等；③方法学质量，如样本含量计算方法、随机分组方法、随机隐匿方法、盲法等；④计算总效应值的数据，如结局指标的率、均数和标准差等，这部分资料也可以直接采用 Revman 软件提取。资料的提取需采用双人录入，并对两人不一致的资料进行校对，以保证资料提取的正确性。对提取的资料，转化成数据库，以利于进一步的文献基本描述及效应值的描述和分析。

五、对纳入的研究进行质量评价

根据严格评价的标准对纳入的研究进行质量评价，质量评价应该至少包括三个方面的内容，即方法学质量、研究的精确度、研究的外部效度。研究的方法学质量主要考虑研究设计和实施过程中可能引入的偏倚及引入偏倚的大小。研究的精确度主要考虑随机误差的大小，可通过可信限的宽度来体现。研究的外部效度主要考虑研究的外部真实性，即研究结果外推的程度。

对于随机对照临床试验研究的评价因素应考虑包括如下方面：研究设计是否合理，随机分组方法是否恰当（随机序列产生的方法、随机隐匿的方法），盲法设置（是否设置盲法、盲法的对象、盲法设置是否合理），是否制定了详细的纳入标准和排除标准，是否交代了主要结局指标和次要结局指标，是否交代研究对象的失访、退出及不良反应，统计分析数据集（全数据集或符合方案集等），组间基线资料是否可比，患者的依从性，资金资助等其他可能导致结果产生偏差的偏倚。对于随机对照临床试验的质量评价可以采用Cochrane图书馆要求的条目来进行（表 5-1），也可以采用 GRADEpro 软件进行。

表 5-1　Cochrane 随机对照临床试验质量的评价指标及评价标准

评价指标	结果	评价标准
随机序列产生的方法是否恰当	是	采用随机数字表、计算机等方法产生随机序列
	否	按照入院顺序号奇偶、出生日期奇偶等分组
	不清楚	原文没有交代随机序列产生方法或交代不清楚
随机隐匿的方法是否恰当	是	采用中央随机、密封不透光信封等进行随机序列隐藏
	否	没有隐匿随机序列等
	不清楚	没有交代随机隐匿的方法或交代不清楚
是否采用盲法	是	交代盲法，且盲法实施正确
	否	明确交代未采用盲法，或交代盲法但实际上未做到盲法
	不清楚	没有交代是否采用盲法或交代不清楚
是否没有失访与退出偏倚	是	对于失访数据等明确交代了失访原因或者全部病例资料齐全，没有脱落、失访病例
	否	没有交代失访病例的失访原因等
	不清楚	无法判断是否有失访病例资料没有交代或交代不清等
是否没有选择性报告偏倚	是	研究方案里交代的结局指标在结果里均进行了交代，结果里报告的结局指标均在研究方案里进行了交代
	否	部分研究方案里列出的结局指标在结果里面没有汇报，或者结果里报告的结局指标在研究方案中没有交代等
	不清楚	无法判断是否存在选择性报告偏倚或原文交代不清楚

续表

评价指标	结果	评价标准
是否没有其他偏倚	是	研究各组之间在基线可比性、资金资助等其他方面不太可能对本研究结果造成偏倚
	否	研究各组之间在基线可比性、资金资助等其他方面可能对本研究结果造成偏倚
	不清楚	无法判断研究基线资料、资金资助等方面是否会对本研究结果造成偏倚

六、分析并形成结果（Meta 分析）

数据库整理完成后：首先对本系统综述纳入研究的数量、发表语言、开展地区、诊断标准、干预和对照措施、结局报告指标等进行基本描述。其次，描述并分析纳入研究的样本量、研究中心数、研究对象的年龄和性别分布、干预组和对照组研究对象的样本量及年龄、性别分布。再次，对纳入研究的质量包括随机序列的产生、随机隐匿、盲法、失访与退出报告、选择性报告、发表偏倚等进行描述。最后，计算各纳入研究的独立效应值，两组间连续变量的比较采用均数，两组间计数资料的比较采用率差、比值比、相对危险度等来表示效应值大小。对于相同类型的研究需要进行异质性检验：如果异质性比较严重，则建议对这些研究的结果不进行合并分析；如果异质性存在但不严重且合并具有临床意义时可以考虑采用随机效应模型进行合并分析；如果异质性不存在，即这些研究是同质的，则可采用 Meta 分析的方法进行效应值的合并，对于计数资料和计量资料分别采用相应的统计分析方法进行合并。必要时，应考虑诊断标准、质量评价结果、研究的样本量、干预时间等因素进行敏感度分析。

七、结果的解析

对于系统综述结果的理解应从两个方面考虑：一方面是纳入研究的方法学评价结果，即本系统综述所纳入研究的质量评价结果。另一方面是纳入研究的效应值结果，即证据的强度。研究者需要结合纳入研究的质量、效应值结果、研究结果的可应用性及其他与决策有关的信息和临床实践现状得出科学合理的结论。

八、结果撰写和报告

关于系统综述的撰写和报告，国际上针对观察性研究和随机对照临床试验分别制定了Meta 分析报告声明。研究者可根据这些报告标准对系统综述的过程和结果进行总结报告。这些标准规范的报告标准的制定有助于提高系统综述或 Meta 分析的报告质量。《系统综述与荟萃分析优先报告的条目：PRISMA 声明》（以下简称声明）对系统综述和荟萃分析类文章报告的 27 个条目及流程图进行了详细定义和介绍，对相关条目进行了详细解释和说明，北京中医药大学循证医学中心李迅、曹卉娟、刘建平在英文版声明发表后及时翻译了该声明的中文版，向国内读者和临床试验研究人员介绍该声明，这对于国内系统综述或 Meta 分析工作的开展具有重要的现实意义和学术价值。图 5-2 是声明对文献检索、筛选过程的报告要求，表 5-2 是声明对系统综述或 Meta 分析报告条目的要求清单。

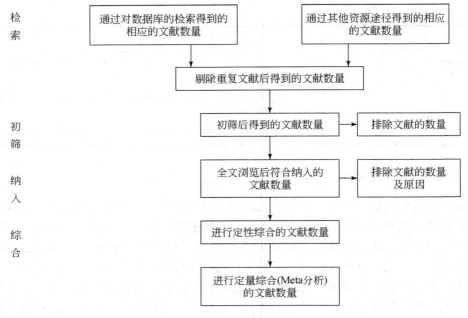

图 5-2 PRISMA 流程图

表 5-2 系统综述或 Meta 分析报告条目清单

项目	编号	条目清单
		标题
标题	1	明确本研究报告是针对系统综述、Meta 分析，还是两者兼有
		摘要
结构式摘要	2	提供结构式摘要包括背景、目的、资料来源、纳入研究的标准、研究对象和干预措施、研究评价和综合的方法、结果、局限性、结论和主要发现、系统综述的注册号
前言		
理论基础	3	介绍当前已知的研究理论基础
目的	4	通过以研究对象、干预措施、对照措施、结局指标和研究类型五个方面（patient，interventions，comparisons，outcomes，study design，PICOS）为导向的问题提出所需要解决的清晰明确的研究问题
		方法
方案和注册	5	如果已有研究方案，则说明方案内容并给出可获得该方案的途径（如网址），并且提供现有的已注册的研究信息，包括注册编号
纳入标准	6	将指定的研究特征（如 PICOS、随访的期限）和报告的特征（如检索年限、语种、发表情况）作为纳入研究的标准，并给出合理的说明
信息来源	7	针对每次检索及最终检索的结果描述所有文献信息的来源（如资料库文献，与研究作者联系获取相应的文献）
检索	8	至少说明一个资料库的检索方法，包含所有的检索策略的使用，使检索结果可以重现
研究选择	9	说明纳入研究被选择的过程（包括初筛、合格性鉴定及纳入系统综述等步骤，据实还可包括纳入 Meta 分析的过程）
资料提取	10	描述资料提取的方法（如预提取表格、独立提取、重复提取）及任何向报告作者获取或确认资料的过程

续表

项目	编号	条目清单
资料条目	11	列出并说明所有资料相关的条目（如 PICOS、资金来源），以及做出的任何推断和简化形式
单个研究存在的偏倚	12	描述用于评价单个研究偏倚的方法（包括该方法是否用于研究或结局水平），以及在资料综合中该信息如何被利用
概括效应指标	13	说明主要的综合结局指标［如危险度比值（risk ratio）、均值差（difference in means）］
结果综合	14	描述结果综合的方法，如果进行了 Meta 分析，则说明异质性检验的方法
研究偏倚	15	详细地评估可能影响数据综合结果的可能存在的偏倚（如发表偏倚，研究中的选择性报告偏倚）
其他分析	16	对研究中其他的分析方法进行描述（如敏感性分析或亚组分析，Meta 回归分析），并说明哪些分析是预先制定的

结果

研究选择	17	报告初筛的文献数、评价符合纳入的文献数，以及最终纳入研究的文献数，同时给出每一步排除文献的原因，最好提供流程图
研究特征	18	说明每一个被提取资料的文献的特征（如样本含量、PICOS、随访时间），并提供引文出处
研究内部偏倚风险	19	说明每个研究中可能存在偏倚的相关数据，如果条件允许，还需要说明结局测量水平的评估（见编号 12）
单个研究的结果	20	针对所有结局指标（有效或有害性），说明每个研究的各干预组结果的简单合并，以及综合效应值及其可信区间，最好以森林图形式报告
结果的综合	21	说明每个 Meta 分析的结果，包括可信区间和异质性检验的结果
研究间偏倚	22	说明对研究间可能存在偏倚的评价结果（见编号 15）
其他分析	23	如果有，给出其他分析的结果（如敏感性分析或亚组分析，即 Meta 回归分析，见编号 16）

讨论

证据总结	24	总结研究的主要发现，包括每一个主要结局的证据强度；分析它们与主要利益集团的关联性（如医疗保健的提供者、使用者及政策决策者）
局限性	25	探讨单个研究和结局水平的局限性（如偏倚的风险），以及系统综述的局限性（如检索不全面、报告偏倚等）
结论	26	给出对结果的概要性的解析，并提出对未来研究的提示

资金支持

| 资金 | 27 | 描述本系统综述的资金来源和其他支持（如提供资料），以及系统综述的资助者 |

对于系统综述论文的撰写方法，需要根据目标杂志来进行。如果是投杂志文章，那么则需要按照目标杂志的字数、图表、格式等要求来进行。如果是 Cochrane 系统综述，则需要登录 http://archie.cochrane.org/，然后将已经发表的 Protocol "check out"（下载），然后通过 Revman 软件在此 Protocol 上面进行写作。文章的各级标题已经给出，如显示淡色的，则需要激活。当然作者也可以根据需要添加一些标题。Cochrane 系统综述写作完成后，需要上传至 http://archie.cochrane.org/，并点击提交即在 "submit for editorial approve" 前的方框内打 "√"。有些协作组还要求提供系统综述全文提交的清单。

九、系统综述的修正与更新

随着新的研究证据的出现，应对这些新的研究证据进行汇总和分析，并根据更新的研究证据汇总结果修正或更新系统综述。Cochrane 系统综述要求每两年更新一次，更新写作完成后需要重新提交发表。

第三节　系统综述的资料整理和分析

系统综述工作所要提取的资料可分为三个部分：①研究的基本特征方面的资料，如纳入研究的发表时间、样本量、分组数量、作者数量、是否重复发表文献等资料。②纳入研究的质量评价资料，如随机分组的方法、随机隐匿的方法、盲法、失访与脱落报告等。③纳入研究的效应评价资料和安全性资料，如事件发生率、病死率、某些指标的均值与标准差等。在资料提取后，对这些资料的整理和分析可按照如下步骤进行：

一、资料的整理和核查

所有资料提取完成后，与原始文献资料进行核对。核对完成后，设置变量的类型、缺失值并进行相关变量的转化和编码。完成变量的定义和编码后，利用数据管理软件（SPSS、SAS、STATA 等）通过描述性统计，分析部分变量的频数分布、最大值、最小值、百分位数等指标进行完整性和逻辑性检查，发现错误及时核对原始文献。举例来看，如发现某个研究的样本含量为负数，很明显样本含量不会为负值，此数据可能为错误录入，因此需与原始文献进行核对。再如发现干预组和对照组样本含量差别较大，也应与原始文献进行核对，确认该研究设计是两组不等比例设计还是错误录入。而对于效应指标的核查，可以通过将资料提取到 Cochrane 图书馆提供的系统综述写作软件 Revman 中，在资料分析部分通过观察异质性检验结果及可信区间的宽度等来初步判断是否有不合逻辑的值，如发现异质性特别大或者可信限宽度特别大，应与原始数据进行校对，以排除错误录入。

二、文献基本特征分析

文献基本特征分析包括各数据库分别检索到多少文献，筛选后多少文献符合纳入标准，排除多少篇文献，排除的主要原因；纳入文献的平均样本量、最小样本量、最大样本量，男性对象与女性对象比值，研究对象的年龄分布，发表时间分布，研究对象的诊断标准，研究对象的来源（普通门诊、急诊、住院等）；纳入文献的干预措施和对照措施，纳入标准和排除标准的交代情况，结局指标的交代情况等。这些分析指标均可利用统计分析软件（SPSS、SAS、STATA 等）采用描述性统计的方法来完成。而 Cochrane 图书馆提供的系统综述写作软件 Revman 则不能对这些指标进行分析。对于分类指标，可通过计算率、比或相对比指标来描述；对于计量且近似服从正态分布指标，可通过计算均数±标准差来描述；对于计量但呈明显偏态分布的资料，可采用中位数等指标来描述。

三、文献质量评价数据分析

文献质量评价数据分析，可以采用常用的统计分析软件（如 SPSS、SAS、STATA 等）进行，也可以采用 Cochrane 图书馆提供的专业系统综述写作软件 Revman 进行。采用统计分析软件进行，则可通过计算各种质量文献的百分比等指标来描述纳入研究的总的质量。采用 Revman 软件进行，只需要在研究基本特征表的偏倚评价表里选择每个研究在相应评价条目的情况，软件即可自动生成纳入研究偏倚评价图和纳入研究偏倚评价汇总分析图。发表偏倚的评价可以通过漏斗图查看并进行定性评价或者通过统计分析软件进行定量评价。

四、干预效果资料分析

干预效果资料的分析主要有两种，即定性分析与定量分析。下面分别介绍这两种分析方法的适用条件及具体方法。

1. 定性分析

定性分析是对单个研究的结果进行描述性介绍。定性分析用于两种情况：一种情况是该结局指标下某亚组中仅有一个研究，无法进行资料的定量综合；另一种情况是该结局指标下某亚组中有两个或多个研究，但这些研究之间存在很大的异质性，不适合进行两个或多个研究的汇总分析。对于不能进行定量分析的效果指标，可对资料类型、相对效应、研究特征、研究结果等进行叙述性分析。

2. 定量分析

系统综述中的定量分析又称为 Meta 分析。它是从单个研究中收集效应指标资料后采用适当的统计学方法对这些资料进行合并分析与概括。对效应指标进行 Meta 分析的前提条件是干预措施相同、结局测量方法和测量指标相同、效应指标的表达方式一致、两个或多个研究间没有异质性，或异质性在合理的解释范围且可采用统计学方法加以控制，如多个研究间存在异质性但异质性不严重时可采用随机效应模式对效应指标进行 Meta 分析。

（1）异质性检验　根据异质性的来源及异质性的严重程度采用不同的处理方式。

1）临床异质性（概念异质性）：指研究对象的基本特征、诊断标准、干预措施、对照措施、疗程、研究地点、病例来源、结局指标等不同。在研究对象、干预措施等临床特征足够相似的情况下，即可以认为没有异质性存在或异质性可以忽略，可采用固定效应模型进行效应合并；如果存在一定异质性，但合并资料仍然具有临床意义，则可采用随机效应模型进行效应合并；如果临床异质性严重，则不能进行 Meta 分析。此时可以考虑进行亚组分析、敏感性分析，或考虑协变量的影响进行 Meta 分析。

2）方法学异质性：由于研究设计和研究的质量（如两组或多组比较、随机序列产生的方法、随机隐匿的方法、盲法、失访报告等研究的方法）所引起的异质性。对于这种来源的异质性较严重时，可采用敏感度分析的方法观察各种来源异质性对研究结果的影响。

3）统计学异质性：即研究得到的效应的变异性超过了随机误差本身导致的变异性。当这种异质性严重时，也不推荐进行 Meta 分析，可通过敏感性分析探讨异质性的来源。

（2）确定合并效应指标　首先需要明确效应指标的类型，即效应指标是计量资料还是计数资料。如果是计量资料，则结局指标采用均数±标准差的形式表示，进行 Meta 分析时应采用组间均数的差值（mean difference）、标准化的均数差值（standardized mean difference）、权重的均数差值（weighted mean difference）等来合并效应量。如果是计数资料，则结局指标采用分类指标表示，提取时提取为二分类变量，如病死率、阳性率等，在进行 Meta 分析时应采用比值比（odds ratio，OR）、相对危险度（risk ratio，RR）、率差（risk difference，RD）等指标来合并效应量。

（3）效应合并　可以采用 Cochrane 图书馆提供的免费软件 Review Manager 5.0.25（截至 2011 年 1 月最新版本），或 SAS、STATA 等统计分析软件进行。推荐采用 Cocharane 书馆提供的免费软件 Review Manager 5.0.25 进行效应值的合并，合并以后软件会直接给出合并效应图，在此软件中，连续变量效应合并采用方差倒数法进行加权合并，计数资料采用 Mantel-Haenszel 法进行效应值的加权合并，具体操作方法见 Review Manager 5.0.25 操作手册。

图 5-3 是以中草药联合支持治疗与单纯支持治疗对病毒性心肌炎症状改善的影响为例，显示 Review Manager 5.0.25 对于计数资料的合并分析结果。此例中 2.1.1 亚组，异质性分析结果显示 I^2=61%，P=0.05，可以认为各研究间存在异质性，但异质性不严重，考虑这些研究的临床特征比较相似，合并结果具有临床意义，采用随机效应模型进行效应合并。2.1.2 亚组中仅有一个研究，因此无法进行效应合并，仅能进行单个研究的描述。

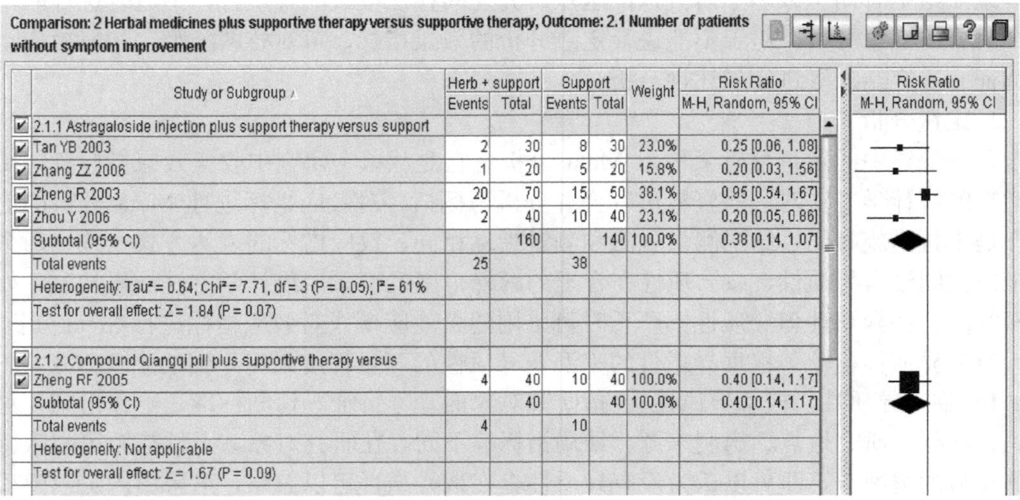
Comparison: 2 Herbal medicines plus supportive therapy versus supportive therapy, Outcome: 2.1 Number of patients without symptom improvement

Study or Subgroup	Herb + support		Support		Weight	Risk Ratio
	Events	Total	Events	Total		M-H, Random, 95% CI
2.1.1 Astragaloside injection plus support therapy versus support						
Tan YB 2003	2	30	8	30	23.0%	0.25 [0.06, 1.08]
Zhang ZZ 2006	1	20	5	20	15.8%	0.20 [0.03, 1.56]
Zheng R 2003	20	70	15	50	38.1%	0.95 [0.54, 1.67]
Zhou Y 2006	2	40	10	40	23.1%	0.20 [0.05, 0.86]
Subtotal (95% CI)		160		140	100.0%	0.38 [0.14, 1.07]
Total events	25		38			
Heterogeneity: Tau² = 0.64; Chi² = 7.71, df = 3 (P = 0.05); I² = 61%						
Test for overall effect: Z = 1.84 (P = 0.07)						
2.1.2 Compound Qiangqi pill plus supportive therapy versus						
Zheng RF 2005	4	40	10	40	100.0%	0.40 [0.14, 1.17]
Subtotal (95% CI)		40		40	100.0%	0.40 [0.14, 1.17]
Total events	4		10			
Heterogeneity: Not applicable						
Test for overall effect: Z = 1.67 (P = 0.09)						

图 5-3 中草药联合支持治疗与单纯支持治疗对病毒性心肌炎症状改善的影响

图 5-4 是以中草药联合支持治疗与单纯支持治疗对病毒性心肌炎心肌酶指标磷酸肌酸激酶（CPK）的影响，显示了对于数值变量资料，Review Manager 5.0.25 的合并分析结果。

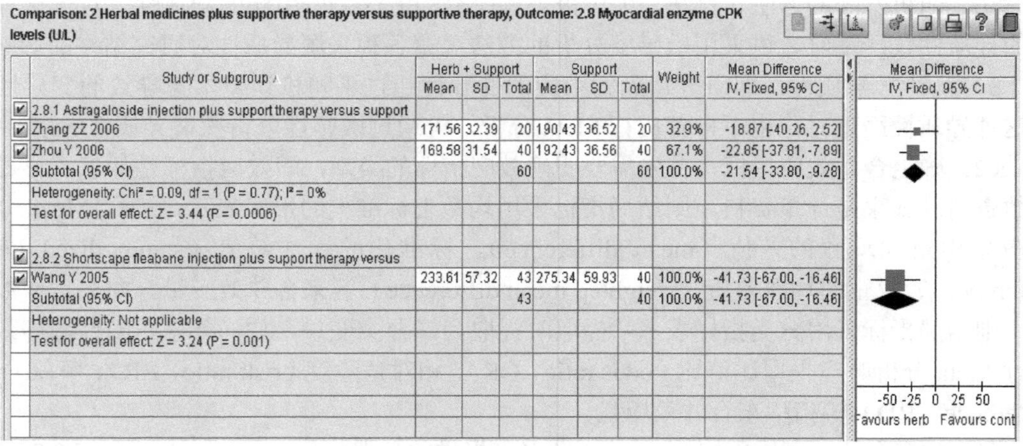
Comparison: 2 Herbal medicines plus supportive therapy versus supportive therapy, Outcome: 2.8 Myocardial enzyme CPK levels (U/L)

Study or Subgroup	Herb + Support			Support			Weight	Mean Difference
	Mean	SD	Total	Mean	SD	Total		IV, Fixed, 95% CI
2.8.1 Astragaloside injection plus support therapy versus support								
Zhang ZZ 2006	171.56	32.39	20	190.43	36.52	20	32.9%	-18.87 [-40.26, 2.52]
Zhou Y 2006	169.58	31.54	40	192.43	36.56	40	67.1%	-22.85 [-37.81, -7.89]
Subtotal (95% CI)			60			60	100.0%	-21.54 [-33.80, -9.28]
Heterogeneity: Chi² = 0.09, df = 1 (P = 0.77); I² = 0%								
Test for overall effect: Z = 3.44 (P = 0.0006)								
2.8.2 Shortscape fleabane injection plus support therapy versus								
Wang Y 2005	233.61	57.32	43	275.34	59.93	40	100.0%	-41.73 [-67.00, -16.46]
Subtotal (95% CI)			43			40	100.0%	-41.73 [-67.00, -16.46]
Heterogeneity: Not applicable								
Test for overall effect: Z = 3.24 (P = 0.001)								

图 5-4 中草药联合支持治疗与单纯支持治疗对病毒性心肌炎心肌酶指标 CPK 的影响

此例中 2.8.1 亚组，异质性分析结果显示 $I^2=0$，$P=0.77$，可以认为各研究间的异质性可以忽略，考虑这些研究的临床特征也比较相似，合并结果具有临床意义，采用固定效应模型进行效应合并，其实作者同时采用随机效应模型进行合并，结果与固定效应模型一致。2.8.2 亚组中仅有一个研究，因此无法进行效应合并，仅能进行单个研究的描述。

五、安全性分析

对于纳入研究干预措施的不良事件或不良反应，可通过统计描述，介绍不良事件或不良反应在纳入研究中出现的频率。同时通过对不良事件或不良反应的类型如胃肠道症状、神经系统症状等的介绍，描述不良事件或不良反应的累及器官并分析不良事件或不良反应产生的原因。通过对不良事件及不良反应的分析，评价干预措施的安全性。

六、卫生经济学指标分析

考虑到卫生经济学指标的特殊性，其资料可能仅有成本估计值，比如干预组总费用和对照组总费用，而没有标准差等资料，因此其合并分析方法不同于效应指标的合并分析。对于系统综述中卫生经济学指标的合并分析，并没有专门的统计分析方法，Cochrane 协作组提供的 Review Manger 软件也没有提供卫生经济学指标合并分析的方法。建议作者以其他资料类型提取卫生经济学指标，并进行描述性分析。

第四节　实 例 介 绍

本节以《中草药治疗高胆固醇血症的疗效和安全性》的系统综述为例介绍系统综述的选题、研究背景与合理性，评价的方法包括资料检索、质量评估、资料提取与分析。

一、提出研究问题

随着高胆固醇血症患病率的升高，治疗高胆固醇血症的药物也被不断推出，其中包括多种中草药，这些中草药治疗高胆固醇血症的临床试验引起了国内外研究者、医生和患者的关注。那么中草药在降低高胆固醇血症患者胆固醇水平方面是否有效？因此采用系统综述的方法评价不同中草药在降低高胆固醇血症患者胆固醇水平方面的疗效和安全性是回答这个问题的一种方法和途径。

二、研究背景及研究的必要性分析

高胆固醇血症是一种血液总胆固醇（total cholesterolemia，TC）水平异常升高的症状，它不是一种疾病而是一种代谢紊乱，目前高胆固醇血症的定义指出，血液 TC 浓度≥6.22mmol/L（240mg/dl）。高胆固醇血症是心血管疾病的危险因素，且常常与其他多种心血管危险因素同时存在。据 2002 年世界卫生组织估计，发达国家总疾病负担中 7.6% 是由血液 TC 水平升高所致，而发展中国家为 2%。目前治疗高胆固醇血症的西药有他汀类、贝特类、盐酸类、胆酸结合剂和专门针对绝经后妇女用的激素，尽管他汀类药物和其他降脂西药都具有较好的耐受性，但仍然有不良反应的报道。与西药不同的是，中草药均为"纯天然"植物，其被认为是相对安全的。中草药已广泛地用于治疗高胆固醇血症。有研究者对中药的降脂作用进行系统评价，结果提示部分中药可能具有潜在的降脂作用，但尚未有中草药对高胆固醇血症疗效的循证医学证据。

三、研究方法

1. 本系统综述的纳入标准

（1）研究类型　随机对照试验。

（2）研究的干预措施为以下之一：中草药，包括中草药的提取物、单味中药、中成药和多种药物组成的复方。研究的对照措施为以下之一：安慰剂、空白、西药。干预组和对照组可以接受相同的基础治疗，如西药等。

（3）试验对象　≥18岁的高胆固醇血症患者。

（4）诊断标准　TC≥6.22mmol/L（240mg/dl）。由于高胆固醇血症诊断标准的发展变化，其他高胆固醇血症的诊断标准也可接受。排除家族性和继发性高胆固醇血症。

（5）疗程　最短1个月。

2. 文献检索及截止日期

本研究以高胆固醇血症、TC、草药、随机、血脂等作为关键词，检索以下数据库：Cochrane 图书馆、MEDLINE、EMBASE、AMED、CBM、TCMLARS、CNKI、VIP、中国学术会议论文全文数据库。数据检索截至2010年7月。

3. 数据收集及分析

两名作者独立检索、筛选、提取和评价文献。意见不一致的由第三方决定。重复发表文献以资料最丰富的文献为主，最大限度收集信息。采用 Epidata 软件设计资料提取表，提取文献的基本信息（发表期刊、年、作者人数、资金资助等）、干预和对照措施、方法学信息（如随机序列产生的方法、随机隐匿的方法、盲法等）。对纳入文献的数量、样本含量、研究对象的年龄、疗程等资料采用 SPSS 软件进行分析。纳入研究的质量评价采用 Cochrane 手册的方法测量，并应用 GRADEpro 软件进行综合评价。对结果资料分析采用 Cochrane 协作网提供的 Revman 5.01 进行。二分类资料用相对危险度（RR）和95%可信区间（95% CI）描述结果并计算危险差（RD）。计量资料用均差（MD）和95%CI描述。

4. 结局指标

主要结局指标包括心血管事件，TC，低密度脂蛋白（LDL-C），高密度脂蛋白（HDL-C）。次要结局指标包括死亡，生存质量，甘油三酯（TG），体重，体质量指数（BMI），腰臀比（WHR），不良事件及成本。

四、研究结果

1. 检索结果

共检索5044篇，无未发表文献，文献检索及筛查流程见图5-5。

2. 纳入文献特征

共纳入22个试验（28篇文章），18个试验（23篇文章）以中文发表，其余4个试验（5篇文章）以英文发表。其中，有一个试验是三臂试验，其余为平行对照试验。2个试验是以安慰剂作对照，20个试验以西药作对照。

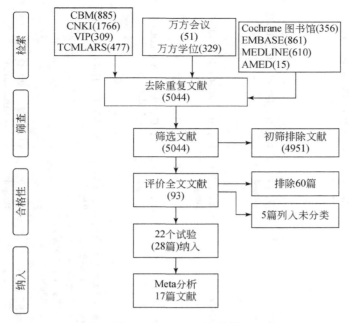

图 5-5　PRISMA 流程图

3. 研究对象特征

纳入共 2130 名受试者，其中中国受试者 1987 名，英国和意大利受试者共 143 名。平均样本量为 97 人（最少 28 人，最多 232 人）。年龄为 18～85 岁。18 个试验 1676 名受试者中，男性与女性之比为 1075∶753。5 个试验只纳入住院患者，4 个试验只纳入门诊患者，7 个试验既纳入住院患者也纳入门诊患者，6 个试验没有交代受试者来源。各纳入研究的基本情况见表 5-3。

4. 诊断标准

12 个试验只纳入单纯高胆固醇血症者，7 个试验纳入高胆固醇血症者伴高三酰甘油血症（混合型高脂血症），3 个试验纳入单纯高胆固醇血症者及混合型高脂血症者。2 个试验的诊断标准为 1997 年制定的国家高胆固醇血症诊断标准（Fang，1997），20 个试验没有交代诊断标准。

5. 干预措施

本系统评价对 5 种中草药治疗高胆固醇血症的疗效和安全性进行评价。18 个试验评价血脂康，各有 1 个试验分别评价洋蓟叶提取物胶囊、甘蔗原素、大明胶囊和清脂灵汤剂。治疗时间为 1～6 个月（14 个试验的治疗时间均为 2 个月）。对照措施有普伐他汀、辛伐他汀、烟酸肌醇酯、阿托伐他汀、洛伐他汀、脂必妥和安慰剂。

6. 结局指标报告

没有试验报告心血管和生存质量事件，其他结局指标均有报告。1 个试验报告了成本；19 个报告了中草药的不良反应；14 个试验观察到轻度不良反应事件；5 个试验报道无不良反应；3 个试验未报告中草药是否有不良反应。纳入试验的中草药未见严重不良反应，常见不良反应为胃肠道症状，如胃胀气、腹泻、便秘等。研究结果测定均在治疗结束后，无干预后随访信息。

表 5-3 各纳入研究基本情况

研究编号	干预（I）和对照（C）措施	随机分组人数	年龄/岁	性别	干预组 给药途径、剂量	干预组 成分	干预组 不良反应	对照组给药途径、剂量	疗程	结局指标
Bundy R, 2008	I: 洋蓟叶提取物 C: 安慰剂	I: 38 C: 37 总: 75	NR	NR	口服，1次/天，1280mg/d	320mg 洋蓟叶广谱水萃取液[（4-6）：1]，2.5% 总咖啡酰奎尼酸，0.1% 木犀草素-7-O-葡萄糖醛酸苷	胃胀气；便秘；腹泻；疲倦；口干；肿胀	口服，1次/天，1280mg/d	12 周	TC, LDL-C, TG, HDL-C
陈莉莉, 2002	I: 血脂康 C: 辛伐他汀	I: 34 C: 31 总: 65	I: 55.2±3.8 C: 56.7±3.1	女: 14 男: 51	口服，3次/天，3.6g/d	红曲，每粒含洛伐他汀 ≥2.5mg，每粒胶囊 0.3g	NR	口服，1次/天，10mg/d	4 周	TC, LDL-C, TG, HDL-C
邓羽明, 2006	I: 血脂康 C: 辛伐他汀	I: 45 C: 55 总: 100	I: 70.76±4.64 C: 65~84	女: 38 男: 62	口服，2次/天，1.2g/d	红曲，每粒含洛伐他汀 ≥2.5mg，每粒胶囊 0.3g	未观察到	口服，1次/天，20mg/d	8 周	TC, LDL-C, TG, HDL-C
丁伟, 1999	I: 血脂康 C: 辛伐他汀	I: 40 C: 40 总: 80	62~85	女: 13 男: 67	口服，2次/天，1.2g/d	红曲，每粒含洛伐他汀 ≥2.5mg，每粒胶囊 0.3g	NR	口服，1次/天，10mg/d	4 周	肝肾功能，TC, LDL-C, HDL-C
冯笑予, 2006	I: 血脂康 C: 烟酸肌醇酯	I: 116 C: 116 总: 232	I: 52.6±10.4 C: 53.3±10.8	女: 100 男: 132	口服，2次/天，2.4g/d	红曲，每粒含洛伐他汀 ≥2.5mg，每粒胶囊 0.3g	腹胀（1.22%），胃痛（0.3%），皮疹（0.15%），谷丙转氨酶升高（0.32%），胆碱激酶增加（0.36%）	口服，3次/天，0.6g/d	8 周	TC, TG, HDL, LDL-C
Francini-Pesenti F, 2008	I: 甘蔗原素 C: 安慰剂	I: 34 C: 34 总: 68	I: 48±5 C: 53±6 20~65	NR	口服，1次/天，10mg/d	10mg 的脂肪(伯醇与古巴甘蔗蜡混合物)	胃肠道症状	口服，1次/天，10mg/d	8 周	体重，身体指数，TC, TG, HDL, LDL-C
华东, 2008	I: 血脂康 C: 辛伐他汀	I: 70 C: 66 总: 136	30~80	女: 47 男: 89	口服，2次/天，1.2g/d	红曲，每粒含洛伐他汀 ≥2.5mg，每粒胶囊 0.3g	恶心和轻微腹胀，天冬氨酸转氨酶增加	口服，1次/天，10mg/d	8 周	LDL-C, HDL-C, TC, TG

续表

研究编号	干预（I）和对照（C）措施	随机分组人数	年龄/岁	性别	干预组成分	给药途径、剂量	不良反应	对照组给药途径、剂量	疗程	结局指标
Jing A, 2009	I: 大明胶囊 C: 普伐他汀	I: 30 C: 30 总: 60	>18	NR	决明子：大黄：丹参：人参=12:12:6:1	口服, 2次/天, 4g/d	腹泻 (3)	口服, 1次/天 10mg/d	8周	LDL-C, HDL-C, TC, TG
李克乐, 2006	I: 血脂康 C: 辛伐他汀	I: 40 C: 40 总: 80	I: 55.5±10.6, 36~75 C: 56.1±10.2, 38~76	女: 25 男: 55	红曲, 每粒含洛伐他汀≥2.5mg, 每粒胶囊0.3g	口服, 2次/天 1g/d	丙氨酸转氨酶增加 (2), 腹胀 (2)	口服, 1次/天 10mg/d	8周	TC, TG, HDL-C, LDL-C, 血糖, ALT, BUN, Cr, 血常规, 尿常规
李丽华, 2005	I: 血脂康 C1: 辛伐他汀 C2: 普伐他汀	I: 20 C1: 20 C2: 20 总: 60	I: 60±8 C1: 58±8 C2: 63±12	女: 28 男: 32	红曲, 每粒含洛伐他汀≥2.5mg, 每粒胶囊0.3g	口服, 2次/天 1.2g/d	未观察到	C1: 10mg/d C2: 20mg/d	12周	TC, TG, HDL-C, LDL-C, 血脂, 血压, 肝肾功能, 心率
刘亮, 2000	I: 血脂康 C: 烟酸肌醇酯	I: 60 C: 58 总: 118	30~70	女: 51 男: 67	红曲, 每粒含洛伐他汀≥2.5mg, 每粒胶囊0.3g	口服, 2次/天 1.2g/d	胃部不适和腹泻 (2); 肌肉痛 (3); 血清谷丙转氨酶增加 (4)	口服, 2次/天 0.8g/d	24周	TC, TG, HDL-C, LDL-C, CPK, 肝肾功能, 血常规, 心电图, 尿常规
陆国平, 1998	I: 血脂康 C: 辛伐他汀	I: 15 C: 13 总: 28	NR	女: 10 男: 18	红曲, 每粒含洛伐他汀≥2.5mg, 每粒胶囊0.3g	口服, 1次/天 1.2g/d	NR	口服, 2次/天 20mg/d	12周	TC, TG, HDL-C, LDL-C, ApoA1, ApoB, Lp (a), TC-HDL-C/HDL-C
马艳玲, 2002	I: 血脂康 C: 脂必妥	I: 30 C: 30 总: 60	I: 40~84 C: 42~81	女: 32 男: 28	红曲, 每粒含洛伐他汀≥2.5mg, 每粒胶囊0.3g	口服, 3次/天 1.8g/d	未观察到	口服, 3次/天 2.7g/d	4周	TC, TG, HDL-C, LDL-C, 心率, 血压, 体重
漆满英, 2004	I: 血脂康 C: 辛伐他汀	I: 112 C: 112 总: 224	NR	NR	红曲, 每粒含洛伐他汀≥2.5mg, 每粒胶囊0.3g	口服, 2次/天 2.4g/d	胃肠道症状 (14); 血清谷丙转氨酶增加 (4)	口服, 1次/天 10mg/d	8周	TC, TG, HDL-C, LDL-C, TC-HDL-C/HDL-C, 肝肾功能
全胜麟, 2003	I: 血脂康 C: 辛伐他汀	I: 56 C: 46 总: 102	60~80	女: 32 男: 70	红曲, 每粒含洛伐他汀≥2.5mg, 每粒胶囊0.3g	口服, 2次/天 1.2g/d	恶心和食欲不振 (3); 轻微胀 (2)	口服, 1次/天 20mg/d	8周	TC, TG, HDL-C, LDL-C, 肝肾功能, 肌酶, 血糖, 血常规, 尿常规, 心电图

续表

研究编号	干预（I）和对照（C）措施	随机分组人数	年龄/岁	性别	干预组给药途径、剂量	干预组成分	干预组不良反应	对照组给药途径、剂量	疗程	结局指标
田霞，2007	I: 清脂灵汤剂 C: 辛伐他汀	I: 36 C: 32 总: 68	I: 55.2±9.25，35~78 C: 61.6±8.80	女: 31 男: 37	口服，2次/天，600ml/d	清脂灵汤剂：荷芎、黄芩、芦荟、草决明、山楂、荷叶、月参、夏枯草、何首乌、黄芪	轻微腹泻（2）；胃肠道症状（3）	口服，1次/天，10mg/d	3个月	TC, TG, HDL-C, LDL-C, 血压、体重、营养、肝肾功能
王大果，2003	I: 血脂康 C: 普伐他汀	I: 37 C: 42 总: 79	I: 52±9 C: 56±1	女: 33 男: 46	口服，2次/天，1.2g/d	红曲，每粒含洛伐他汀 2.5mg，每粒胶囊 0.3g	NR	口服，1次/天，10mg/d	8周	TC, LDL-C, TG, HDL-C
王文宏，2006	I: 血脂康 C: 阿托伐他汀	I: 68 C: 74 总: 142	I: 60~80 C: NR	女: 62 男: 80	口服，2次/天，1.2g/d	红曲，每粒含洛伐他汀 2.5mg，每粒胶囊 0.3g	未观察到	口服，1次/天，10mg/d	8周	TC, HDL-C, LDL-C
王旭玲，2004	I: 血脂康 C: 辛伐他汀	I: 16 C: 14 总: 30	I: 58±10 C: 52±10	女: 10 男: 20	口服，2次/天，1.2g/d	红曲，每粒含洛伐他汀 2.5mg，每粒胶囊 0.3g	未观察到	口服，1次/天，20mg/d	8周	TC, HDL-C, LDL-C, 肝肾功能、血糖、血尿常规、心电图
徐成斌，2000	I: 血脂康 C: 普伐他汀	I: 119 C: 76 总: 195	I: 61±5 C: 61±8	女: 76 男: 119	口服，1次/天，0.6g/d	红曲，每粒含洛伐他汀 2.5mg，每粒胶囊 0.3g	皮疹（1）；腹胀和便秘（2）	口服，1次/天，1/2片/d	24周	TC, TG, HDL-C, LDL-C, LDL-C/HDL-C, TC-HDL-C/HDL-C, ALT, ALP, AST, CPK, CREA, BUN, GLU, 血尿常规
徐胜国，2002	I: 血脂康 C: 洛伐他汀	I: 34 C: 34 总: 68	I: 52±6.8，25~66 C: 56±7.3，28~69	女: 24 男: 44	口服，2次/天，1.2g/d	红曲，每粒含洛伐他汀 2.5mg，每粒胶囊 0.3g	谷丙转氨酶稍增（3）；腹胀（1）；胆碱激酶稍增（1）；瘙痒（1）	口服，1次/天，20mg/d	8周	TC, TG, HDL-C, LDL-C, SGPT, CK, 血糖、血尿常规、心电图
张刚，2005	I: 血脂康 C: 阿托伐他汀	I: 30 C: 30 总: 60	I: 52±14 C: 55±15	女: 29 男: 31	口服，2次/天，1.2g/d	红曲，每粒含洛伐他汀 2.5mg，每粒胶囊 0.3g	胃痛（1）；腹胀（2）	口服，1次/天，10mg/d	8周	TC, TG, LDL-C, HDL-C, 尿蛋白、ALT、心电图、血糖、血常规、CK、不良事件

NR: 未报告

7. 纳入文献的偏倚控制

所有试验均制定了纳入标准，13 个试验制定了排除标准。3 个研究报告了随机序列产生的方法；1 个研究报告实行了分组隐匿；3 个研究报告采用了盲法；14 个研究报告了不完整结果数据；11 个试验存在选择性报告。根据 Cochrane 系统评价手册偏倚评价标准，应用 Cochrane 图书馆系统综述撰写软件 Review Manager 生成的纳入研究质量评价结果见图 5-6。

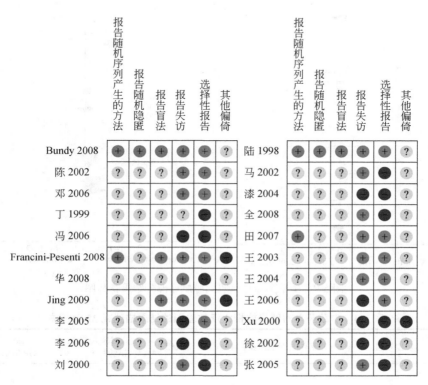

图 5-6　纳入研究的质量评价结果

8. 干预效果

单个试验的结果描述和多个试验的 Meta 分析结果报告如下（详见图 5-7，表 5-4）：

（1）单味中药　与安慰剂相比，洋蓟叶提取物胶囊和甘蔗原素药片在疗效方面的差异无统计学意义。

（2）中成药　18 个临床试验评价了血脂康的疗效，受试对象共 1783 人，干预组 913 人，对照组 870 人。与普伐他汀、辛伐他汀或洛伐他汀相比，血脂康在疗效方面的差异无统计学意义。与烟酸肌醇相比，血脂康在降低 TC 方面有优势，差异有统计学意义，MD −0.90，95%CI（−1.13，0.68）。与多烯康相比，血脂康在疗效方面有优势，差异有统计学意义，TC，MD −0.80，95%CI（−1.18，−0.42），LDL-C，MD −0.40，95%CI（−0.80，0.00）。1 个试验提示血脂康较普伐他汀具有较高的成本效应。大明胶囊在调节 TC 上效果不如普伐他汀，差异有统计学意义，MD 0.57，95%CI（0.07，1.07）。

（3）多种药物组成的复方　1 个试验报告了清脂灵汤剂，与辛伐他汀的比较，清脂灵汤剂在疗效方面无统计学差异。

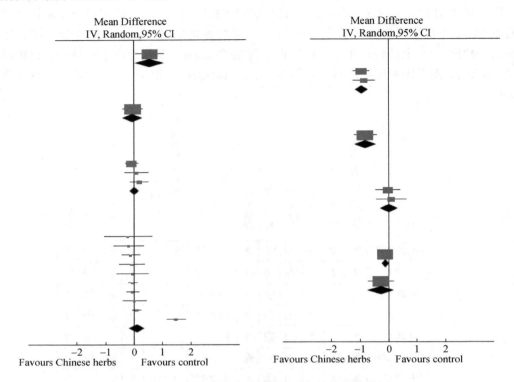

图 5-7　中草药治疗高胆固醇血症部分结果森林图

表 5-4　中草药与对照措施相比疗效差别的结果描述或 Meta 分析

结局指标及比较组	草药组与对照组指标的 MD 及 95%CI	受试对象人数（试验数）	试验质量（GRADE 评价）
TC			
大明胶囊与普伐他汀比较	0.57（0.07，1.07）	60（1）	⊕○○○非常低 [1, 2, 3]
清脂灵汤剂与辛伐他汀比较	−0.03（−0.37，0.31）	68（1）	⊕○○○非常低 [2, 3, 4]
血脂康与普伐他汀比较	0.03（−0.13，0.20）	314（3）	⊕○○○非常低 [1, 2, 3, 4, 5]
血脂康与辛伐他汀比较	0.11（−0.15，0.38）	885（10）	⊕○○○非常低 [1, 2, 4, 5]
血脂康与烟酸肌醇比较	−0.9（−1.13，−0.68）	254（2）	⊕○○○非常低 [1, 2, 3, 4, 5, 6]
血脂康与多烯康比较	−0.8（−1.18，−0.42）	60（1）	⊕○○○非常低 [1, 2, 3, 4, 5]
血脂康与阿托伐他汀比较	−0.03（−0.29，0.36）	202（2）	⊕○○○非常低 [1, 2, 3, 4, 5, 6]
血脂康与洛伐他汀比较	−0.1（−0.22，0.02）	68（1）	⊕○○○非常低 [1, 2, 4, 5, 6]
洋蓟叶提取物与安慰剂比较	−0.18（−0.49，0.13）	68（1）	⊕⊕⊕○中等 [1]
甘蔗原素药片与安慰剂比较	0（−0.34，0.34）	63（1）	⊕○○○非常低 [1, 2, 3]
TG			
大明胶囊与普伐他汀比较	−0.64（−1.31，0.03）	60（1）	⊕○○○非常低 [1, 2, 3]
清脂灵汤剂与辛伐他汀比较	−0.18（−0.41，0.05）	68（1）	⊕○○○非常低 [2, 3, 4]
血脂康与普伐他汀比较	−0.04（−0.16，0.07）	312（3）	⊕○○○非常低 [1, 2, 3, 4, 5]

续表

结局指标及比较组	草药组与对照组指标的 MD 及 95%CI	受试对象人数（试验数）	试验质量（GRADE 评价）
血脂康与辛伐他汀比较	−0.02（−0.09，0.04）	703（8）	⊕⊖⊖⊖非常低 [1, 2, 4, 5]
血脂康与烟酸肌醇比较	0.24（0.05，0.42）	232（2）	⊕⊖⊖⊖非常低 [1, 2, 3, 4, 5, 6]
血脂康与多烯康比较	−0.3（−0.66，0.06）	60（1）	⊕⊖⊖⊖非常低 [1, 2, 4, 5, 6]
血脂康与阿托伐他汀比较	0.07（−0.28，0.42）	60（1）	⊕⊖⊖⊖非常低 [1, 2, 3, 4, 5]
血脂康与洛伐他汀比较	−0.06（−0.19，0.07）	68（1）	⊕⊖⊖⊖非常低 [1, 2, 4, 5, 6]
洋蓟叶提取物与安慰剂比较	−0.14（−0.41，0.13）	68（1）	⊕⊕⊕⊖中等 [1]
甘蔗原素药片与安慰剂比较	0（−0.24，0.30）	63（1）	⊕⊖⊖⊖非常低 [1, 2, 3]
HDL-C			
大明胶囊与普伐他汀比较	0.1（−0.06，0.26）	60（1）	⊕⊖⊖⊖非常低 [1, 2, 3]
清脂灵汤剂与辛伐他汀比较	0.52（0.22，0.82）	68（1）	⊕⊖⊖⊖非常低 [2, 3, 4]
血脂康与普伐他汀比较	−0.01（−0.11，0.09）	307（3）	⊕⊖⊖⊖非常低 [1, 2, 3, 4, 5]
血脂康与辛伐他汀比较	0.02（−0.09，0.14）	805（9）	⊕⊖⊖⊖非常低 [1, 2, 4, 5]
血脂康与烟酸肌醇比较	0.18（0.09，0.27）	288（2）	⊕⊖⊖⊖非常低 [1, 2, 3, 4, 5, 6]
血脂康与多烯康比较	0（−0.21，0.21）	60（1）	⊕⊖⊖⊖非常低 [1, 2, 3, 4, 5]
血脂康与阿托伐他汀比较	−0.15（−0.23，−0.06）	202（2）	⊕⊖⊖⊖非常低 [1, 2, 4, 5]
血脂康与洛伐他汀比较	0.04（−0.02，0.1）	68（1）	⊕⊖⊖⊖非常低 [1, 2, 4, 5, 6]
洋蓟叶提取物与安慰剂比较	0.02（−0.19，0.23）	68（1）	⊕⊕⊕⊖中等 [1]
甘蔗原素药片与安慰剂比较	0.04（−0.12，0.20）	63（1）	⊕⊖⊖⊖非常低 [1, 2, 3]
LDC-C			
大明胶囊与普伐他汀比较	0.2（−0.15，0.55）	60（1）	⊕⊖⊖⊖非常低 [1, 2, 3]
清脂灵汤剂与辛伐他汀比较	−0.59（−0.92，−0.26）	68（1）	⊕⊖⊖⊖非常低 [2, 3, 4]
血脂康与普伐他汀比较	−0.11（−0.28，0.05）	307（3）	⊕⊖⊖⊖非常低 [1, 2, 3, 4, 5]
血脂康与辛伐他汀比较	0.12（−0.11，0.35）	885（10）	⊕⊖⊖⊖非常低 [1, 3, 4, 5]
血脂康与烟酸肌醇比较	−0.58（−0.93，−0.23）	314（2）	⊕⊖⊖⊖非常低 [1, 2, 3, 4, 5, 6]
血脂康与多烯康比较	−0.40（−0.80，0.00）	60（1）	⊕⊖⊖⊖非常低 [1, 2, 4, 5]
血脂康与阿托伐他汀比较	0.12（−0.19，0.43）	202（2）	⊕⊖⊖⊖非常低 [1, 2, 4, 5]
血脂康与洛伐他汀比较	0.08（−0.07，0.23）	68（1）	⊕⊖⊖⊖非常低 [1, 3, 4, 5, 6]
洋蓟叶提取物与安慰剂比较	−0.06（−0.24，0.12）	68（1）	⊕⊕⊕⊖中等 [1]
甘蔗原素药片与安慰剂比较	−0.05（−0.40，0.30）	63（1）	⊕⊖⊖⊖非常低 [1, 2, 3]

注：1. 没有报告随机序列产生的方法；2. 没有报告隐匿分组的方法；3. 可信区间较宽；4. 没有报告盲法信息；5. 选择性报告结果；6. 没有交代失访原因

五、讨论与结论

本系统综述纳入的 22 个临床试验中，受试者代表性较好，年龄和性别分布与人群高胆固醇血症患者的年龄分布和性别构成较为一致，但大多数受试者来自中国人群，为小样本试验，GRADE 质量评价结果显示研究的质量不高。本综述结果显示部分中草药在降低血脂水平方面较西药疗效好且成本效果高，中草药在降脂过程中存在一些一般不良反应，但无严重不良反应报道。但本研究没有报告终点结局，对于替代结局指标的结果只能作为进一步研究的证据，对终点结局的效果需采用设计严谨的随机对照试验加以验证。在指导临床用药中，此系统综述结果只能应用于以上纳入文献中已验证疗效的中草药的研究，且对中草药的不良反应仍需要进一步监测，在今后的临床试验和观察性研究（如队列研究）中应该进一步监测和报告不良反应。本系统综述对中草药治疗高胆固醇血症随机对照试验研究的质量评估结果提示，应进行设计严谨、高方法学质量和大样本、在世界范围内开展、结果定义准确完整、详细监测不良反应的研究，以提供更有力的证据来评估中草药在降脂方面的疗效和安全性。

尽管本研究进行了全面的检索，仍然只纳入到 22 个临床试验。在这 22 个临床试验中，在中国开展且以中文发表为主，干预措施在推广应用于其他人群时需进行进一步评价。本研究最大限度地避免语言和地域偏倚，但是不排除潜在发表偏倚。本研究进行了广泛的对未发表资料的检索，却没有可纳入的文献，但同时，本研究不否认存在阴性结果未被发表的事实。

由于纳入临床试验的方法学和设计质量不高，不能对中草药治疗高胆固醇血症的有效性和安全性做出结论。根据目前研究结果，血脂康与西药在治疗高胆固醇血症患者上的评估值得关注。在研究的方法学方面，随机序列产生的方法、分组隐匿、盲法等方法学问题应予以关注，临床试验研究方案应在国际认可的临床试验中心进行注册。为提高试验的质量，在设计试验之前且在权威组织注册试验之前，建议所有研究人员都应参加必要的临床试验方法学培训。

第六章 中药新药申报资料中常见问题的分析

第一节 药学方面的常见问题

一、制备工艺

剂型选择的依据：有些未充分了解所选剂型的特点和局限性，盲目求"新"或赶时髦而选择某些新剂型；有些未考虑临床对所选剂型是否需要，或所选剂型的给药途径是否适于临床适应证。剂型选择的依据，要从处方药物成分的理化性质（如溶解性、酸碱性、极性、解离度、稳定性等）方面，考虑所选剂型是否会影响制剂中药物的释放、吸收或稳定性。要充分考虑用药剂量。胶囊一次服用 6 粒以上则偏多；制成颗粒剂则不会偏多。若能制成胶囊，则不宜制成颗粒剂，颗粒剂服用不如胶囊方便。

二、工艺路线设计

首先要从处方药味所含的有效成分的理化性质、有关药材提取物的现代药理报道、中医临床用药情况及剂型要求等方面阐述设计思路和依据，以说明处方中各药味的处理方法（如水提、醇提、打粉等）及所采用的成型工艺路线；其次要设计多条工艺路线进行实验对比。

对于打粉入药，要充分说明药材生粉入药的理由，而且不宜多药味以生粉入药，避免造成服用量偏大或卫生学指标难以控制。

挥发油的提取与包合：①未提供某些含挥发油药材不提取挥发油的依据；②挥发油与制剂的疗效有关，但未考虑提取挥发油；③固体制剂中，挥发油未设计对其包合，以增加其稳定性。

醇提与水煎：①对方中药味所含的有效成分的性质未加分析，就盲目沿袭传统用药习惯而设计将全方药材用水煎提，如青皮、大黄等；②对某些既含水溶性又含醇溶性有效成分的药材，未说明理由而设计单用水提或单用醇提，如丹参、五味子等。

分提与混提：①未考察药材中有效成分的理化性质或配伍变化（如生物碱类与有机酸类、鞣质类成分在共煎中可形成沉淀而在滤过操作中损失）而设计群药混提；②一些药味可混提而设计为分提，致使工艺复杂化。

三、工艺条件的优选

自拟的炮制方法应提供理由和检验标准，并适合大生产。粉碎要提供药材打粉的出粉率，找出出粉率偏低的原因。

提取工艺：①正交试验的具体实验方法不明确（如未说明试验中药材的投料量、药材的含量、评价指标的测定方法与计算方法）；出膏率不应完全作为量化指标，水提和醇沉不宜放在同一正交表中。②因素水平选择欠妥，随意性太大，缺预试验摸索。③评价指标的含义表述不清，如"黄芩苷含量%"。④所选定的方案在正交表中不含或与直观分析的结果不一致时，未进行说明或进行验证。⑤多指标评价时，应用综合评分法计分所设计的权重系数缺乏依据。

纯化工艺：①醇沉，未考察醇沉前药液浓缩程度、醇沉浓度、放置时间、放置温度等因素对有效成分的影响，未与醇沉前比较；可以通过正交试验，也可以单因素逐个做。②高速离心法，未提供具体的工艺条件（如药液的相对密度、转速）；未说明高速离心前后有效成分的变化；3000～4000 转/分的转速偏低。③大孔吸附树脂法，未按有关技术要求提供树脂的相关资料及大孔树脂法纯化工艺的研究资料（尤其是未对成品中大孔吸附树脂的有机残留物进行检测）。

挥发油包合工艺：①未提供包合工艺的研究资料；②包合试验的设计或内容过于简单，难以说明所确定的包合工艺条件是否合理。

浓缩与干燥工艺：未提供具体的工艺参数，如药液浓缩的程度（用相对密度表示，并注明测定温度）、干燥温度、真空度、喷雾干燥进出口的温度等。

成型工艺：①未提供成型工艺的研究资料（如考察辅料种类、用量等因素对制成品质量的影响，并对成型工艺条件进行优选等）；②成型工艺影响因素考察或工艺条件优选时缺乏量化的评价指标，如丹皮酚直接加入颗粒中压片；③未提供辅料的标准出处和复印件。

灭菌：①含生药粉的制剂，未说明入药前生粉的灭菌方法或措施；②制法中未说明灭菌的工艺条件（如温度、时间、照射等）；③未提供灭菌条件选择的实验依据。

四、中试生产数据

提供的数据不全，常遗漏的数据包括中间体含量、辅料量及质量检测数据；成品率过高（≥100%）或过低（80%左右）；工艺改进后未重新提供三批中试样品的生产数据、考察工艺的稳定性。

五、质量标准及起草说明

多品种来源的药材要明确实际生产投料所选用的品种，如粉葛和野葛。生产所用药材最好固定一个产地。法定标准中未收载的品种要提供药材标准的研究资料和药政部门下发的药材标准的正式批件。地方标准中收载的品种要提供药材的含量测定数据（三批以上）和稳定性试验资料。药材的含量测定说明要包含含量测定用药材的产地；提供不同产地药材的含量测定数据；制剂与药材的含量测定方法不同时，对二种方法的含量测定数据进行对比。

药材的炮制方法应明确，如山楂和焦山楂。

含量测定要提供或说明含量测定指标选择的依据。对照品要说明来源、纯度，提供纯度测定的方法与相关图谱。对自制对照品，提供其结构确证的研究资料或有关图谱，或未进行光谱解析。

第二节　药理学方面的常见问题

一、药效学试验

中药新药药效学指标的设计应以临床经验为指导。主要药效学指标最好对（西医）病不对（中医）证，重在观察客观指标和客观记录。传统中药组方适应证一般比较宽泛，对功能主治的描述有其特殊性，如常见的"活血化瘀"、"清热解毒"、"补气养血"、"滋阴润燥"、"补肾助阳"等，在药效学研究中虽有部分不甚成熟的动物"证"的模型，但不同申报材料对功效的理解，具体动物模型的选择差别很大。目前中药新药对临床适应证已有严格的限定，往往将适应证局限为某一具体的西医病症。例如："××总苷"临床拟用于智力障碍、健忘、老年痴呆，症见肾虚髓海亏虚，药效学试验除进行相关的学习记忆、改善脑供血指标外，还专门利用"氢化可的松小鼠肾阳虚模型"观察受试药物对学习记忆功能的影响，并观察"阳虚"动物的死亡率。这样利用中医证的病理模型是合理的。"××止痛消肿贴膏"与"××液"在功能主治中都有消肿止痛、活血化瘀的作用，针对"活血化瘀"功效，两家申报单位都提供了试验资料，前者的化瘀试验是观察大鼠尾根部被重物击打致急性挫伤的消肿作用，而后者则观察对肾上腺素、冰水致血瘀大鼠的改善血液流变学作用，显然，前者对化瘀作用的观察，更能反映受试药物的临床功效。

主要指标与次要指标的关系问题：就指标设计而言，针对主症的主要药效学指标应该做深做透，而与主症相关性较差的指标可少做或不做。例如：××酊是一个治疗牙痛的外用酊剂，镇痛应是其主要药效，申报单位做了三个镇痛试验，除常规的热板、扭体外，仅增做了一项豚鼠牙龈电刺激镇痛试验，这对于评价受试药物的药效尚显不足，故要求其补做家兔牙髓刺激镇痛试验。而另一种外用制剂——牙痛酊，在镇痛试验设计中采用了大鼠牙髓电刺激，则可认为合格。在指标选择时，针对病因的指标往往较针对症状的指标更有说服力，如同样治疗痴呆的药物。××总苷所做指标为对小鼠学习记忆的影响、对乙醇诱导小鼠记忆再现缺失的保护作用、对亚硝酸钠引起的小鼠记忆巩固障碍的影响、对氢化可的松致肾阳虚小鼠学习记忆功能的影响、对局灶性脑缺血-再灌注痴呆大鼠学习记忆障碍的影响、对神经细胞凋亡作用的影响等。××胶囊所做指标为利用自然衰老大鼠模型、双侧颈总动脉结扎致痴呆大鼠模型，除考察其对空间学习记忆功能的影响外，还观察了海马CA1区锥体细胞层神经元的减少情况，神经营养因子3（NT3）、神经生长因子（NGF）及其受体TrkA的表达情况；研究受试药物对兴奋性氨基酸注射致基底前脑胆碱能神经元损毁大鼠的空间及被动回避学习记忆功能的影响；对D-半乳糖注射所致小鼠脑老化模型的学习记忆能力的影响，并测定脑组织中过氧化脂质的含量；对大鼠急性局灶性脑血管损伤模型影响等。相对而言，后者在针对病因的指标上较前者更加深入。而另一种原拟治疗痴呆的药物——××胶囊因主要选择针对症状的指标，如学习记忆等，在上会评审时因其治疗功效不被认可，只能将适应证修订为健忘症。

中医证、西医病都无合适的病理模型的问题：对于这些无合适病理模型的新药药效学试验，只能采用相关的药效指标来进行判断，这在西药的新药筛选、研究、开发过程中也是常有的，如抗癫痫药，动物无癫痫病模型，但癫痫病往往伴有惊厥，故多数抗癫痫药都是从抗惊厥药中进行筛选出来的，有抗癫痫作用的药物，均有抗惊厥作用，有抗惊厥作用的药物，可能具有抗癫痫的作用。

防治性用药和治疗性用药问题：一般药效学研究中常用防治性给药方式观察药效，而临床大多为治疗性给药，因此对有些病种如单用防治性给药方式观察药效，则很有可能要求做治疗性给药的药效。如"××颗粒"：处方为老中医经验方，功效为清热解毒，凉血消痤。主要用于青春期痤疮。药效学进行了体外抗菌（包括厌氧菌、痤疮丙酸杆菌等）、抗炎试验、对雌激素的影响等，从试验设计看基本合理，因为动物无痤疮病，所以无法造成痤疮模型。此外，还有一些治疗痔疮的新药，同样由于动物无痔疮这一病症，其药效学试验也无法造成痔疮模型，所以也只能找一些相关的指标如抗炎、镇痛、止血、抗菌（局部溃疡模型）作用来进行试验，也基本认可。

药效学试验指标评价问题：行为活动、病理切片、微循环试验血液流态等的观察，往往缺乏量化、至少是半量化的分级评判标准。例如××胶囊中的大鼠慢性萎缩性胃炎，其胃黏膜病理形态观察仅有照片及文字性描述，缺乏量化分析。又如××酊药效试验设计了一项对产黑色素类杆菌致豚鼠牙龈炎的治疗作用，此模型基本合理，但仅以肉眼观察牙龈炎的病变情况，病理检查仅选 4/8 样本，且缺乏量化可比性的疗效指标。

对照设置不合理问题：申报资料未设空白对照（或假手术对照），故难以判断模型是否成功。

试验设计中动物选择的问题：存在主要药效学试验中未选择两种不同动物或两种不同方法进行试验的情况。例如：××颗粒的功能为益气固摄、养血止血，用于脾虚失摄，经血非时而下。药效学试验主要进行了子宫平滑肌收缩和止血两个方面的试验。收缩子宫平滑肌是本品的主要药效之一，但只进行一种动物离体子宫平滑肌试验不能很好地说明问题，应再增加一种动物离体子宫平滑肌试验和两种不同动物在体子宫平滑肌试验。

剂量设计中的问题：在预试验中可经等效剂量的计算选择合适的剂量，由于动物与人之间对药物的敏感性不完全一致，如试验中在更小的剂量或更大的剂量时产生明显药效也是可以的，但必须在资料中说明，并要求临床进行 II 期临床来选择合适的剂量。对于没有临床用药依据者，临床用药剂量应根据药效学试验剂量来推断，有些资料根据文献报道来确定临床使用剂量，不可取，应以受试物的试验结果来确定。

实验方法描述不详的问题：这种情况给评价试验方法的可靠性和科学性造成困难。例如：用腺嘌呤拌食喂饲大鼠制备慢性肾衰模型，没有说明如何保证每只大鼠食入量的一致，没有给出实验各组动物发病率及病情是否一致的检测结果，有的没有详细说明测定方法，有的给药方法、途径没有表述等。

二、药理学资料

目前对急毒试验的看法，认为 LD_{50} 测定存在明显的不足：动物消耗量大，获得的信息有限，测得的 LD_{50} 值并不精确。从新药安全性评价角度来讲，需要的不是精确的 LD_{50} 值，而是更多的毒理学信息。目前 ICH 已主张不采用 LD_{50} 测定的方法。

国际上急性毒性试验的主要要求，原则上：用尽可能少的动物获得尽可能多的急性毒性信息。内容上：只需提供近似致死量（最大耐受量）和详细观察记录（中毒记录）。方法上：最大耐受量试验（固定剂量法、近似致死量法）。长期毒性试验是保证临床用药安全的关键，是判断一个候选药物是否有进一步开发的价值、通过权衡利弊能否过渡到临床的重要依据之一。长期毒性试验应在药理学试验（药效，药代，一般药理，急性毒性试验）之后进行；试验设计应由药学、药理、毒理、临床研究人员，最好是还有统计学人员共同制定。长期毒性试验常见问题：①低剂量等于或低于药效学的有效剂量，未找到安全剂量；②高剂量设计过低而未找到毒性剂量。以为毒性高剂量做到相当于人临床剂量的 50 倍就可以了。

中药的毒性试验的给药时间，在充分考虑其特殊性的前提下，应根据临床用药的实际情况并结合主治（适应证）的特点来定，具体要求我国已基本参照 ICH，建议与 ICH 一致。具体规定为：临床用药期为 1 周内者，可做 2 周；1 周以上，2 周以内者，应为 1 个月；2～4 周者，应为 3 个月；4 周以上者，大鼠应为 6 个月，犬应为 9 个月。对需长期批复应用的药物，应做最长试验周期的长期毒性试验；对功能主治有若干项的，应按临床最长疗程的功能主治来确定长期毒性给药时间；对一些慢性病的治疗药，应根据疾病临床实际所需疗程按最长试验周期提供长期毒性资料。

为加快申报速度减少浪费，鼓励在长期毒性试验进行至与 II 期临床试验疗程相等的给药时间时提交申报资料。

对于含有毒性药材、非法定药材或有十八反、十九畏类中药，应做两种动物（啮齿类和非啮齿类）的长期毒性试验，试验周期应为临床疗程的 3～4 倍。有小毒的药材应注意用量不能超过药典用量。凡在近年来发现所研制的药材（原料）有毒性作用或在复方中含有有毒成分的均按毒性药材处理。例如：广防己、青木香等药材，含马兜铃酸。在药理毒理方面应首先做拆方试验以证明其为处方中不可缺少的药味，然后在原有毒理学试验的基础上，增加另外一种敏感动物的长期毒性试验；在长期毒性试验中，增加反映肾脏毒性（肾小管损害）的较灵敏的检测指标；长期毒性试验给药周期至少 3 个月（并注意致癌观察）。

毒理学实验结果的分析，要综合分析，注意系统性和关联性的探讨。确定无毒反应剂量、毒性反应剂量及安全剂量范围。注意差异的生物学意义与统计学意义的关系：没有统计学意义不等于没有生物学意义；有统计学意义也不等于有生物学意义。大鼠雌、雄的摄食量和体重合并统计，较为不妥。因为，随时间的延长，如 6 个月时间，雄性大鼠体重可达 500 g，雌性大鼠 200 g，如合并统计会造成标准差很大；摄食量也一样，结果性别差异的现象被掩盖。病理报告书应杜绝由本实验室出具，必须是由专门的从业人员出具。

第三节　临床方面的常见问题

文献综述和中医理论论证应尽可能地查阅资料，引用最新的、有权威性的文献。文献一定要正确指出来源和出处。儿童用药最好引用儿童疾病的报道文献，引用成人的不妥。含有毒性药材的药，应考虑尽量缩短用药时间，提供解毒措施，综述一开始不要下结论性意见，如效果如何好，能治什么病等。应结合临床特点，写出不良反应。

方解不拘一格，注重流派，自圆其说即可，关键看临床试验结果。经典方要引入已有研究的佐证，从临床、药理角度阐述，指出相关性，如用清热解毒药治疗脑出血，两者之间的关系要有相应的基础研究数据和结果的支持。

临床方案设计中在主要试验目的基础上附带考察一至两个次要试验目的，则扩大了试验的观察领域，或得到更多的试验结果。方案设计时要对不同主次的试验目的表达清楚。例如：在治疗肥胖性脂肪肝的同时，还可以观察相关联的高脂血症及该药的减肥效应；在观察抗癌中药的同时，观察其增效减毒、提高生存质量的作用。这样通过对同一药物多角度、多领域试验效应的全面观察，不但展示了临床试验的层次和水准，也扩大了药物的适应范围。

对于无传统用药经验作指导者，通过剂量-反应对照可以分析不同服药剂量与疗效、不良反应之间的关系，以确定最佳服药剂量或范围。组间疗效无差异时，则选择剂量较低及毒副作用较小的剂量组。

正确实施合并用药的试验设计，可以为申报单位带来更多的利益。例如在进行试验用药治疗糖尿病研究的同时，观察部分合并使用西药降糖药的病例。这样可以取得独立降糖和合并西药使用共同降糖，并减少西药用量及其毒副作用的双重试验效果。万一中药疗效不佳，还可以作为西药的辅助用药获得出路。

作为慢性疾病本身的治疗，一般都需要随访，是否随访将对使用说明书的撰写产生影响。例如慢性支气管炎急性发作，不随访者多表述为"可用于……"；经过一个冬春随访者可表述为"主治……"。总之，本着实事求是的原则，资料做到什么程度，给予恰如其分的评价。

一、Ⅰ期临床试验中常见问题

1. 受试对象常见问题

年龄超出了 18～50 岁范围；男女例数相差较多或均为男性；未除外嗜烟、嗜酒、食物过敏史者；未排除可能影响试验结果和试验对象健康的隐性传染病等；受试例数太少，分组后，每组更少。

2. 给药方案常见问题

初试剂量确定无依据、不合理；剂量级别过少，级别间剂量级差不合理；同一个受试者同时接受剂量递增和积累耐受性试验；没有进行积累耐受性试验，分组太少，受试例数太少，观察时间太短，剂量设计不太合理。

3. 不良反应观察方面常见问题

观察项目和指标过少，缺乏全面观察；出现不良反应未引起重视，未做必要检查；对不良反应的处理未做详细说明；未对不良反应的具体情况详细说明和分析；未统计不良反应的发生率；对不良反应与药物应用的因果关系分析不恰当。

4. 观察、记录及试验总结中常见问题

缺病例报告表（CRF），或 CRF 太简单；异常指标无重复检测和随访；试验总结报告太简单；试验数据无统计学处理；试验结论不严谨；未对Ⅱ期临床给药方案提出建议。

二、Ⅱ期临床试验中常见问题

1. 改变剂型的新药，主治范围不得随意扩大或缩小

如有特殊情况确需调整功能主治，应在申报临床时提出申请，说明理由，经国家药品监督管理局批准实行。

2. 基本要求方面存在的问题

试验组例少于 100 例，主要病证少于 60 例；各医院病例分配不合理，观察的例数少于 20 例；有较多的非对照试验；Ⅱ期、Ⅲ期临床试验同时做，放在一起总结；附加了治疗方案范围以外的其他治疗因素。

3. 相关标准存在的问题

不是现行最新的、公认的标准；证候诊断标准不符合中医传统认识；所选证候与药物的组方治法不一致；缺疾病分型、分期、病情分级标准；疾病分型、分期、病情分级标准缺乏依据。

4. 纳入标准中存在的问题

年龄过宽、纳入病程不合理；没有考虑病理分型、病期、病情程度；没有考虑合并症、既往病史、治疗史等因素；治疗可比性分析方法错误。

5. 排除、剔除脱落中存在的问题

排除标准考虑不全，如治疗中风药；排除标准与剔除、脱落病例混在一起，排除了未按规定用药、无法判断疗效，或资料不全等影响疗效，或安全性无法判断者；对排除、剔除、脱落的病例未做具体情况说明和分析。

6. 用药和对照药方面常见问题

无临床研究用药样品的来源和批号；无对照品的来源和批号选择；对照药选用不合理；治疗药和对照药的用法用量不合理，对照药的用量与原标准不一致。

7. 疗效性评价方面存在的问题

指标设计不合理；指标观测时点不合理；缺乏疗效指标参数；疗效评价不全面；缺乏统计学结论和临床意义分析；缺乏临床疗效水平与现行临床治疗水平的比较。

8. 安全性评价存在的问题

安全性检查的指标不全面；无治疗前后安全性检查的具体例数、异常变化及其处理方法，随访情况；无安全性指标异常的分析；未说明有无治疗前异常，治疗后异常加重者。

三、Ⅲ期临床试验中常见问题

病例选择标准和给药方案与Ⅱ期临床无区别；为非对照试验；非盲法的开放试验。

四、Ⅳ期临床试验中常见问题

总例数不够；未注意不良反应的观察，安全性观察指标过少；缺少药物远期疗效的观察。

五、临床总结中存在的问题

缺少临床试验设计者，临床总结者，各临床负责人员的姓名、专业、职称及课题主要研究者签字、日期、各临床研究单位盖章等；对新药的综合评价不全面。

第四节 剂 量 问 题

任何药理毒理研究，剂量设计是关键。剂量设计科学、合理、准确，是试验成功的前提。剂量问题（如剂量的表示方法、换算和剂量设计等）是中药新药药理毒理申报资料中的常见问题。评价一个新药药理毒理研究剂量设计是否合理，首先需明确药物剂量的表示方法。化学药的药物剂量一般以重量/体重（mg/kg，g/kg）来表示，近年来用重量或活力/体表面积表示者越来越多。中药目前也多采用的是重量/体重的表示方法，但由于中药有不同类别，试验用受试物来源有所不同，故常见多种不同的表示方法，大致可归结为以下几种。

一、中药复方制剂

1. 以生药量 [g（生药）/kg（体重）] 表示

这是最常用的剂量表示法，无论是采用最后的制成品还是未加辅料之前的浸膏作为受试物，均可折合成生药量来表示。

2. 以浸膏量 [g（浸膏）/kg（体重）] 表示

一些试验采用了未加辅料的浸膏来进行试验，采用了浸膏量的表示方法。但采用该种表示方法时，需说明浸膏量相当于多少生药量，以便进行剂量间的折算。

3. 以制成品量 [（g（制成品）/kg（体重）或 mg（制成品）/kg（体重）] 表示

有些试验直接以最后的制成品进行试验，如采用胶囊粉末、颗粒、片剂直接进行试验，可用制成品量来表示，这时也需说明每克（或毫克）制成品相当于多少生药量。

二、有效成分或有效部位类

一般可用提取物或有效成分量来表示 [mg（提取物或有效成分）/kg（体重）或 g（提取物或有效成分）/kg（体重）]，也可用制成品量来表示。

三、中药注射剂

以药材投料者，可用生药量表示。以提取物投料者，可用提取物量表示。对于冻干粉针，除以上两种方法外，也可用制成品量表示。

四、人与动物及不同动物间剂量的换算

人和动物、不同动物对同一药物的耐受性是不同的。一般来说，动物的耐受性要比人大，即单位体重的用药量动物比人大；不同动物也因动物大小不同也存在耐受性的差异。因此，临床前药理毒理试验设计时常涉及人与动物之间、不同动物之间给药剂量的折算问题。关于剂量之间的折算，在多种试验参考书中均有描述，如《药理实验方法学》（徐叔云主编）、《中药药理研究方法学》（陈奇主编）、《中药新制剂开发与应用》（谢秀琼主编）、《新药临床前安全性评价与实践》（袁伯俊主编）等，这些方法基本是围绕体表面积来折算，试验时可参考上述方法。

五、药效学研究剂量设计

药效学研究剂量设计不合理主要表现为：①剂量设计过高，有些试验者单纯为了追求好的药效结果，提高剂量给药，设计的药效学给药剂量相当于临床拟用剂量按体表面积折算的等效剂量的很多倍（有些可达10倍甚至几十倍），在这种情况下，无法反映在临床拟用量下有效性的真实情况，同时留予毒性试验的剂量设置空间很窄。因此药效学剂量设计要适度，不能为出现"完美"的药效学结果而一味地提高剂量给药，最好进行量效关系研究，找到起效剂量。在药效剂量设计过程中，进行初步的预试验很有必要，可提供重要的参考。②不同动物之间给药剂量相同，药效学研究常会用到多种动物，如小鼠、大鼠、豚鼠、家兔、犬，因不同动物体表面积不同，对相同药物的耐受性不同，给药剂量也应有所不同。有些试验中不同动物之间（如小鼠和犬）采用相同的给药剂量，则属剂量设计不合理。

六、一般药理学研究

一般药理学的给药剂量与药效学研究相同或相近是一般药理学研究中最常见的问题，也是目前就一般药理学试验补做的重要原因。国际上一般将一般药理学称为安全药理学，它被认为是药物安全性评价的重要组成部分。一般药理学研究剂量设计的一般原则是：至少应设三个剂量组，低剂量组应相当于主要药效学的有效剂量，高剂量以不产生严重毒性反应为限。在此原则下采用的剂量研究，才能对受试物作用于重要系统（如精神神经系统、心血管系统和呼吸系统）的安全性做出合理的评价。

七、长期毒性试验

长期毒性试验，无论从研究周期，还是从耗费人才和财力出发，都难以承受重复，所以剂量设计对于长期毒性试验具有重要的意义。从申报资料分析长期毒性试验在剂量设计方面主要存在以下问题：剂量设计不合理，如低剂量等于或低于药效学的有效剂量，未找出安全剂量；高剂量设计过低而未找到毒性剂量；剂量组仅设两个等。分析其原因可能有几种：药效学与毒理学试验分离，试验人员间缺乏交流；未考虑有效剂量与毒性剂量之间的关系，认为高剂量做到相当于人临床剂量的50倍就可以了；未进行预试验等。

高剂量组剂量设置偏低是长期毒性试验中最多见的问题。如近十年来大多数研究者参考《中药新药药理学研究指南》进行长期毒性试验，该指南对剂量设计的要求为"高剂量组一般为拟用临床剂量的50倍以上"，根据此条很多试验将高剂量组定为临床拟用剂量的50倍或稍高，而未出现任何毒性反应，但未同时考虑到与药效学剂量之间的关系，如长期毒性高剂量与药效学试验中的有效剂量相差倍数并不大，在此种情况下，无法对受试物的安全性做出合理评价。另外，有些申报者认为中药新药的长期毒性试验不应出现任何毒性反应，出现一些毒性反应则担心不被批准，事实上这是一种误解。长期毒性试验的目的是找出中毒剂量、寻找毒性靶器官、确定安全范围、判断毒性的可逆性等，给临床提供充分的参考信息，因此长期毒性试验高剂量不应简单追求达到临床拟用剂量的50倍，而应合理设计力求达到长期毒性试验的目的。剂量设计时应重视预试验的重要性。剂量设计，除应关注长期毒性剂量与临床拟用量之间的关系外，还应关注与药效学有效剂量之间的关系。一般建议高剂量尽可能采用最大给药量或出现明显中毒，甚至个别动物死亡的剂量。当然，一些具体药物会因某些原因而不一定能完全按要求进行，这时则应灵活掌握，具体问题具体分析。

低剂量组设置过高也偏离长期毒性试验的原则，长期毒性试验是为了考察长期给药对动物造成的影响，预测临床用药的安全性，故低剂量应略高于主要药效学研究的有效剂量，该剂量长期给药的毒性反应情况应能基本反映其在有效剂量时的安全性，在该剂量下一般应不出现明显的毒性反应。另外，有些试验仅设两个剂量组也不尽合理，为更好地说明剂量毒性关系，至少应设三个剂量组。若只设两个剂量组，在一些情况下高剂量组出现明显毒性，低剂量组虽未发现明显毒性，但因其与药效学剂量相距较近，难以判断本品临床试验的安全性，这时，若有一中剂量组且未出现明显的毒性反应，则有利于判断其可能的安全范围。

下面有两长期毒性试验剂量设计不合理的典型案例，谨供参考，以避免重复相同错误。

案例一：某一中药复方颗粒剂，药效学小鼠给药剂量为5~20g/kg，大鼠为4~16g/kg，急毒、长期毒性直接采用颗粒作为受试物，急毒试验仅做出小鼠灌胃最大给药量10g/kg，长期毒性试验大鼠给药剂量则设为1.25g/kg、2.5g/kg、5g/kg，现有急毒最大给药量与药效学剂量相近，长期毒性给药剂量则低于药效学剂量，这为典型的剂量设计不合理。因现有急毒和长期毒性的剂量与药效学相近或更低，因此不能提供安全范围的信息，无法为临床用药安全提供保证。

案例二：某一有效部位制剂，资料中初步拟定为临床用量为0.9g/kg，药效学试验小鼠给药剂量为0.575g/kg、1.15g/kg、2.3g/kg（按公斤体重计算约相当于临床拟用量的38、76、152倍），大鼠长期毒性试验给药剂量为0.4g/kg、0.8g/kg、1.6g/kg（按公斤体重计算约相当于临床拟用量的27、54、108倍），Beagle犬长期毒性试验给药剂量为190mg/kg、380mg/kg、650mg/kg（按公斤体重计算约相当于临床拟用量的12、24、35倍）。由于药效学试验给药剂量明显偏高，使得长期毒性试验给药剂量相对于药效学有效剂量偏低。因有效部位制剂缺少临床应用基础，临床用量尚需通过临床研究后确定，临床前的有效性只能通过药效学试验来推断。根据现有资料，药效学与长期毒性试验给药剂量过于接近，无法判断受试物的安全性。值得注意的是，该品种的药效和长期毒性试验分别由两个研究单位进行，因此造成这种剂量设计不合理的因素可能也与不同研究单位之间缺少沟通有关。因此，作为研制方或整个课题的负责人，在试验设计时应考虑组织不同试验单位之间进行沟通。

附　中药制剂标准编写细则

制剂质量标准正文按名称、处方、制法、性状、鉴别、检查、浸出物、含量测定、功能与主治、用法与用量、规格、贮藏等项顺序编写。除名称外，其余各项加鱼尾号"【】"作为该项小标题。

一、名称

参照《中药命名原则》。

二、处方

成方制剂应列处方：单味制剂为单一药味，故不列处方。而在制法中说明药味及其处方量。保密品种编写方法另行文。处方中的药材名称，《中华人民共和国药典》（简称《中国药典》）"部颁标准"已收载的药材，一律采用最新版规定的名称。未收载的药材或辅料，应制定标准。处方药味，根据中医药理论，按"君、臣、佐、使"顺序排列；非传统处方，也可按药物作用主次排列。处方中的药引（如生姜、大枣等），如为粉碎混合的列入处方中；煎汁或压榨取汁泛丸的，不列入处方，但应在制法项注明药引的名称、用量。一般辅料及添加剂，如炼蜜、酒、蔗糖、饴糖、防腐剂等，亦不列入处方，可在制法中说明。处方中药材不注明炮制要求的，均指净药材（干品）；某些剧毒药材如草乌、川乌、天南星等，根据习惯应冠以"生"字，以引起重视，如"生草乌"、"生天南星"等。处方中药材属炮制品的，一般均用括号注明，如黄芪（蜜炙）、当归（酒炒）、牡蛎（煅）、地榆（炭）等。有些炮制方法一时难以统一，为了照顾用药习惯可收载两种方法或括号内注明"制"，如熟大黄（酒蒸、酒炖）、天南星（制）、狗脊（制）等；有些炮制品用括号难以说明而且习惯直接用炮制品的，即用炮制品名，如熟地黄、诃子肉等；如炮制品已作为单列品种收载于药典正文中，可直接使用其名称，如制何首乌，不写"何首乌（制）"；属于净选加工的"炮制品"按最新版药典附录通则和药材正文项下的规定处理，不另加括号注明，如肉桂按规定除去粗皮，不必注明"（去粗皮）"。处方中各药材的用量一律用法定计量单位，重量以 g、容量以 ml表示。固体制剂、液体制剂等总出药量一般以 1000g（袋）、1000 片（粒）、1000ml 计算。实际应用时，可按比例折算。

三、制法

制法应考虑到各生产厂的设备条件、产量及经验等情况，在保证质量的前提下，可结合现代新工艺，简明扼要叙述制备方法、条件和要求。属于常规或《中国药典》已规定的炮制加工，在制法中不需叙述，特殊的炮制加工可在附注中叙述。制法中药材粉末的粉碎度用"粗粉"、"中粉"、"细粉"、"极细粉"等表示，不列筛号（药典凡例中对上述药粉的筛号有明确规定）。一般一个品名收载一个剂型的制法；蜜丸可并列收载水蜜丸、小蜜丸与大蜜丸；制备蜜丸的炼蜜量要考虑各地气候、习惯等不同，应规定一定幅度，但幅度不宜过大，以免影响用药剂量。如"100g 粉末加炼蜜 100～120g 制成大蜜丸"。单味制剂如属取原料（如总生物碱）直接投料，不需经过各种处理的，可不列制法（如颠茄片、北豆根片）。制法项下主要叙述处方共多少味、各味药处理的关键工艺及与质量控制相关的参数：如清膏的相对密度、使用药引、辅料的名称和用量、制成品的总量等。

四、性状

按颜色、外形、气味依次描述。片剂如包衣，应除去包衣，就片心进行描述；胶囊剂应除去囊壳就内容物进行描述；丸剂如用朱砂、滑石粉或煎出液包衣，先描述包衣色，再除去包衣，进行丸心描述；丸剂丸心的外层与内部颜色往往不一致，应将外层与内部颜色进行描述，如×色或×色；×色至×色，先写浅色，后写深色。合剂（口服液）的性状应根据实际情况描述为"澄清液体"或"液体"。中药制剂在贮藏期间颜色往往变深；描述时可根据实际观察的情况规定幅度。如有两种色调，应先描述浅的后描述深的，即由两种色调组合描写的，应以后一种色为主，如黄棕色，即以棕色为主。色泽避免用不确切的色调，如青色、土黄色、琥珀色、肉黄色、咖啡色、赭红色等。气味一般不描述为某药材气味。外用药及剧毒药不描述气味。

五、鉴别

中药制剂多为复方，其显微特征、理化鉴别常受干扰，必须相互核对验证，选用专属性强、重现性好、灵敏度高，且比较简便的方法；各种理化鉴别均应做空白试验（即阴性对照）确认无干扰，方可列入鉴别项下。中药制剂不宜直接加溶剂溶解，即加化学试剂进行鉴别反应，应先有分离、提纯步骤。中药制剂如用紫外吸收光谱特征作鉴别，必须预先将供试品纯化，以排除干扰。制剂中使用的药材，有的是多品种来源，确定鉴别方法必须搜集标准中规定的各品种来源药材的样品，通过实验比较，找出共同反应或组织特征,加以规定。制剂中某一药味的鉴别特征和方法,尽可能和药材相一致,不同中药制剂中同一药味,也应采用相同的鉴别方法,但有些中药制剂中由于其他药味干扰,难以统一者,也可采用其他方法。鉴别项编写顺序为:显微鉴别、理化鉴别(化学试验、荧光试验、薄层色谱法、分光光度法、气相色谱法等)。中药制剂与药材的鉴别相同,或品种相同剂型不同而鉴别相同,其文字的叙述应根据不同的制剂,分别用"取本品,照×××项下的鉴别(××)项的试验……",或在"取本品"之后增加一段预处理的叙述;如果中药制剂与原药材的鉴别反应都是同一化学反应,则其最后的文字结尾用:"显相同的反应"。如采用薄层色谱法、分光光度法、气相色谱法等试验则用"显相同的结果"。

六、检查

按照药典附录各有关制剂通则(如丸剂、散剂、片剂等)项下规定的检查项目进行检查。如无其他检查项目,可写【检查】应符合××剂项下有关的各项定(附录××)。通则规定的检查项目要列出具体数据的,或通则规定以外的检查项目,其描述顺序为相对密度、pH、乙醇量、总固体、水分、干燥失重、水中不溶物、总灰分、酸不溶灰分、重金属砷盐等;其他检查项目如热效应、含膏量、醋酸量等。通则规定以外的检查项目至少应测定 10 批 20 个数据,再结合以往积累数据并参考有关资料,提出切实可行的限度。如对通则中某项检查有特殊规定的,如小金丸,可写"除崩解时限不检查外,其他应符合丸剂项下有关的各项规定(附录 I A.)"。

七、浸出物

中药固体制剂还可制定出浸出物的量以控制药品质量,但必须具有针对性和控制质量的意义。应提供至少 10 批 20 个数据。除可用醇为溶媒外,亦可采用乙醚、三氯甲烷等。

八、含量测定

中药制剂中君药、毒性药、贵重药材的已知有效成分或可控制内在质量的指标成分,有比较成熟的检验方法,能反映药品的内在质量,应规定含量测定。如上述药味无法进行含量测定但能反映药品内在质量的也可选用其他药味测定含量。要尽可能选用较简易可行的方法,以利普及应用;也要注意新仪器、新技术的应用;建立含量测定方法均应作为方法学(如提取条件的选定、分离、纯化、测定条件选择、线性关系选择的考察、方法稳定性试验、精密度试验、重现性试验、回收率测定等)考察试验。在可能情况下,选用与药材相同的含量测定方法。确定中药制剂的含量限度,应结合原药材的含量测定方法及其在成药中的制备工艺。至少应测定 10 批 20 个数据,提出切实可行的含量限度,一般常用下限。中药制剂如采用与药材相同的测定方法,文字叙述中,可在精密取样之后,立即引用中药材的方法。如洋地黄【效价测定】照洋地黄生物检定法(附录ⅩⅣ)测定,即得。如制剂干扰组分多,应增加预处理方法的文字叙述,如华山参片【含量测定】。对照品溶液的制备同华山参。

九、含量限度或效价限度

凡订有"含量(或效价)测定"的,均应将其限度列在【含量测定】方法之后。均不以干燥品计。急救药、毒性药应规定上下限。

十、功能与主治

功能与主治要在以中医理论为主的基础上叙述,力求简明扼要,要逐步做到现代科学成果与传统经验相结合。要突出主要功能,使其能指导主治,并应与主治衔接,有机联系,在写法上先写功能后写主治,中间以句号"。"隔开,并以"用于"二字连接,如还有西医病名,应写在中医病证之后。

十一、用法与用量

先写用法,后写一次量与一日使用次数,如可供外用的则列在服用量后,并用分号隔开。如用温开水送服的内服药,则写"口服";如需用其他方法送服的应写明。除特殊需要明确者外,一般不写饭前或饭后服用。用量用常人有效剂量，不包括特殊用量，有的也增写"小儿酌减"的字样。某些专供儿童使用或以儿童使用为主的中药制剂，应注明儿童剂量或不同年龄的儿童剂量。毒剧药要注明极量，如五味麝香丸。

十二、注意

注意项包括各种禁忌。如孕妇及其他疾病和体质方面的禁忌、饮食的禁忌或注明该药为毒性药等。

十三、规格

规格要考虑与常用剂量相衔接，方便临床的应用。以丸数服用的，说明每丸的重量，或多少丸重多少克，以瓶（或包、袋）数计算服量的，注明每瓶（或包、袋）的装量。按处方规定制成多少丸（或片等）以及散装或大包装的以重量（或体积）计算用量的中药制剂均应规定规格。规格单位在 0.1 g 以下（含 0.1 g）用"mg"，0.1 g 以上用"g"；液体制剂用"ml"或"g"。规格最后不列标点符号。

十四、贮藏

除特殊要求外，一般品种可注明"密封"；需在干燥处保存，又怕热的，加注"置阴凉干燥处"；遇光易变质的加"避光"等。

十五、制剂

中药制剂中有的流浸膏剂与浸膏剂作为其他剂型原料，故须写【制剂】项。

制剂书写格式举例

1. 甘草浸膏【制剂】甘草流浸膏
2. 远志流浸膏【制剂】远志酊
3. 刺五加浸膏【制剂】刺五加片

第七章　中药、天然药物综述资料撰写的格式和内容的技术指导原则

第一节　对主要研究结果的总结及评价

《中药、天然药物综述资料撰写的格式和内容的技术指导原则——对主要研究结果的总结及评价》（简称《指导原则》）针对中药、天然药物研发立题目的与依据、主要研究结果的总结、综合分析与评价等方面，对申报资料格式与内容进行规范并做出一般性的要求。该资料是对药学、药理毒理和临床研究综述资料的进一步总结和提炼，强调对各项研究结果及其相互联系的综合分析与评价。注册申请人需在"安全、有效、质量可控"这一药物研究和技术评价共同遵守的原则指导下，对申报品种进行综合分析与评价，以期得出科学、客观的结论。

不同注册分类的药品资料的撰写可参照本指导原则的一般要求，并结合品种的特点，在具体内容上有所侧重或取舍。

本《指导原则》分为中药、天然药物新药申请和已有国家标准的中成药和天然药物制剂的申请两部分。中药、天然药物新药申请部分又分为申请临床试验和申请生产两部分。

一、中药、天然药物新药申请

1. 申请临床试验

（1）品种概况　简述申报品种的基本情况，包括药品名称和注册分类。如有附加申请，需进行说明。

处方（组成、剂量）、剂型、辅料组成、制成总量及规格。处方中是否含有毒性药材及十八反、十九畏配伍禁忌。毒性药材的主要毒性及日用量是否符合法定用量要求。以新的有效部位或有效成分制成的制剂，应说明有效部位或有效成分及其临床拟用剂量确定的依据。原料药、辅料的质量标准出处。是否有贵细药材、濒危药材，是否对原料来源进行过调研。

处方来源，申报的功能主治（适应证），用法用量及折合原料药量［临床拟用量，按60kg 体重计算的 g（mg）/kg 或 g（mg）原药材/kg］，用药特点，拟定疗程。

如为改变给药途径、改变剂型的品种，则需简要说明拟改剂型、给药途径的合理性依据，说明原标准出处，比较现标准与原标准的功能主治、日用原料药量是否一致。

是否有临床应用史，有无不良反应报道，相关的研究进展情况。

简述研发背景和研发过程，包括知识产权方面的内容。

申报单位、全部试验单位（分别描述药学、药理毒理及临床试验单位）。

（2）主要研究结果总结

1）药学：简述制法及工艺参数、中试研究结果和质量检测结果。若为改剂型的品种，说明现工艺和原工艺的异同及参数的变化情况。

简述质量标准中列入的鉴别和检查项目、方法和结果。阐述对毒性成分等的控制方法。说明含量测定指标、方法及含量限度。

简述稳定性考察方法及结果，说明直接接触药品的包装材料和容器。

2）药理毒理：简述药效学试验结果，重点说明支持功能主治（适应证）的试验结果。简述一般药理学的试验结果。

简述急性毒性试验的主要结果，重点描述毒性反应，提供半数致死量（LD_{50}）、最大耐受量（MTD）或最大给药量。

简述长期毒性试验的主要结果，包括受试动物、剂量组别、给药途径、给药周期、安全剂量、中毒剂量、毒性作用的靶器官及毒性反应的可逆程度等。

简述致突变、生殖毒性、致癌试验结果。

简述过敏性、溶血性、刺激性及依赖性试验结果。

简述动物药代动力学（吸收、分布、代谢与排泄）的特征，提供主要的药代动力学参数。

3）临床：简述处方来源、应用、筛选或演变过程，说明处方合理性的依据。如按中医理论组方，应简述处方中君、臣、佐、使及各自功用，如有相关的临床应用经验，还应简述原临床适应病症、用法、用量、疗程、疗效及特点和安全性的情况。

简述拟选择适应病症的病因、病机、治疗等研究现状及存在的主要问题；申请注册药物的特点和拟临床定位。

简述临床试验计划。若有不同期或阶段的临床试验，需要考虑不同试验的联系和区别，可围绕拟选适应病症，结合受试药物的特点，分析试验设计的合理性。如申请减或免临床研究，需说明理由。

4）综合分析与评价：根据研究结果，结合立题依据，对质量的可控性、安全性、有效性及研究工作的科学性、规范性和完整性进行综合分析与评价。在完整地了解药品研究结果的基础上，整体把握申报品种对拟选适应病症的有效性和临床应用的安全性。综合分析药学、药理毒理和临床研究结果之间的相互关联，权衡临床研究的风险/受益情况，为是否或如何进行临床研究提供支持和依据。

5）质量可控性：根据处方组成、既往的临床应用经验和（或）处方各组成药物临床应用背景及现代研究进展，结合所拟定的适应病症，评价剂型选择、制备工艺及质量标准的合理性，分析工艺研究、质量标准研究与药品安全、有效的相关性，综合评价质量的可控性。

6）安全性：根据中医理论、既往的临床应用经验、处方中各组成药物临床应用背景、现代研究进展及拟选适应病症，结合药效学、毒理学及药代动力学等试验结果，对其安全性进行综合分析和判断。

根据药效学、毒理学及药代动力学等试验结果，明确安全剂量、中毒剂量、毒性靶器官及毒性反应的可逆程度，分析药效学有效剂量与毒理学安全剂量的关系，以及与临床拟用剂量的倍数关系，判断安全范围，提示临床可能的不良反应和应关注的监测指标（包括安全性指标和药代动力学参数），综合评价安全性。

处方中含有毒性药材或毒性成分时，应结合工艺、质量标准研究情况，分析药学研究与毒理学研究的相关性，综合评价安全性。

当毒理学研究出现了与处方组成药物特点不相符合、难以解释的毒性反应时，应结合药学研究等情况和文献资料，分析其毒性产生的可能原因，综合评价安全性。

7）有效性：从中医理论、既往的临床应用经验、处方中各组成药物的临床应用背景、现代研究进展，药效学试验结果与临床拟选择适应病症的关系等方面，对申报品种的有效性进行综合分析和判断。

根据药效学试验结果说明有效剂量和（或）起效剂量，为拟定临床试验剂量提供参考。如有药代动力学试验结果，应结合药效学试验结果，为拟定临床试验剂量与用药间隔提供参考。

综合评估申报品种对拟选适用人群的可能受益情况，评估可能存在的问题或风险及预防措施。经过科学、合理的分析，做出其能否进行临床试验的评价。

2. 申请生产

（1）品种概况　简要介绍申报品种的基本情况，包括药品名称和注册分类。如有附加申请，需进行说明。

处方（组成、剂量）、剂型、辅料组成、制成总量及规格。明确处方中是否含有十八反、十九畏及毒性药材。毒性药材的主要毒性及日用量是否符合法定用量要求。原药材、辅料的质量标准出处。

处方来源，功能主治（适应证）。处方中君、臣、佐、使及各自功用（如非按照中医理论组方，可略）。用法用量、用药特点。

适应病症的病因、病机、治疗等研究现状及存在的主要问题；简述与国内外已上市同类品种的比较，申请注册药物的特点和临床定位。

如为改变给药途径、改变剂型的品种，则需简要说明所改剂型、给药途径的合理性依据，说明原标准出处，比较现标准与原标准的功能主治、日用原料药量是否一致。

是否有临床应用史，有无不良反应报道。

临床批件情况（获批件号和批准时间，批件中"审批结论"的具体内容及完成情况）。

临床试验时间、临床试验病症、病例数。

临床试验负责单位，临床试验参加单位数目。

（2）主要研究结果总结

1）药学：简述临床研究期间补充完善的药学研究结果。

明确临床研究前、后制备工艺的一致性。对于改剂型品种，说明现工艺和原工艺的异同。

简述质量标准内容及拟定的含量限度。说明非法定来源的对照品是否提供了法定部门的标定结果。

简述稳定性研究方法及结果，拟定的有效期。

2）药理毒理：简述临床研究期间补充完成的药理毒理研究结果。

根据药效学、毒理学和药代动力学试验结果，简述其药理毒理作用和药代动力学过程。

简述安全性试验得出的对临床试验安全性观察具有参考价值的结论。

3）临床：简述试验的主要目的，随机、对照、盲法的设计与实施，诊断标准、纳入标准和排除标准的关键内容，观察指标，疗效标准和评价方法；给药途径、剂量、给药次数、疗程和有关合并用药的规定；质量控制、数据管理及统计分析评价。影响疗效评价主要因素的组间均衡性分析。

简述临床试验有效性结果。应综合考虑以下因素：受试人群特征，包括人口统计学特征，疾病分级、其他潜在的重要变异，排除人群，特殊人群，讨论受试人群和上市后可能用药人群的区别；病例入选情况，研究观察周期，研究终点的选择是否合理；研究结果的临床价值/意义。

描述临床试验安全性结果。特别注意非预期的不良反应及不能肯定与试验药物无关的不良事件及其程度和转归。

简述试验过程中存在的问题及对试验结果的影响。

若有不同期或阶段的临床试验，需要考虑不同试验的联系和区别，可围绕适应证结合受试药物的特点，分析试验设计的合理性与试验结果的可靠性。

4）综合分析与评价：应将研究过程中的思路、方法、体会更多地体现在综合评价中，以突出申报品种的特点。根据研究结果，结合立题依据，对其质量可控性、安全性、有效性及研究工作的科学性、规范性和完整性进行综合分析与评价。在完整地了解药品研究结果的基础上，整体把握对所选适应人群的有效性和安全性。综合分析药品研发过程中药学、药理毒理和临床研究结果之间的相互关联。在临床试验的合法性、设计的合理性评价的基础上，对所选适用人群的受益情况及临床应用后可能存在的问题或风险做出综合评估。

5）质量可控性：从质量可控的角度出发，分析质量标准的质控指标及限度与原料药、工艺及稳定性之间的关系，评价质量标准与安全性及有效性的联系。若毒理或临床研究中出现明显的毒性或不良反应，应进一步分析原因，说明相应的解决方法。

6）安全性：以临床试验结果为依据，结合受试人群特征及药理毒理试验结果，综合评价申报品种的安全性，归纳不良反应、注意事项和禁忌、特殊人群及药物间的相互作用。分析可能的高风险人群。分析安全性问题对申报品种临床广泛应用的可能影响。

说明非预期的安全性问题并予以分析，同时还应说明是否对临床试验中出现的非预期不良反应进行了进一步的非临床安全性研究。

当临床研究出现不良反应或者出现无法确定与申报品种因果关系的不良事件时，要回溯药理毒理试验结果，并结合中医理论、既往的临床应用经验、处方组成药物临床应用背景、现代研究进展，对其安全性进行综合分析和判断，为临床安全用药提供参考。

7）有效性：以临床试验结果为依据，针对临床试验所选受试人群的特点，分析申报品种的疗效及特点。明确功能主治（适应证）。

评价整个试验过程中存在的问题及对试验结果的影响。

综合评估对所选适用人群的受益情况，评估广泛临床应用后可能存在的问题或风险及预防措施。

二、已有国家标准的中药、天然药物的申请

1. 品种概况

简要介绍申报品种的基本情况，包括药品名称，国家标准的出处，申报品种的处方（组

成、剂量）、剂型、辅料、制成总量及规格；处方中是否含有毒性药材及十八反、十九畏配伍禁忌；毒性药材的主要毒性及日用量是否符合法定用量要求；说明处方、日用原料药量与已有国家标准药品的一致性；是否附加申请非处方药；申报单位。

2. 主要研究结果总结

（1）药学　说明生产工艺与原工艺的一致性。

简述中试研究结果和质量检测结果。

说明原料、辅料的法定标准出处。

简述质量标准中列入的鉴别和检查项目、方法和结果，说明含量测定指标、方法及含量限度。对新增或修订的内容应予以说明。

简述稳定性考察的方法及结果，说明直接接触药品的包装材料和容器、贮藏条件及拟定的有效期。

（2）药理毒理　根据需要提供相关研究结果。

（3）临床　质量标准及说明书中处方、功能主治、用法用量、不良反应、禁忌、注意事项是否与已有国家标准药品一致，如有修改之处，需说明理由。简述原药品不良反应的报道。【成分】或【主要成分】中药味是否按照国家药品监督管理局公布的顺序排列。如附加申请非处方药，提供的说明书是否按照国家药品监督管理局批准的非处方药说明书的格式和内容修订。

如需要进行临床研究，参考新药的格式和要求。

3. 综合分析与评价

围绕药学、药理毒理以及临床等方面的研究结果与已有国家标准药品进行比较、分析，评价与已有国家标准药品日用原料药量、工艺等方面的一致性，如有修改，应说明理由。同时，说明质量标准的完善情况。

第二节　药学研究资料综述

《中药、天然药物药学研究资料综述撰写格式和内容的技术指导原则》（简称《指导原则》）是根据《药品注册管理办法》等相关要求而制定的。

本《指导原则》的制定旨在指导申请人规范对药学研究综述资料的撰写，引导申请人对药学研究结果及药学与药理毒理、临床等相关研究之间的相互联系进行分析与评价，关注药品研究的科学性和系统性，从而提高药品研究开发的水平。

药学研究的内容包括原料药［包括药材（含饮片）、提取物（含有效部位、有效成分）、化学药等］的鉴定与前处理、剂型选择、制备工艺研究、中试研究、质量研究及质量标准的制定、稳定性研究（包括直接接触药品的包装材料或容器的选择）等。药学研究资料综述则是申请人对所进行的药学研究结果的总结、分析与评价。

本《指导原则》内容主要包括新药申请和已有国家标准的中药、天然药物的申请；新药申请又包括申请临床试验和申请生产。

一、中药、天然药物新药申请

1. 申请临床试验

（1）主要研究结果总结

1）剂型选择及规格的确定依据：根据试验研究结果和（或）文献，简述剂型选择及规格确定的依据。

2）制备工艺的研究：简述制剂处方和制法。若为改变剂型品种，还需简述现工艺和原工艺的异同及有关参数的变化情况。

简述制备工艺参数及其确定依据，如提取、分离、纯化、浓缩、干燥、成型工艺的试验方法、考察指标、辅料种类和用量等。

简述中试研究结果和质量检测结果，包括批次、投料量、辅料量、中间体含量（率）、成品量（率），说明成品中含量测定成分的实际转移率。

评价工艺的合理性，分析工艺的可行性。

3）质量研究及质量标准

a. 原料药、辅料的质量标准：说明原料药、辅料的法定标准出处，简述原料药新建立的质量控制方法及含量限度。无法定标准的原料药或辅料，说明是否按照相关技术要求进行了研究及申报，简述结果。说明是否建立了中间体的相关质量控制方法，简述检测结果。

b. 成品质量标准

鉴别：简述质量标准中列入的鉴别项目、方法及结果，包括所采用的鉴别方法、鉴别药味、对照药材和（或）对照品、阴性对照结果、方法是否具有专属性。对未列入质量标准的药味说明不列入质量标准（草案）正文的原因。说明对照品和（或）对照药材的来源。

检查：说明检查项目、检查依据、检查方法及结果，简述与安全性有关的指标是否建立了质量控制方法和限度，如重金属及有害元素、有机溶剂残留量、农药残留量、黄曲霉毒素、大孔树脂残留物等。

浸出物测定：说明是否建立了浸出物的测定方法，简述检测结果。

含量测定：说明含量测定指标的确定依据、方法学研究结果、样品测定的批次、含量限度制定的依据、对照品的来源及纯度等。

说明非法定来源的对照品是否按照相关技术要求进行了研究，简述研究结果。

简述样品的自检结果。

评价所制定质量标准的合理性和可控性。

4）稳定性研究：简述稳定性考察结果，包括考察样品的批次、时间、方法、考察指标与结果、直接接触药品的包装材料和容器等。需要进行影响因素考察的，还需简述影响因素的考察结果。评价样品的稳定性。

（2）分析与评价　对剂型选择、工艺研究、质量控制研究、稳定性考察的结果进行总结，分析各项研究结果之间的联系。结合临床应用背景、药理毒理研究结果及相关文献等，分析药学研究结果与药品的安全性、有效性之间的相关性。评价工艺的合理性、质量的可控性，初步判断稳定性。

2. 申请生产

（1）主要研究结果总结

1）临床批件情况：简述临床批件内容，包括批件号、批准时间、要求完成的内容等。简述针对批件要求所进行的研究结果。

2）生产工艺：明确临床研究前、后制备工艺的一致性。

若确需改变，说明改变的时间、内容及合理性，是否按照有关法规进行了申报。

简述中试样品的批次、规模、质量检查结果等，说明工艺是否稳定、合理、可行。

3）质量研究及质量标准：简述质量标准较临床前是否有完善和（或）提高，并说明其内容及依据。

简述质量标准的主要内容。说明含量测定的批次、拟定的含量限度及确定依据。说明对照品的来源及纯度等。

说明非法定来源的对照品是否提供了法定部门的标定结果。

4）稳定性研究：简述稳定性研究的结果，包括考察样品的批次、时间、方法、考察指标与结果、直接接触药品的包装材料和容器等。评价样品的稳定性，拟定有效期及贮藏条件。

5）说明书、包装、标签：明确直接接触药品的包装材料和容器，说明是否提供了其注册证和质量标准。简述说明书，包装，标签中【成分】、【性状】、【规格】、【贮藏】、【包装】、【有效期】等内容。

（2）分析与评价　对制备工艺、质量控制、稳定性研究的结果进行总结，分析各项研究结果之间的联系。结合临床研究结果等，分析药学研究结果与药品的安全性、有效性之间的相关性。评价工艺的可行性、质量的可控性和药品的稳定性。

二、已有国家标准的中药、天然药物的申请

1. 主要研究结果总结

（1）生产工艺　简述生产工艺与原工艺的一致性，说明其工艺参数及确定依据。

简述中试生产样品的批次、规模、中间体含量（率）、成品量（率）等。

（2）质量研究及质量标准　参照新药申请要求。

简述质量标准的主要内容，说明质量标准较原标准是否有完善和（或）提高，对新增或修订的内容予以说明。

（3）稳定性研究　简述稳定性研究的结果，包括考察样品的批次、时间、方法、考察指标与结果、直接接触药品的包装材料和容器等。评价药品的稳定性，拟定有效期及贮藏条件。

（4）说明书、包装、标签　明确直接接触药品的包装材料和容器，说明是否提供了其注册证和质量标准。简述说明书，包装，标签中【成分】、【性状】、【规格】、【贮藏】、【包装】、【有效期】等内容。

2. 分析与评价

与已有国家标准药品比较，说明日用原料药量、工艺的一致性，说明质量标准的完善情况，评价质量的可控性和药品的稳定性。

第三节 药理毒理研究资料综述

《中药、天然药物综述资料撰写的格式和内容的技术指导原则——药理毒理研究资料综述》（简称《指导原则》）是根据《药品注册管理办法》等相关要求，结合我国中药、天然药物研发的实际情况而制定的。

本《指导原则》旨在规范中药、天然药物药理毒理综述资料的格式和内容，引导和提高药品注册申请人对新药研发过程及结果的综合分析能力和自我评价意识。

本《指导原则》根据中药、天然药物注册分类的不同类别及药理毒理申报资料的要求，对申报临床的药理毒理综述资料统一进行规范。撰写时可按《药品注册管理办法》附件一中申报项目的不同要求撰写相应的内容。

本《指导原则》内容主要包括主要研究结果的总结及分析与评价两大部分。

一、主要研究结果的总结

对主要研究结果的总结建议按以下内容进行全面、简要的描述，建议对药效学和毒理学研究结果以列表的形式进行归纳总结，不宜对试验结果进行简单罗列，不必列出具体试验数据等。

1. 研发背景

简要说明文献情况。

如果有临床应用史，描述有无不良反应的报道及相关的研究进展情况。简要说明前期是否进行过基础研究或筛选研究（主要指药效学筛选研究，如配伍或配比筛选等）。若有相关研究，简述主要研究结果。简要说明是否有相关研究成果（奖项、论文、专利等）。

2. 主要药效学试验

（1）试验方法和结果总结　简要说明所选择的实验模型及其用于评价受试物功能主治的依据，重点描述主要药效学试验结果。可按照先主要、后次要，先体内、后体外的顺序描述，主要包括动物、剂量组别（给药途径、剂量、频次、时间，与临床拟用量的倍数关系等）、对照组的设立及主要试验结果等。建议将试验结果以列表方式表示（参见表7-1），也可自行设计表格。

表 7-1　主要药效学试验总结

试验项目	模型/方法	途径	给药情况 剂量/浓度频次/时间	起效剂量	与临床用量的关系	主要试验结果 （有明确作用的结果）
1						
2						
3						
......						

（2）作用机制的研究　若对受试物进行了有关作用机制的研究，简述其主要研究结果。若有相应的国内、外文献报道，简要描述主要文献结果。

3. 一般药理学试验

简要描述动物、剂量组别（给药途径、剂量、频次、时间，相当于药效学剂量或临床拟用量的关系）及主要试验结果等。建议将试验结果以列表方式表示（参见表 7-2），也可自行设计表格。

表 7-2　一般药理学试验总结

试验项目	动物选择	给药情况 途径/剂量/频次/时间	药效学起效剂量	与临床用量的关系	主要试验结果
精神神经系统					
一般行为					
自主活动					
功能协调					
催眠协同					
其他					
心血管系统					
呼吸系统					
其他					

4. 急性毒性试验

简要描述不同种属动物及不同给药途径的急性毒性试验，包括动物、给药途径和给药剂量（与临床拟用剂量的倍数关系）。对试验结果的描述应包括毒性反应（毒性反应类型及程度，出现时间、持续时间及恢复时间，出现毒性的最低剂量及剂量-毒性关系），死亡情况（濒死动物症状，死亡时间，解剖及病理检查），观察期结束时的肉眼或病理（肉眼观察有变化时）检查情况，半数致死量（LD_{50}）或最大耐受量（MTD）等。尽量描述性别差异及毒性靶器官，并分析可能的致死原因。

5. 长期毒性试验

简要描述不同种属动物（如啮齿类及非啮齿类）的长期毒性试验，包括动物种属、给药途径、剂量组别（与药效学剂量及临床拟用量的倍数关系）、给药周期及恢复期长短、主要观察指标及主要试验结果，例如：一般表现，体重，进食量，心电图，血液学，尿常规，血生化，骨髓象，脏器重量或系数，组织病理学检查；动物死亡情况，包括濒死症状、死亡动物检测结果及其他检查结果等。

明确无毒剂量、中毒剂量及毒性靶器官，剂量-毒性及时间-毒性的关系。如果进行了毒代动力学研究，则应描述相应的试验方法和结果。

6. 过敏性、溶血性、局部刺激性和依赖性试验

（1）过敏性试验（全身主动/被动皮肤过敏试验）　简要描述试验方法，包括动物、剂量组别及对照组（包括阴性及阳性对照）、致敏方式（途径、剂量/浓度、频次、抗血清制备等）、激发方式（途径、剂量/浓度）。简要描述试验结果，包括全身过敏反应的发生率和严重程度、持续及恢复时间、死亡率等，以及被动皮肤过敏反应的抗体稀释度等。

（2）溶血性试验 简要描述体外和（或）体内试验方法、受试物（是否为临床拟用制剂，批次）、对照组的设立、试验结果（如溶血发生的时间及试管号）。

（3）局部刺激性试验

1）血管及肌肉刺激性试验：简要描述试验动物、剂量组别、给药方式（途径、浓度、速度、频次）、观察时间及试验结果（如给药局部的肉眼观察、评分情况及组织病理学检查结果等）。

2）皮肤刺激性试验：简要描述完整及破损皮肤的制备方法、剂量组别及对照组别、给药方式（部位、面积、固定方法、剂量或浓度、给药频次）及试验结果（肉眼观察、评分、组织病理学检查结果，是否有全身毒性表现，毒性发生时间及消退时间等）。

（4）依赖性试验 简要描述生理依赖性试验的方法及试验结果，包括自然戒断试验、替代试验、催促试验、诱导试验等。

简要描述精神依赖性试验的方法及试验结果，包括自身给药试验等。

7. 致突变试验

（1）微生物回复突变试验 简要描述菌株、剂量组别（包括空白对照、溶媒对照、阳性对照、加 S9 或不加 S9 及受试物组）、试验方法及试验结果等。

（2）染色体畸变试验 简要描述细胞、剂量组别（包括空白对照、溶媒对照、阳性对照、加 S9 或不加 S9 及受试物组）、试验方法及试验结果等。

（3）微核试验 简要描述动物、剂量组别（包括空白对照、溶媒对照、阳性对照）、给药途径、试验方法（如骨髓采样等）及试验结果等。

8. 生殖毒性试验

（1）一般生殖毒性试验 简要描述动物、剂量组别（与药效学剂量及临床拟用量的倍数关系）、给药途径、给药时间（如雌雄交配前连续给药时间及交配后继续给药时间）、观察指标及试验结果等。

（2）致畸敏感期毒性试验 简要描述动物、剂量组别（与药效学剂量及临床拟用量的倍数关系）、给药途径及时期、观察指标及试验结果等。

（3）围产期毒性试验 简要描述动物、剂量组别（与药效学剂量及临床拟用量的倍数关系）、给药途径及时期、观察指标及试验结果等。

9. 致癌试验

（1）短期致癌试验 简要描述不同的试验项目（如哺乳动物培养细胞恶性转化试验、小鼠肺肿瘤诱发短期试验）的细胞或动物、剂量组别、对照组（包括空白对照、溶媒对照、阳性对照）、给药方式（与细胞接触时间及培养时间，给药途径及时间）及试验结果等。

（2）长期致癌试验 简要描述动物、剂量组别、对照组（包括溶媒或赋形剂对照，空白对照）、给药途径、给药时间及试验结果等。

对上述毒理学研究结果，建议将试验结果以列表形式表示（表 7-3），也可自行设计表格。

表 7-3　毒理学研究总结

试验项目	模型/方法	动物选择	给药情况 剂量/途径/频次/时间	药效学起效 剂量	与临床拟 用量的关系	主要研究 结果
毒性试验						
长期毒性试验						
特殊安全性试验						
血管刺激性试验						
肌肉刺激性试验						
皮肤刺激性试验						
溶血性试验						
过敏性试验						
全身主动试验						
皮肤被动试验						
依赖性试验						
致突变试验						
微生物回复突变试验						
染色体畸变试验						
微核试验						
致畸试验						
一般生殖毒性试验						
致畸敏感期性试验						
围产期毒性试验						
长期致癌试验						
短期致癌试验						
……						

注：根据所进行的试验项目对表中内容进行填写，未进行的试验不必列出

10. 动物药代动力学试验

简要描述在不同种属动物（如啮齿类及非啮齿类）所进行的药代动力学试验，包括动物、剂量组别、给药途径、动物受试状态（麻醉或清醒）、生物样本的测定方法、方法学确证（特异性、灵敏度、精密度、准确度、稳定性等及标准曲线、方法学质控情况等）。简要描述受试物和（或）活性代谢物的药代动力学的主要结果：吸收（生物利用度）、分布（血浆蛋白结合率、主要分布的组织或脏器）、代谢（主要代谢产物，原形药排泄率＜50%的受试物的代谢研究情况）、排泄（主要途径、排泄率、排泄量及各排泄途径的总排泄量）及是否为线性动力学过程，并提供以下主要药代动力学参数：消除半衰期（$T_{1/2}$）、表观分布容积（V_d）、血药峰浓度（C_{max}）、血药达峰时间（T_{max}）、血药浓度曲线下面积（AUC）、清除率（CL）等。

简要描述缓、控释制剂中主要活性成分的药代动力学的缓、控释特性。

对需要进行药代动力学研究的复方制剂，简要描述其药物代谢动力学的相互作用结果。

二、分析与评价

1. 有效性分析及评价

重点分析主要药效学试验的量效关系（如起效剂量、有效剂量范围等）及时效关系（如起效时间、药效持续时间或最佳作用时间等），并对药理作用特点及其与功能主治的相关性进行综合评价。

2. 安全性分析及评价

结合一般药理学试验结果，重点分析急性毒性试验和长期毒性试验中的毒性剂量反应关系［中毒和（或）致死剂量、安全剂量或安全范围］、时间反应关系（毒性反应出现时间、持续时间、恢复时间）、中毒靶器官及毒性反应的可逆程度，或最大耐受量等。

受试物在试验浓度和（或）剂量下是否具有溶血性、过敏性、局部刺激性及依赖性。分析致突变试验、生殖毒性试验及致癌试验中出现的阳性结果的剂量反应关系，明确其毒性的作用特点。

综合分析及评价各项安全性试验结果之间的相关性，种属和性别的差异性。如急性毒性试验之间、长期毒性试验之间及急性与长期毒性试验之间的毒性反应和靶器官的相关性；静脉注射的长期毒性试验与过敏性、溶血性及局部刺激性试验结果的相关性；体外试验与体内试验结果的相关性；啮齿类和非啮齿类动物毒性反应的差异性等。

3. 药代动力学特征分析及评价

重点分析受试物和（或）活性代谢物的药代动力学特征，如吸收速率和程度、药物分布的主要脏器、消除的主要途径、与血浆蛋白的结合程度等。评价受试物剂量与药代动力学参数的关系（是否为线性动力学过程）。

分析与评价缓、控释制剂中主要活性成分的药代动力学的缓、控释特性，以及复方制剂的药代动力学相互作用的特性。

4. 药理毒理综合分析及评价

分析主要药效学起效剂量与毒理学安全剂量的倍数关系，与临床拟用量的倍数关系，初步判断其安全范围。

分析药效学、毒理学与药代动力学结果之间的相关性。如药效作用部位、毒性靶器官及受试物分布和（或）消除途径之间的关系，吸收速率与起效时间的关系，作用维持时间与药物消除速率的关系。

若试验结果之间、试验结果与文献报道之间相互矛盾，应分析其可能原因。

5. 药理毒理与其他专业间的相关性分析

（1）与药学研究的相关性分析 综合分析有效性和安全性与处方、工艺及质量标准之间的关系。

当毒理学研究出现了与处方中药材特点不相符合而又难以解释的毒性反应时，应结合制备工艺，分析其毒性产生的可能原因，并阐明工艺的合理性。

总之，应结合药效学和毒理学研究结果，对所有可能影响有效性或引起安全性方面担忧的药学方面的因素加以考虑和分析。

（2）与临床研究的相关性分析 分析药效学试验结果与拟定的功能主治的关系，主要药效学有效剂量或起效剂量与拟定的临床试验剂量的关系。

分析毒理学安全剂量与Ⅰ期临床初始剂量的关系，提示供临床参考的毒性反应、毒性靶器官、中毒剂量和临床研究期间需监测的指标等。

分析动物药代动力学研究结果对临床人体药代动力学研究的参考意义。

第四节　临床试验资料综述

本《指导原则》旨在通过对中药、天然药物临床试验资料综述的格式和内容等方面的要求，进一步规范申报资料，并加强药品注册申请人对新药研发临床研究过程及结果的分析和自我评价。

本《指导原则》提供了不同注册申请中可能涉及的内容，但并不一定完全适用于任何一种类别的注册申请，注册申请人可以按照不同注册申请类别的要求，结合所申报品种的具体特点，有针对性地进行取舍，把握重点，合理确定各自所需要提供的资料和临床研究内容，在此基础上，科学、客观、规范地撰写临床试验资料综述。应力求文字简练，逻辑合理，重点突出。

临床试验资料综述应包括"主要研究内容"、"分析与评价"两部分。

本指导原则按照申请临床试验、申请生产两种情况分别进行阐述。

一、申请临床试验

本部分内容为支持进入临床试验的所有与临床有关的理论与试验研究资料的简要介绍。应注意围绕适应病症，对处方的合理性、创新性及临床试验的科学性、可行性进行简明扼要的论述。

1. 主要研究内容总结

（1）命名依据　简述药品命名依据。

（2）立题目的与依据　简述拟选择适应病症的病因、病机、治疗等研究现状及存在的主要问题；如涉及西医疾病，还应简述现代医学对发病原因、发病机制的认识及治疗现状和存在的主要问题。简述与国内外已上市的同类品种的比较，申请注册药物的特点和拟临床定位。

简述处方来源、应用、筛选或演变过程，说明处方的合理性依据。如按照中医理论组方，应简述处方中君、臣、佐、使及各自功用。如处方中含有毒性药材及十八反、十九畏等配伍禁忌，应明确。如有相关的临床应用经验，还应简述原临床适应病症、用法、用量、疗程、疗效特点、安全性的情况。

如为改变给药途径、改变剂型的品种，则只需简要说明拟选择新的剂型或新的给药途径的合理性依据，并比较两者功能主治、日用原料药量是否一致。

（3）临床试验计划与方案　临床试验计划应反映临床试验的整体思路及实施方法。药物临床试验是一个有逻辑、有步骤的过程，早期试验结果应用于指导后期临床试验设计。本资料应明确拟进行的临床试验各期的试验目的，概述试验方案要点，以反映临床试验的整体思路。以下提供了Ⅰ期人体耐受性试验和Ⅱ期临床试验方案综述的格式和内容撰写要求，如需进行Ⅰ期人体药代动力学试验，试验方案综述的格式和内容可参照本指导原则撰写。

1）Ⅰ期人体耐受性试验方案要点：简述试验目的，受试者的选择，主要试验方法，明确单次给药的初始剂量、最大剂量、剂量梯度及确定依据，多次给药组组别设置、剂量、给药方法、给药时间确定的原则和方法，说明终止指标、观测指标、观测时点，预计可能出现的不良反应。

2）Ⅱ期临床试验方案要点：根据试验目的和试验具体内容撰写。如存在多个适应病症，应分别撰写；对于同一适应病症，如存在针对不同试验目的设计的多个试验，也应分别撰写。

简述试验目的，纳入标准和排除标准的关键内容，诊断标准出处或依据，临床试验设计方法（如假设检验类别、随机化方法、盲法水平、样本含量确定方法、对照药物及选择依据、进行剂量研究应说明不同剂量的设置依据等），数据管理与统计学分析的原则，试验药物和对照药物的给药途径、剂量、给药次数、疗程和有关合并用药的规定，明确是否进行随访及相关规定，明确主要疗效指标和次要疗效指标，安全性指标，可能出现的不良反应，疗效评价方法及依据。

2. 分析与评价

以处方和适应病症为关注重点，从立题目的、立题依据、临床试验方案的合理性和可行性等方面对申请注册的药物进行客观的综合分析与评价。应特别关注与已上市用于相同适应病症的品种比较，本品的临床定位、优点、特点及开发意义和价值。注意处方组成与拟选择适应病症的病因、病机、治法之间的对应关系。所述结论应来源于文献资料和前期已有的研究结果，应具体、客观、具有逻辑性。关注临床试验方案的科学性，是否参考了药学、药效学、毒理学试验结果及先期临床研究结果，是否符合法律法规要求。

二、申请生产

本部分内容为支持新药生产上市的所有临床试验资料的概要式总结。临床试验报告应作为重点内容。需要提供临床试验设计、试验过程、试验结果的重要内容，还需在此基础上，对受试药物的疗效和安全性及风险和受益之间的关系做出评价。如下表 7-4。

表 7-4　临床试验一览

试验编号	试验目的	设盲水平	对照情况	疗程	主要指标	完成例数（试验组/对照组）
试验一						
试验二						
试验三						
……						

1. 主要研究内容总结

（1）Ⅰ期临床试验概要

1）人体耐受性试验概要：简述受试者选择标准。

简述试验设计方法、试验例数。

单次给药组：起始剂量、最大剂量、剂量梯度及确定依据；给药方法；终止指标、观测指标、观测时点；给药后各项指标观察结果，出现的不良反应、异常检测结果及原因分析。

多次给药组：剂量设置、给药方法、疗程及确定依据；终止指标、观测指标、观测时点；给药后各项指标观察结果，出现的不良反应、异常检测结果及原因分析。

2）人体耐受性试验结论：①安全剂量；②未发生不良反应（包括异常检测结果）的剂量；③发生轻度不良反应（包括异常检测结果）的剂量；④发生中度、重度不良反应（包括异常检测结果）的剂量；⑤不良反应（包括异常检测结果）的性质、危害程度、发生时间、持续时间、有无前期征兆等；⑥推荐Ⅱ期临床试验的剂量和理由。

（2）人体药代动力学试验概要：如进行了该项试验，综述格式和内容可参照本《指导原则》撰写。

（3）Ⅱ期临床试验概要、Ⅲ期临床试验概要　分别撰写。同一期临床试验如存在多个适应病症，也应分别撰写；针对同一适应病症的多个试验，也应分别撰写。每个临床试验撰写内容和格式如下。

1）试验目的：具体说明本项试验的受试对象、干预因素、主要效应指标，明确试验要回答的主要问题，明确药品在相关适应病症治疗中的定位。

2）病例选择：诊断标准及来源；和（或）中医辨证依据；疾病分型（或分期、分度、分级）标准及来源。纳入病例标准。排除病例标准。

3）试验方法：简述临床试验总体设计类型和方法（如说明对照选择依据，随机化分组方法，设盲水平及选择依据，样本含量的计算方法及计算过程中所用到的统计量的估计值及其来源、依据，如进行剂量研究，应说明不同剂量设置的依据等）。

简述临床试验用药物（包括对照药）的给药途径、方法、剂量。

说明临床试验用药物（包括对照药）来源、生产企业及批号。

扼要说明疗程及确定依据。

简述合并用药规定。

阐述疗效指标，明确主要疗效指标。

阐述疗效的评价方法及依据。

明确是否进行随访，简述随访规定（包括随访目的、随访对象、随访指标、随访周期等）。简述统计分析计划、获得最终结果的统计方法及确定依据。

简述针对易发生偏倚、误差的环节与因素所采取的质控措施。

Ⅲ期临床试验过程中，如有对方案的修订，说明并简述理由。

4）试验结果：说明试验的入组、剔除、脱落病例情况（包括剔除、脱落的具体原因）及统计分析中的处理方法；有效性、安全性评价相关数据集。

基线特征数据的组间均衡性分析结果。

依从性分析结果，说明依从性状况对试验结局的影响。

合并用药、伴随治疗情况。

有效性方面：主要疗效指标评定结果。次要疗效指标评定结果。应提供所有重要疗效指标治疗前后的组内比较，以及试验组与对照组之间的比较。随访结果分析。中心效应分析结果。可能对疗效结果产生影响的相关因素分析（如病情、病程、合并症、合并用药、年龄等）。

安全性方面：对试验过程中所出现的不良事件进行描述，包括人口学特征，不良事件发生的时间、持续时间、严重度、处理措施、结局，并进行因果关系分析和判断。

提供与安全性有关的实验室检查结果,包括每项实验室检查病例数,治疗前后发生异常改变频数表(包括治疗前正常治疗后变为异常及治疗前后均异常两种情况)。

有意义的异常检测结果、随访结果、处理和转归情况。

根据专业知识,对异常改变加以分析,对其改变的临床意义及与受试药物的关系进行讨论。

5)结论

Ⅱ期临床试验结论:应以Ⅱ期临床试验结果为依据,对有关疗效、安全性的重要结论进行简明扼要的说明,对本品适应病症及效应特点进行初步总结和分析,明确对Ⅲ期临床试验的建议。

Ⅲ期临床试验结论:应以Ⅲ期临床试验结果为依据,对有关疗效、安全性的重要结论进行简明扼要的说明。应对本品疗效、不良事件的特点进行概括、总结。应清楚地阐明预期或非预期的不良反应,明确所有潜在的问题,例如有关检测之间的不一致性、受试药物临床使用应当注意的问题、受试药物疗效分析中可能存在的局限性等。说明试验结果的临床意义。分析影响不良反应/事件发生频率的可能因素(如时间依赖性、剂量或浓度、人口学特征等)。还应明确说明个别受试者或风险患者群的受益或特殊预防措施,以及其对进一步研究的指导意义。围绕受试药物的治疗特点,提出可能的结论及临床应用价值。

2. 分析与评价

综合所进行的各期临床试验,对试验方法、结果及受试药物的疗效、安全性特点进行分析和评价。

以临床试验结果为依据,对试验药物的有效性进行深入分析及评价,应综合考虑以下因素:受试人群的特征,包括人口统计学特征,疾病分级、其他潜在的重要变异,排除人群,特殊人群,讨论受试人群和拟用人群的区别;病例入选情况,研究观察周期,研究终点的选择是否合理;研究结果的临床价值/意义。

以临床试验结果为依据,对试验药物的安全性进行分析及评价,特别注意不能肯定与试验药物无关的不良事件及其程度和转归。分析受试药物的可能的高风险人群。阐述安全性问题对受试药物临床广泛应用的可能影响。

综合以上所有资料,对试验药物进行受益/风险分析和权衡,应阐明个体受试者和风险患者群可能的受益,讨论可能发生的危险和潜在的问题,并尽可能明确可能有益的预防措施。

简述试验设计及试验过程中存在的问题及对试验结果的影响。

根据以上综合分析与评价结果,归纳出功能主治(适应证)、用法用量、不良反应、禁忌、注意事项等内容。

第八章 中药研究新技术

第一节 传统中药和现代中药的关系

中药作为我国的国粹，历经了几千年的考验和完善。随着科学技术的发展，中药的内涵也在飞速发展。除了传统药材、膏、汤、丸、散等概念外，还增加了许多新概念。对应于这些新概念和新技术，现代中药大致可以分为近现代中药、现代化中药和后现代中药。

中药是指在中医理论指导下，用于疾病预防、治疗、诊断和康复的天然药物及其制品的总称。广义上中药包括传统中药材、中药饮片、中成药、草药及其制品、民族药及其制品、中草药提取物、中药和天然药物有效部位及其制品、有效成分结构修饰物及其制品和以天然活性成分为先导化合物的合成和半合成药物等。

传统中药是指收载于中医药典籍，经加工、炮制成比较规范的天然药物及其加工品的总称，包括中药材、草药、饮片和一些古方经典制剂。制剂主要以有膏、丹、丸、散、汤等。中药的核心是以传统中医药学理论阐述药理作用并指导临床应用。值得指出的是，我国的传统中药并不排除外来物，西洋参、象牙、玳瑁、乳香、丁香、豆蔻、沉香、槟榔、砂仁、龙脑、苏木、番泻叶、胖大海、藏红花、儿茶、血竭等早已被我们的先辈赋予中药的特性。

近现代中药主要指 1960 年以来的中成药制剂。多以粗提物入药，以片剂、胶囊、冲剂、口服液等剂型为主。

现代化中药指近年来成功开发的主要以有效成分或有效部位入药，药效物质基础基本明确的制剂，包括洋中药、植物药、天然活性单体药物。如德国的银杏叶制剂、水飞蓟制剂，日本汉方制剂，我国的复方丹参滴丸、康莱特注射液、榄香烯乳注射液、苦参素注射液、青蒿素片等。

后现代中药亦称创新中药，其属性（成分和作用等）已发生明显改变，包括：①以天然活性成分为先导化合物的合成和半合成化学药物及成盐衍生物，如二氢青蒿素和蒿甲醚（以青蒿素为基础）、联苯双酯（以五味子丙素为先导物）、双环醇（联苯双酯的换代改进产品）、甲基斑蝥胺、羟基芦丁、小檗碱、麻黄碱、伪麻黄碱等；②以生物技术生产的天然活性物质和生物制品，如组培人参毛状根及其制品、黄芪毛状根及其制品、虫草发酵菌丝及其制品；③人工化学调配药材，如人工牛黄、人工麝香等；④药材代用品：塞龙骨（代虎骨）、水牛角（代犀角）、虫草菌丝粉（代冬虫夏草）等。

传统中药在中医理论指导下，以四气五味、升降浮沉、归经、补泻润燥、配伍反畏、功能主治和配伍（君、臣、佐、使）等中医属性、内涵为特点用于临床。而现代中药则以传统中药为基础，运用现代先进的科学技术、新理论、新方法制备并应用于临床的药物，两者既有区别又有联系。

用药部位：传统中药用药部位以原生药材直接服用，或以药材煎煮入药，或以药材粉末制成药。而现代中药的用药部位均需弄清。有效部位指有效成分含量占整个浸膏50%以上的一类化合物，如紫草素含量超过紫草提取物50%，那么紫草素就为有效部位。有效单体指单体成分含量占提取物90%以上的单一成分，如左旋紫草素在紫草提取物中的含量超过90%，左旋紫草素则为有效单体。现代中药与传统中药药用部位的不同集中体现在其有效成分是否清楚。

药物剂型及制备方法：传统中药制剂主要有膏、汤、散、丸等，而现代中药制剂与西药制剂相差无几，如片剂、胶囊剂、软膏剂、凝胶制剂、缓控释制剂、脂质体、注射剂等。相应的制备方法也完全不同。

药物质量控制：传统中药的质量往往以有效无效作为评价标准，未对其有效成分进行质量控制。不同地点、不同时间制备的同样的配方及其制剂，疗效亦有差异。而现代中药的质量从药材一开始就必须进行质量控制。对制备的制剂还要符合药典质量标准和国家的其他标准。

理论基础：传统中药以中医理论为基础。现代中药不断吸收现代药理学、细胞生物学、生物化学、现代制剂学等学科的先进理论和方法，对每味中药的药理作用研究已深入到分子水平。

给药方式：传统中药以口服和外用为主。现代中药除有以上给药方式外，还可注射、喷雾、腔道、皮下给药。

科技部和国家中医药管理局等在联合制定的《中药科技现代化发展战略》中指出，中药现代化就是将传统中医药的优势、特色与现代科学技术相结合，以适应当代社会发展需求的过程。因此，从以上分析我们可以看出，中药现代化首先不能离开中医药理论体系为指导，其次是借鉴国际通行的医药标准和规范，运用现代科学技术研究、开发、生产、经营、使用和监督管理中药。相关的国际标准和规范包括《中药材生产质量管理规范》（GAP）、GEP、《药品非临床研究质量管理规范》（GLP）、《药物临床试验质量管理规范》（GCP）、《药品生产质量管理规范》（GMP）、《药品使用质量管理规范》（GUP）、《药品经营质量管理规范》（GSP）、美国《植物药新药研究指南》、欧盟《欧洲传统药法论》等。目的是提高临床疗效和质量，促进中药走向世界。

第二节　中药化学成分提取和分离新技术

从化学成分中筛选活性成分既是药理研究的物质基础，也是寻找先导物、研发新药的一个有效途径。中药及其制剂的质量监控通常也以活性成分或以主要化学成分作为定性分析、定量分析的指标。因此化学成分研究是中药现代化中最基础的工作之一。2000年版《中国药典》收载中药531种。从中药中分离出药理活性成分517种，其中生物碱最多，其次是酚类和萜类。已成功开发的新药中，有100种从天然产物中提取而得，45种是天然成分半合成、全合成或结构改造物。

中药化学成分研究的主要手段包括用于成分分离的色谱法和用于结构鉴定的波谱法。

分离手段包括不同相（气、液）、不同模式（平面、柱）、不同压力（常、低、中、高）、不同用途（分析、半制备、制备）的各种色谱技术。在结构鉴定上，除常用的紫外-可见光谱、红外光谱、磁共振成像、质谱外，色谱与波谱联用技术（如 GC-MS、GC-FT-IR、LC-MS、LC-NMR、CE-MS）的发展，实现了在线分离和鉴定，加快了中药成分的研究。除了这些经典的方法外，目前还有一些新的方法可供选择。

一、毛细管电泳法

以弹性石英毛细管为分离通道，以高压直流电场为驱动力，依据样品中各组分之间淌度和分配行为上的差异而实现分离的电泳分离分析方法。分离模式有毛细管区带电泳（capillary zone electrophoresis，CZE）、毛细管凝胶电泳（capillary gel electrophoresis，CGE，适合蛋白和 DNA 分离）、胶束电动毛细管色谱（micellar electrokinetic capillary electrophoresis，MECE，适合中性物质的分离）、亲和毛细管电泳（affinity capillary electrophoresis，ACE）、毛细管电色谱（capillary electrochromatography，CEC）、毛细管等电聚焦电泳（capillary isoelectric focusing，CIEF）、毛细管等速电泳（capillary isotachophoresis，CITP）等。最近还发展了芯片的高效高速毛细管电泳分离系统，在蛋白质、DNA 等生物大分子的分离分析中表现出了显著的优越性。芯片毛细管电泳技术将常规的毛细管电泳操作在芯片上进行，利用玻璃、石英或各种聚合物材料加工微米级通道，以高压直流电场为驱动力，对样品进行进样、分离及检测。与常规毛细管电泳系统相比，芯片毛细管电泳系统具备分离时间短、分离效率高、系统体积小且易实现不同操作单元的集成等优点。

二、液滴逆流色谱

液滴逆流色谱是在逆流分溶法的基础上创建的色谱装置，可使流动相呈液滴形式在固定相间交换，利用被分离组分在两相中的溶解度差异（即分配比）不同，促使溶质中各组分在两相之间进行分配，达到分离效果。该法以液滴形式的流动相进行分配，接触面积越大，分离效果越好。但液滴速度较慢，耗时较长，固定相一般用量大，难以提纯精制。

三、高速逆流色谱

高速逆流色谱（high speed countercurrent chromatography，HSCCC）是一种液-液色谱分离技术，它的固定相和流动相都是液体，没有不可逆吸附，具有样品无损失、无污染、高效、快速和大制备量分离等优点；适合于中小分子类物质的分离纯化。已被广泛应用于中药成分分离、保健食品。而且由于被分离物质与液态固定相之间能够充分接触，使得样品的制备量大大提高，是一种理想的制备分离手段。

四、微波辅助萃取

微波是一种频率范围为 300MHz 至 300GHz 的电磁波。微波加热和普通加热方式不同，其主要是由质损耗而引起的由内及外的加热。微波辅助萃取（microwave assisted extraction，MAE）技术是一种最新发展的利用微波能提高萃取效率的前处理技术。随着 MAE 技术的发展和成熟，出现了多种微波辅助萃取方法，如微波辅助微团萃取、无溶剂微波萃取、真空微波辅助萃取等。MAE 与其他样品前处理方法的联用也得到了迅速发展。在微波加热过程中，被加热介质中分子的极性取向将随着外电场变化而变化。由于物质内部分子的极性，微波诱导偶极子转动或离子传导快速将目标化合物萃取出。萃取过程中微波辐射能穿透介质，到达物料的内部，使基质内部温度迅速上升，增大萃取成分在质中的溶解度，从而在微波产生的电磁场中加速目标物向溶剂的扩散。利用不同物质对微波吸收能力的差异，选择性加热目标物，使其与其他组分分离，直接进入吸收微波能力差的萃取剂中。这些新方法克服了常规萃取方法费时、费试剂、效率低、重复性差等缺点，具有选择性强、能耗少、环境污染小、提取率高等优点。

五、加压液体萃取

加压液体萃取（pressurized liquid extraction，PLE）法比常用的萃取法效率高，一般 20min 即可萃取完全。因为高压可提高萃取液的沸点，较高的萃取温度能使溶质与基质间的范德瓦耳斯力和氢键被破坏，从而使目标物有较高的溶解度和扩散率。

六、加压热水萃取

加压热水萃取（pressurized hot water extraction，PHWE）法的优点在于避免使用有机溶剂。水在 50bar 和 150～200℃的次临界条件下性质与甲醇相似，使用次临界水可有效萃取药用植物中的小檗碱及环烯醚萜苷类。为增加某些标志物的溶解度，也可在水中加入表面活性剂。

七、固相微萃取

固相微萃取（solid phase micro-extraction，SPME）是无溶剂的萃取法。将涂渍气相色谱固定液的萃取头，浸入液体或顶空经液上气相（HS-SPME）萃取目标后，直接进入气相色谱仪汽化分析。该法具有简便、经济、不使用溶剂等优点。

八、分子印迹技术简介

分子印迹技术（moecular imprinting technology，MIT）是一种高选择性的新技术，它是模仿天然抗原-抗体反应原理，制备对模板分子具有预定选择性的分子印迹聚合物（molecular imprinted polymers，MIPs）的技术。MIT 的核心是 MIPs 的制备，它是将功能单体与模板分子交联聚合，然后将模板分子洗脱除去，这样制得的聚合物，在立体空穴和功能基排布上与目标分子具有互补的结构，具有选择识别印迹分子的功能。MIPs 制备简单、稳定性好、分离效率和选择性高，现已广泛应用于手性药物的分离、固相萃取、临床药物分析等多个领域中。

第三节　生药品种鉴定新技术

生药学科自 19 世纪诞生开始就以研究生药的基源和质量为其基本内容，在我国生药学科的研究对象主要是中药和少数民族药物。中药饮片的质量优劣和真伪关系着临床药效的高低和疾病康复的效果。早期生药学研究比较集中于中药的本草考证及药材的鉴定，以原植物形状、显微和理化等方法进行鉴定，即来源鉴定、性状鉴定、显微鉴定和理化鉴定。目前我国中药品种已达 12 807 种，其中来源于植物的有 11 146 种。全国具有商品流通销售的中药有 800～1000 种，面对如此多的药材品种，一方面，基于形态学、组织解剖学、化学特征的鉴定方法需要鉴定者长期的实际经验积累，掌握起来因人而异。同种植物由于生长在不同日照条件下，往往在形态上甚至组织细胞上都有显著差异，其化学成分也受生长地的土壤气候等因素的影响。另一方面，对于那些外部形态特征被破坏，组织细胞特征不明显的药材，经过多道工序加工的药材或中药复方制剂中用药组分的鉴别，贵重药材、道地药材和非道地药材，多来源药材等，实际鉴定工作中仍存在很大的困难。因此必须开发新的技术。20 世纪 80 年代以来，随着中药化学成分研究及现代仪器分析的迅速发展，理化鉴定从定性为主转为定量为主。国家继"七五"、"八五"期间的"常用中药材品种整理和质量评价"系统研究之后，"九五"开始进行"中药材质量标准规范化研究"、"中药材标准品研究"，探索用确切的有效成分和特征成分进行定量、质控。在此基础上发展了一些新的鉴定技术。

一、中药指纹图谱

中药指纹图谱包括化学指纹图谱、蛋白质指纹图谱、DNA 指纹图谱及生物效应指纹图谱等。我国从 2000 年起正式推行中药指纹图谱，以控制中药质量。整体性和模糊性是中药指纹图谱的基本属性。模糊性强调的是对照品与待测样品指纹图谱的相似性，而不是完全相同；整体性是强调完整地比较指纹图谱的特征"面貌"，而不是将其"肢解"。

由于生物遗传的多样性，通过比较物种间 DNA 分子的遗传多样性的差异来鉴定物种即 DNA 分子遗传标记鉴定。DNA 分子作为遗传信息的直接载体，不受外界因素和生物体发育阶段及器官组织差异的影响。由于 DNA 分子遗传标记反映的是药材间 DNA 水平上的遗传差异，可以排除其他鉴别特征（如形态、显微、理化）由于生长发育过程及生态环境而导致的变异，因此用 DNA 分子特征作为遗传标记进行物种鉴别更为准确可靠。在 DNA 分子上，有编码与物种存活密切相关的基因区域，编码与物种存活不十分密切相关的基因区域，以及非编码基因区域。基因组 DNA 的这些不同区域在生物进化过程中所受到的选择压力不同，前者所受选择压力大，表现出高度的保守性，后者所受选择压力小，表现出较大的变异。正是由于这种 DNA 分子不同区域承受的选择压力不同，使得 DNA 分子不同区域有不同程度的遗传多样性，因此我们能够选择适当的 DNA 分子遗传标记，在属、种、亚种、居群或个体水平上进行准确的鉴别。研究 DNA 分子保守性较低的区段，便可达到准确区分出道地药材与非道地药材的目的。DNA 分子遗传标记技术的常用方法有限制性片段长度多态性分析、DNA 指纹图谱分析、DNA 测序技术（植物类生药针对 5S-rRNA、18S-rRNA 基因片段；动物类生药针对线粒体 DNA、细胞色素 b 基因片段）、随机 DNA 多态性分析。

二、半显微性状鉴定法

它是一种介于性状和显微鉴别之间的鉴别方法，通过借助放大镜、扫描仪、体视显微镜等仪器观察中药材细微的外观性状以达到鉴别的目的。如鹤虱与蛇床子颜色相似，形状、大小相近，表面均有纵棱，显油性，肉眼观察发现鹤虱与蛇床子外表都有羽边，真伪难辨。

半显微鉴别：通过半显微观察就很容易发现鹤虱有棘状的边缘，而蛇床子则为光滑的脊状边缘，通过此点特征可轻松分辨两种药材。虞美人种子和罂粟：均为罂粟科植物干燥成熟果实。两者在草本植物及花朵上特征十分相似。半显微鉴别：通过半显微法观察发现虞美人种子色较褐暗，略长，表面呈浅网状，而罂粟色光亮，较圆，表面呈蜂窝状。

三、近红外傅里叶变换拉曼光谱

拉曼光谱的分析方法不需要对样品进行前处理，也没有样品的制备过程，避免了一些误差的产生，并且在分析过程中具有操作简便、测定时间短、灵敏度高等优点。将药材饮片放在样品架上，据拉曼基团频率振动峰的不同达到鉴别生药材的目的。

四、漫反射傅里叶变换红外光谱技术

采集样品的漫反射信息，这种方法适合于高散射的样品。不同药材均有自己的特征谱。

五、谱效关系

建立化学成分与药效信息相关性的谱效关系研究是传统化学指纹图谱的有效补充。现有研究大多数采用化学计量学方法提取指纹图谱中与药理活性显著相关的指纹峰。但是，通过化学计量学方法找出的活性相关峰缺乏实验验证。中药谱效关系研究弥补了目前以化学指纹图谱控制中药质量时与药效脱钩的不足，可为中药质量控制提供更为科学有效的数据。但是中药谱效关系研究需要制备足够量的样品开展药理实验，因此不适用于中药复杂体系效应成分的高通量筛选与确证。

六、生物色谱法

生物色谱包括分子生物色谱、生物膜色谱和细胞生物色谱等，其基本原理是将生物大分子（酶、受体、DNA），甚至细胞固着于色谱担体上，作为一种生物活性填料用于液相色谱，形成一种能够模拟药物与生物大分子、靶体或细胞相互作用的色谱系统，这样就可以利用色谱参数快速、精确、稳定地表征药物与生物大分子、靶体或细胞间的相互作用。借此从复杂的中药化学成分中筛选潜在的效应成分（组）。目前还存在下列不足：①多数生物色谱的固定相制备还没有商品化，需要有一定条件的实验室自己制备；②色谱柱寿命短，约 1～15d；③对流动相缓冲溶液的组成、pH、柱温、柱压、流速等要求比较苛刻，对流动相难以进行灵活的调整。

七、生物分离/化学在线分离鉴定联用

以生物体系（脂质体、酶、DNA、细胞等）为载体，以中药提取物为对象，采用高效液相色谱法（HPLC）或 HPLC-MS 技术分离、分析比较中药提取物与生物体系作用前后的色谱峰面积变化来筛选预测其潜在的活性成分。其中，峰面积显著减少的峰则是与生物体系有作用的成分，应用在线的 HPLC、LC-MS 等技术鉴定这些成分，就可以从复杂的中药体系中筛选出能与生物体系结合的成分。生物分离/化学在线分离鉴定联用法筛选中药效应成分的原理与生物色谱法相似，但与生物色谱法相比，该方法充分利用了 HPLC 分离效能高、适用范围广等优点。

八、代谢指纹图谱

代谢指纹图谱反映的是机体状况的分子集合与其功能之间的关系，其整体反应性特点与中医药治疗疾病的观念相吻合。应用代谢指纹图谱寻找中药效应成分的基本思路是，运用 LC-MS、LC-NMR 等技术，比较药物提取物化学指纹图谱与生物体液代谢指纹图谱（如血液、尿液等），发现代谢产物（内源性和外源性）与原型成分，通过代谢产物与原型成分组成和含量的经时变化，借助于化学计量学和多元统计分析等手段，找出与疗效相关的生物标志物（组），鉴定其结构，找出其在中药提取物中的"关联"成分（群），该成分（群）即为中药特定的效应成分。

第四节　中药新制剂

中药饮片是组成汤剂和辨证论治的物质基础。传统饮片临床应用时根据患者病情变化、体质强弱、年龄大小、季节气候及生活习惯等因素辨证论治，对药味及其剂量灵活化裁、加减。但中药饮片也有煎煮麻烦、服用不便、质量不稳定、卫生状况差等缺点。因此发展新的饮片和制剂技术势在必行。

一、超微粉体技术

超微粉体技术是 20 世纪 60～70 年代发展起来的高新技术。随着超细粉体制备技术的成熟，相继出现了微米级及纳米级粉体。该技术引入中药加工领域产生了微米中药、纳米中药，可提高中药成分的利用率，减少中药资源的浪费。中药超微饮片是采用超微粉体等先进技术将中药材加工制成一种微米级新型饮片。

二、颗粒型饮片

20 世纪 70～80 年代，针对饮片配方煎汤存在煎煮麻烦、药材利用率较低等问题，我国研制了一种和煮散相类似的中药颗粒型饮片，即将原中药材净选后经干燥、粉碎、灭菌，制成一定粒径的颗粒和粗末，用滤纸按不同规格包装，供作汤剂调配的入药原料。颗粒型饮片最大的特点是有利于药效成分的溶出，因而能减少药材用量，且采取的是单剂量包装，有利于生产、包装的机械化，但粉碎中产生的细粉未能充分利用，含淀粉较多的药材煎煮时易糊化。

三、单味中药配方颗粒

20 世纪 80 年代以来，日本、韩国及我国先后研制了单味中药配方颗粒，即根据中药理化性质采用不同的制备方法，制成单味中药配方颗粒。单味中药配方颗粒生产工艺先进，有效成分浓度高，服用量小，可直接冲服，起效快。

四、微米中药

微米中药包括微米中药材、微米中药提取物和微米中药制剂。2000 年版《中国药典》

一部收载的最细中药极细粉为通过 9 号筛的 200 目粉末，粒径约为 $75\pm4.1\mu m$。微米中药的优势主要表现在明显增加内服制剂药效成分的溶出率，增强药效，减少用量；对于外用散剂，将有利于涂布、附着，可促进透皮吸收。增强中药提取物的药效、提高有效成分的提取率，并缩短提取时间，以浸渍法代替热提取可节省能源。将中药或中药提取物进行超微细粉化处理，再作为添加剂加入糕点、饼干、面条等食品中，制成各种功能性食品。

五、单味中药超微饮片

单味中药超微饮片是采用超微粉体技术研制的一种新型饮片，具有质量可控、节省药材、增强药效、促进吸收及方便调配、便于服用的特点。中药超微粉作为饮片入汤剂不必煎煮，用开水保温浸泡 10～20min 即可服用。对于贵重药材的微米中药制剂，可直接冲服，或灌装胶囊吞服；用量较大的复方可制成袋泡剂，用开水泡服；或者临用前以布袋包装，开水浸泡，挤压药汁服用。

六、环糊精包合技术

中药发挥作用的物质基础是有效成分，有效成分的提取和分离是中药现代化的关键。为了提高中药的治疗效果，降低毒副作用，提高中药制剂的内在质量，选用合理的制剂工艺方法是非常重要的。环糊精包合物已经广泛应用于中药领域中，它可以增加药物的溶解度，提高药物的稳定性，使液体药物粉末化，防止挥发性成分挥发，降低药物的刺激性。挥发性成分用环糊精包合后可制成散剂、颗粒剂、片剂、硬胶囊剂等，方便生产。还可掩盖药物的不良气味，增加药物的溶解度和溶出度，提高药物的稳定性。

七、缓控释制剂

中药缓释制剂的用法自古就有。但现代中药缓释制剂与化学药缓释制剂相比，起步较晚。选择缓控释制剂一般从下面两个方面考虑：一是从临床适应证上考虑，主要以病情较重、病程较长、需要长期服药的慢性疾病为主，如抗肿瘤的粉防己碱缓释片，金雀异黄素壳聚糖微球；治疗心血管疾病的麝香酮缓释片、复方丹参骨架缓释片（由丹参和三七组成）、银杏叶缓释片、冠心苏合缓释胶囊、灯盏花素缓释片（胶囊）、黄杨宁缓释片、银杏叶提取物缓释胶囊、舒压缓释片、珍菊降压缓释胶囊等；治疗慢性胃炎、胃溃疡的左金丸胃漂浮缓释片；治疗类风湿关节炎的雷公藤胃漂浮缓释片、正清风痛宁缓释片、甘草胃漂浮型控释片等；治疗高血压引起的颈强项痛的葛根黄酮缓释胶囊。二是从中药的有效成分或有效部位上考虑具有生物半衰期短、在胃肠道有特定的吸收部位、用药剂量窄、毒副作用大或者生物利用度低等优点，如川芎嗪经胃肠道给药后，大部分在胃肠道迅速吸收，为了提高其生物利用度而制备成缓释片，灯盏花素的血浆半衰期很短而被制备成脂质体。其他有马钱子生物碱脂质体、齐墩果酸口服缓释片、苦参素缓释片（治疗乙肝）等。

目前的口服缓控释制剂中片剂主要通过制成骨架片、漂浮片及渗透泵来达到缓控释的目的。骨架型是缓释制剂中最为多见的一种剂型。根据骨架材料性质的不同，又可分为水溶性骨架片、不溶性骨架片、溶蚀性骨架片和混合材料骨架片。由于亲水骨架片制备工艺简单，释药变异小而最为常用。胃内漂浮型以亲水凝胶为骨架，另加入一些附加剂（如碳酸盐等发泡剂及高级醇和蜡类物质）来增加浮力，使之漂浮于胃液表面，从而延长药物的体内滞留时间，并使其吸收增加，提高生物利用度。胃漂浮片用于治疗胃部慢性疾病如胃炎、胃溃疡等，制成胃内漂浮片后可在胃内滞留时间长达 5～6h。除了口服缓释制剂外，也有注射缓释制剂、植入剂、凝胶剂等研究的报道。主要的中药注射缓释制剂的剂型有微乳、脂质体、微球、微乳剂等。中药凝胶缓控释制剂是一类含有两组分或两组分以上的、由固液两相组成、具有半固体性质的大分子网络体系的通称。如丹皮酚 w/o/w 型复乳型凝胶。

　　中药缓控释制剂是在西药的缓控释制剂理论上发展起来的，但是中药和西药是两个不同的体系，应该从宏观上和整体上去发展中药缓控释制剂评价方法。如体外释放度评价，已有报道多指标定量指纹图谱用于中药复方缓控释制剂体外释放度的评价和多组分中药化合物组释放度评价方法，这些方法符合中药缓控释制剂的特点。刘昌孝院士倡导用代谢组学方法，此法适用于中药多组分、多靶点整体综合效应的药效评价，把这些具有整体性的方法应用于中药缓控释制剂的研究，有利于提高中药缓控释制剂的研究水平。

　　古人为了达到缓释的目的，创制了许多巧妙的办法。如巴豆去壳勿令白膜破，并四边不得有损缺。每日空腹一枚，以饭压下，治疗痞满积聚、宿食不消等。这样巴豆中有效成分通过巴豆白膜释放。朱盛山主编的《本草纲目特殊制药施药技术》对传统缓释制剂进行了全面的归纳，记载的缓释制剂达数百种之多，可谓叹为观止。

　　中药传统制剂的辅料中有缓释作用的包括蜡、糊、树胶、树脂、果实、种子、动植物油脂等。古人早就知道使用不同的辅料能使药物达到不同的释放速度，以丸剂所用辅料为例：水丸取其易化，蜜丸取其缓化，糊丸取其迟化，蜡丸取其难化。蜡被古人作为制剂的阻滞剂、黏合剂、基质等，又有下痢脓血、补中益气等功效。以蜡为辅料制成的蜡丸，相当于脂溶性骨架。如《医宗金鉴》记载的三黄宝蜡丸，即是用黄蜡为辅料。方中含有藤黄、雄黄、天竺黄、水银等毒性药物。用蜡赋型成丸，使得药物在胃肠道中缓慢释放，缓解烈性药的毒性。《太平惠民和剂局方》中记载功效为解五毒、辟恶气的妙香丸，方中巴豆有毒，用黄蜡为辅料，制成蜡丸。

　　糊是传统制剂中用量最多的缓释辅料之一。使用最多的是米糊和面糊。糯米熟之性黏滞而难化。利用其黏滞难化而作为缓释辅料。曾世荣之《活幼心书》中记载的黄丹丸，含黄丹，即铅丹，有毒，制成糯米糊丸后坚硬结实，在胃中崩解缓慢。糕糊以黍、糯合粳米粉蒸成，状如凝膏。《医方类聚》记载的去铃丸，含生川乌、巴豆、朱砂。本方有大毒。采用糕糊制丸，延缓释药，降低毒性。面糊用小麦、大面、荞麦等磨粉而成。洁古《活法机要方》的水煮金花丸，含生半夏、生南星、天麻、雄黄等。本方有毒，用面制成面糊丸，延缓半夏、南星中毒性成分的释放。《乾坤生意》中记载治一切风证的姜汁面糊丸，含生淮乌头、生川乌头、附子，有大毒。采用姜汁煮糊制丸，取姜能杀乌头、附子之毒和"调面糊，取糊丸迟化"、"使毒药不伤脾胃"之意。

　　硬膏剂贴于患者身上，药物从基质中逐渐释放透过皮肤吸收进入体内而发挥治疗作用。

　　生物膜剂是指将生物的皮、膜制成的外用制剂。生物膜剂利用膜控制释药速度。制备生物膜剂的材料有植物的皮、叶、花等和动物的皮、黏膜等。如《千金方》中记载的一贴剂：女贞叶水煮，然后趁热贴之，其主治诸恶疮肿，月行疮溃烂久者，水煮既可杀虫菌又利于粘贴；鼠粘子叶（即牛蒡叶）直接为剂贴之，主治疖子肿毒。此类制剂有效成分主要是通过叶子表层的生物膜控制释药速度缓缓取效。

第五节　中药药代动力学研究新技术

中药的药物代谢动力学（简称药代动力学）是借助于动力学原理，研究中药单方和复方活性成分、组分的体内吸收、分布、代谢和排泄（absorption，distribution，metabolism，excretion；ADME）的动态变化规律及其体内时-量/时-效关系。它是中药药理学与药物代谢动力学相互结合而形成的。中药，特别是中药方剂十分复杂，故其药代动力学的研究也很困难。中药的药动学研究方法，早期以生物效应法为主，目前则以血药浓度测定方法为主，药代动力学与药效动力学（PK-PD）结合的研究方法也有开展。

一、动力学研究

中药的药代动力学研究包括：①血清药理学的研究；②单味和复方中药的化学成分的药代动力学研究；③中药药代动力学与药效动力学的结合研究；④中药理论在药代动力学中的扩展和应用研究；⑤证治药代动力学研究；⑥药物相互作用和药物代谢酶的诱导和抑制研究等方面。有些研究是中药所特有的。

证治药代动力学认为，同一药物的不同证的动力学参数的差异能影响药物的疗效和毒性，经过辨证用药后可以降低这类差异。辨证论治，君、臣、佐、使等原则是中医用药的精髓。因而整体观是中药药代动力学研究的一大特点和应遵循的指导思想。

复方药代动力学认为，药物配伍能明显影响药物成分的动力学参数，而且与药物的疗效和毒性相关。中药是一个复杂的巨大系统，无论是复方还是单方，其药效都是其中多种化学成分相互作用所产生的综合效果。这些化学成分相互协同或相互拮抗，从而产生中药的药理作用。中药制剂，特别是中药复方制剂成分复杂，绝大多数有效成分不明确或干扰因素太多，缺乏体内微量定量分析方法，而且许多中药中已知的化学成分在体内运转过程中发生较大变化，并不是该成分产生药效作用，也不能在生物体内测定到该成分的存在。被认为是指纹成分的化合物的作用和运转过程也如此。现代分析技术和仪器的发展，如LC-MS、MS-MS、LC-NMR等高端仪器，为解决这些难点提供了新的途径。

二、药代动力学-药效动力学

药代动力学-药效动力学（pharmacokinetic-pharmacodynamic，PK-PD）结合模型是研究中药体内代谢过程、药物效应及两者联系的有效工具，对于中药作用机制研究、临床用药优化有重要的参考价值。美国食品药品监督管理局（FDA）提出，开发治疗性药物的Ⅰ期临床试验必须提供PK-PD结合模型，以便正确反映该药物的临床药理性质，为Ⅱ、Ⅲ期临床试验奠定基础。长期以来，中药多以经验给药，至于药物中哪些成分起作用、药物的体内过程如何、药物成分与治疗作用之间有什么联系等问题常常不很清楚。

该模型在化学药物研究中的应用不仅为解释药物的代谢机制、作用机制或耐受机制等提供了信息，也为临床剂量调整、优化治疗方案、防治剂量相关性不良反应提供了依据。将PK-PD模型应用于中药研究，一方面可以加深研究人员对中药作用机制的认识，有利于以现代科学阐述中药组方原理，为研究古方、筛选新方提供科学依据和方法；另一方面，它还为拟定给药方式、剂量及间隔时间提供依据，从而提高临床治疗水平、减少不良反应，对于实现中药治疗学的现代化和科学化有重要意义。

目前，研究已发现多种具有生物活性的中药单体成分提取物，且部分提取物已开发成产品供临床使用。对这些单体成分进行 PK-PD 研究，可了解其代谢过程、时-效关系及两者的相互联系，有助于加深研究人员对其作用机制的认识。

研究中药材及复方的 PK-PD 规律，可以阐明和完善其作用机制及复方组方原理，为提高中药及复方制剂的质量和优化给药方案提供科学依据，同时也为发现活性代谢产物、开发新药奠定理论基础。以黄芩苷、蛇床子素和小檗碱作为黄芩、黄连、独活等中药的有效部位群的表成分，利用 PK-PD 结合模型分析三者的代谢过程与发热大鼠体温变化的关系，结果发现，体温下降与黄芩苷的血药浓度变化呈正相关。故认为黄芩苷可作为该方解热作用的指示性成分。

中药及其制剂经常与其他治疗药物联合应用。药物之间的相互作用会改变药物的代谢过程和治疗效应。对于治疗窗较窄的药物（如华法林、地高辛等）而言，这种相互作用可能导致严重的不良反应。目前，PK-PD 研究的重点正从临床单次给药或多次给药向联合用药上发展。这种趋势在中药研究领域也得到了体现。丹参、人参、银杏、生姜、当归、川芎、黄芪等中草药对化学药物的药代动力学和药效动力学特征的影响已被广泛探讨。研究结果表明，不同的中药对同一化学药物所产生的影响不同。例如，丹参会明显影响华法林在机体内的代谢过程和抗凝效应，而人参却只增加华法林在人体内的清除率，对其他的药代动力学参数和药效动力学过程无明显影响，这类研究为联合用药情况下优化治疗方案、保障用药安全提供了依据。

进行 PK-PD 研究，首先应确定足以代表全药生物效应的物质基础。中药单体提取物与化学药物相似，其成分明确，体内代谢过程清晰，效应物质基础较易确定。中药及复方含有多种复杂成分，确定效应物质基础是进行 PK-PD 研究的一大难题。从 20 世纪 80 年代开始，国内外学者尝试用中药或复方中效应明确的某一个或某几个成分来代表全方进行研究。多年来这样的研究方法阐明了一些中药的效应物质基础，对促进中药现代化起到了一定的作用。但是，中药的药效是多种化学成分相互作用、中药与机体相互作用所产生的综合结果。这种方法所获得的资料只能说明活性成分的 PK-PD 特点，未必能完整地反映含这种成分的中药及其方剂的体内过程。从整体和关联的角度出发重新认识中药效应的物质基础正逐步成为国内外研究人员的共识。

目前，相关研究的发展有两种趋势。一种趋势仍以寻找中药及复方中的活性物质为研究重点。与以往研究的不同之处在于，该类研究充分考虑了中药"整体观"的特点和中药有效成分在体内的变化过程，综合运用多学科知识和现代先进的分离分析手段，构建中药及其复方吸收、分布、与靶细胞结合的体内外技术平台，通过寻找中药发挥作用的体内效应成分（群）来追溯其在中药直接提取物中的物质形式。另一种趋势伴随系统生物学和代谢组学的发展而产生。相关研究人员认为，不仅中药的原型成分和代谢产物与中药的治疗效应有关，中药与机体作用形成的新成分也在治疗中发挥作用，由这三者组成的代谢物组才是中药发挥治疗作用的物质基础。

第六节　中药药对研究

中医药对介于单味中药和中药复方之间，通过协同增效、相制减毒、相反相成等形式应用。药对配伍多从中药的四气五味、升降沉浮、归经、毒性方面出发，遵循"同类相须、相辅相成、相反相成、相制为用"等原则。对于其配伍的研究主要包括以下方面。

一、提高药物的溶解度

现代药剂学通常采用增溶、助溶等方法提高药物的溶解度，这在药对配伍中也有所体现。与药对分煎合液相比，药对共煎液中化学成分的增减及含量的变化，多是由某一药物与该化学成分产生相互作用，从而改变其溶解度所造成的。黄连、吴茱萸配伍，黄连的脂溶性成分对吴茱萸中脂溶性生物碱具有增溶作用，且黄连：吴茱萸为 6∶1 时增溶作用最好，但吴茱萸中的黄酮会与黄连中的生物碱类形成大分子复合物，减少黄连中有些组分的溶出。因此《圣济总录》载甘露散，由黄连：吴茱萸为 2∶1 的比例组成，主治暑气为病，而《丹溪心法》专用黄连和吴茱萸 6∶1 为比例组成左金丸，用于清肝泻火；桔梗的主要成分为齐墩果酸型五环三萜皂苷，而皂苷具有表面活性剂的作用，因此桔梗、丹参配伍共煎，桔梗中的皂苷可以促进丹参中活性成分的溶出，使其在共煎过程中化学成分含量发生变化。双丹方由丹参和丹皮两味药组成，其中丹参中的丹酚酸 B 为助溶剂，促进丹皮中的芍药苷的溶出，同时可以抑制没食子酸鞣质的溶出。附子或黄连中有机酸会减少人参水煎液中人参皂苷的溶出，因此在临床或新药研制中，涉及人参与附子配伍时应采用单煎或分别提取的方式，以确保用药安全并减少有效成分的损失。

二、提高药物靶向性

引经是指药物配伍使用，一味药引导另外一味药直达作用部位，与现代药剂学中的靶向递药思想相似。中医传统制方思想中"酸入肝、苦入心、甘入脾、辛入肺、咸入肾"(《素问·宣明五气》)；"桑白皮行水，意以接桑螵蛸就肾经"(《本草衍义》)，与现代药剂学的靶向概念有异曲同工之妙。如柴胡引药入肝胆经，冰片引药入心经，治上部病症用桔梗，治下部病症用牛膝等。临床上黄芩、大黄配成药对，用于治疗肝胆疾病。桔梗、丹参作为天王补心丸的重要成分组成，在此方中丹参为主药，桔梗发挥佐使作用引药上行入脑。在乳腺疾病的治疗中基于引经理论的药对配伍也发挥了很大的作用，如归肺、大肠经的桔梗、枳壳药对用于肝气郁结、肝郁痰凝等证，归肝经的丹皮、栀子药对用于肝郁化火之乳头溢血证，归肝、胃经的香附、浙贝母药对治乳中结块所致的疼痛。

三、改变药动学

药对配伍可以通过药物之间的相互作用，如竞争药物主动转运载体、影响药物外排泵、改变药物血浆蛋白结合率、影响代谢酶活性、竞争肾小管主动分泌载体等，改变药物体内吸收、分布、代谢、排泄等过程，进而影响药物临床疗效。中药中的许多药物（如冰片、樟脑）是很好的吸收促进剂，与之配伍可以改善药物的吸收速度和吸收程度，提高药物生物利用度。六一散为滑石与甘草以 6∶1 的比例组成的药对，以血浆中甘草次酸为指标，滑石对甘草的吸收有促进作用，使药效快速释放，从而适用于暑热烦渴等症状。与单用当归相比，肉桂、当归配伍后可明显提高当归中阿魏酸的生物利用度。黄芪、川芎配伍，可显著增加川芎的主要有效成分藁本内酯的药物浓度，同时延长体内滞留时间。

第七节　中药药理学研究新技术

一、系统药理学

由于系统生物学的高速发展，以及系统生物学对现代药理学领域的深刻影响，近年来正在形成一个新兴的跨学科分支，即系统药理学（systems pharmacology）。高通量测序技术、质谱、NMR 谱及组学技术的高速发展为药物靶点的发现提供了前所未有的技术支持。系统药理学是从系统水平研究药物与机体相互作用及其规律和作用机制的一门新兴学科，即从分子网络、细胞到组织、器官等不同水平上研究药物治疗疾病时引起机体功能变化的机制，认为药物对于机体的作用从微观（分子生化网络水平）到宏观（组织器官整体水平）的各水平间是相互关联的。系统药理学是多学科交叉的产物，包括经典药理学、化学生物学、生物化学、结构生物学、组学、病理学、医学及应用数学、计算机技术、生物信息学，同时涵盖了大量实验学科，包括从细胞、组织到器官的研究技术。

中医学认为人体是一个有机的整体，同时也认为人与自然环境、人的机体与精神也是一个整体，这就是所谓天人合一与形神合一。这种整体论和以系统论为基础的系统生物学是有本质差别的。整体论对事物的处理，经常带有主观主义和经验主义的成分，在宏观表现上具有一定的科学性，但是经常忽略细节。然而系统论却绝非如此，它以还原论为基础，通过还原分析，将一个整体分解成若干个子系统，进而了解决定事物整体功能状态的细节。中药是多组分、多靶点及其组分间协同作用的复杂体系，因为其成分复杂，系统庞大，所以从混合物体系上研究其对机体的作用难度极大。而中药系统药理学则为复杂中药系统研究提供新的思路和视角，采用系统药理学技术，研究中药活性物质及组合识别药效成分的靶点，药效物质和疾病关系的理论和方法，从而建立基于系统水平的中药药效学和中医药基础理论。

目前西药在多靶点发现研究上也刚刚起步，突破性成果并不多。西药多靶点发现从方法上主要有：①从化学小分子角度，以已知小分子（结构和靶标已知）为模板，通过结构比较来寻找未知小分子的靶标；在此基础上构建靶点网路并建立和疾病的关系。②从靶标角度，建立疾病相关网络，以此为基础，获取靶标结构信息（一级序列或者 3D 结构），进而开展高通量计算机筛选，从而找到活性化学分子针对第一类研究，其基本思想认为相似结构的分子可能具有相同的功能，即作用于相同的靶标，如 Scaffold Hunter 可以通过分析比较分子的化学空间和活性空间的方法来判断一个先导分子特征。类似的靶标预测工具还有 ChEMBL 和 BindingDB，也有人直接采用多类别 Bayesian 模型来开展新靶标预测工作。第二类研究的开展基于靶标网络的系统分析，通过影响蛋白质互作网络的中间环节对理解和治疗疾病具有重要意义。相对于传统的以某个酶为靶点，这种做法的调控更加精细和专一，也可以有效避免脱靶效应或者完全抑制酶的活性。

二、网络药理学

网络药理学是从系统生物学，特别是从生物网络的角度研究疾病的发生发展过程，认识药物与机体的相互作用并指导新药的发现。网络药理学借助高通量组学数据分子网络数据及计算机模拟分析，进而研究药物的作用机制和促进药物创新。其基本思想是认为通过干预疾病的病理网络，而非仅仅是与疾病相关的个别基因，达到综合的防治效应。网络药理学的研究主要有两个思路：①根据公共数据库和文献数据，构建药物作用或者相关疾病网络，建立分析和预测模型，研究药物作用机制和发现新靶标；②利用高内涵/高通量组学技术，获取药物和实验模型（细胞组织等）之间的相互作用的大量组学数据，再采用计算生物学的方法构建药物-靶标-疾病网络模型，进而阐明待测药物的网络药理学机制，开展中药网络药理学研究，以便从系统水平构建中药活性分子-靶标-疾病之间的关系，对中药靶点发现活性物质的确定及复杂作用机制的研究无疑具有重要意义。

三、中药系统药理学平台

最近建立的一个融合了药物化学药代动力学网络靶点预测药物-靶标-疾病网络信息的中药系统药理学数据库和分析平台（TcmSPTM，http://tcmspnw.com），数据库包含了近500个已经在《中国药典》注册过的草药，囊括了超过31 000种化学成分，这些草药分布在18个不同的药物类别中，并通过建立网络映射到3987种人类蛋白和848种疾病。本数据库关注于药物靶点及疾病之间的相互关系，主要包含了分子数据集靶点识别系统、分子与靶点间的相互作用、网络靶点与相关疾病间的相互作用、网络信息及口服生物利用度类药性、小肠上皮通透性和溶解度等信息。

四、中药有效组（成）分配伍研究

方剂是中医实现辨证论治治疗疾病的主要形式，是在中医药理论指导下，根据中药配伍规律和疾病辨证治疗原则，将中药饮片按一定规则配伍组方，从而满足治疗原则规定的功能和主治的中药组合用药形式。因而配伍是方剂的核心。传统的饮片配伍，君、臣、佐、使原则规定了方剂中各药之间的关系，对中医临床实践具有普遍的指导意义。

中药有效组（成）分配伍模式是以中医药理论为基础，以系统科学思想为指导。遵循传统方剂配伍理论和原则，通过严谨规划，针对有限适应病症，利用中药中组（成）分明确、药理作用清楚的生物活性成分，研究具有某一特定药理作用的中药组（成）分配伍组方。虽然中药有效组（成）分的作用不能完全等同于中药饮片，以中药有效组（成）分进行配伍组方其功效亦不能完全等同于中药饮片配伍的功效，但这一研究模式在研究方剂配伍方面仍有不可比拟的优点：一是可望研究出成分清楚、作用明确、质量可控的中药有效组（成）分配伍复方，这种组方组成相对简单，作用清楚，容易为现代社会所接受；二是可根据特定的目的，研究针对性强的高效中药有效组（成）分配伍复方，避免饮片配伍组方作用多样化但效应不强、针对性差的缺点，从而降低方剂研究的难度。安全、有效并具有特定的功能和主治是有效组（成）分配伍模式所追求的主要目标，这一目标包括：①能够按中医辨证用药；②具有较高的安全性；③临床适应病症明确且针对性好；④物质基础及作用原理相对清楚；⑤质量稳定可控，能产业化生产。

中药的物质基础，可分为逐步升高的以下几个层次：有效药材—有效浸出物—有效组分—有效成分。如中药黄芪，含多种有效成分群，主要为多糖类、黄芪皂苷类和黄酮类，不同成分群的主要作用不同。黄芪皂苷主要作用于心脑血管，而黄芪多糖主要对免疫系统产生作用。对心脑血管病治疗而言，黄芪皂苷是其药效物质；而对于调节免疫功能而言，黄芪多糖则是其药效物质。因而，不管是单味药还是复方制剂，针对其主要功能和主治，均有与之对应的药效物质，其药效物质是其中所含的针对某一病症的部分有效成分的最佳比例组合。而其他成分对于某一病证来说则是无效成分，甚至是干扰成分或毒性成分。将这些有效组（成）分进行科学、合理的配伍，研究作用明确、适应性强、毒副作用低的有效组（成）分配伍复方，这就是中药有效组（成）分配伍的思想。

五、中药有效组（成）分直接配伍的研究

现代中药化学研究已阐明了大量中药的有效成分或有效组分，以积累的中药化学研究资料为基础，在中药组（成）分药理作用的基础上，针对特定的病理环节，根据方剂配伍理论与原则进行中药有效组（成）分配伍研究以形成新的组（成）分配伍药物，此类药物能加强其针对的病理环节和靶点的作用，如川芎与当归相使配伍在临床常用。川芎中的主要有效成分川芎嗪与当归的主要有效成分阿魏酸配伍时，在解除血管平滑肌痉挛、增加心脏灌注量和降血糖方面有协同作用。对大鼠局灶性脑缺血模型，以三七总皂苷和淫羊藿苷按1：4配伍可抑制脑缺血后海马CA1区神经元损伤，两者具有协同增效作用。基于方剂药效作用的中药有效组（成）分的配伍，此种研究模式是以传统中药复方的药效作用为基础，选择有效的传统中药复方，根据复方中药物所含的主要有效组（成）分和其药理作用，选择有效的中药有效组（成）分进行配伍组方研究，目的是在有效中药复方的基础上，进一步研究成分清楚、适应性强、毒副作用低的有效组（成）分配伍复方。排脓散中的部分活性成分芍药苷、柚皮苷和新陈皮苷、桔梗皂苷，以小鼠炎症模型研究了其活性成分配伍的抗炎作用，结果显示活性成分配伍的全方具有显著的抗炎作用。黄芩苷、淫羊藿苷和黄芪甲苷是治疗变应性鼻炎的有效方剂复方别敏片中的有效成分。当黄芩苷、淫羊藿苷、黄芪甲苷以1：2.14：2.65的比例配伍时，对变应性鼻炎小鼠淋巴细胞的抑制作用最为明显，并可调节Th1、Th2型细胞因子的失衡。复方黄黛片是在辨证与辨病相结合的基础上，以祛邪扶正、解毒清热、益气活血为治则，设计的由雄黄、青黛、丹参、太子参组成的治疗急性早幼粒细胞白血病（APL）的中药复方。对APL的小鼠模型，单独应用雄黄的有效成分硫化砷可延长白血病小鼠的生存期，而硫化砷、丹参的有效成分丹参酮和青黛的有效成分靛玉红三药联用明显强于单独或两药联合的治疗效果。对白血病细胞模型，硫化砷、丹参酮单独应用可引起白血病细胞一定程度的分化。而三药联合可使白血病细胞分化成熟。三药联合可显著增强由硫化砷引起的对早幼粒细胞白血病基因RAR（PML-RAR）异型癌蛋白的降解破坏，因此有"祛邪"的作用，而硫化砷是君药。在药物作用下，促进细胞分化的基因表达明显增高，抑制细胞分化的基因显著降低，丹参酮在其中起重要作用，是臣药。促进细胞周期的蛋白明显得到抑制，而抑制细胞周期的蛋白显著增多，其中靛玉红发挥重要作用，是佐药。该研究还发现，丹参酮与靛玉红通过增加负责运输硫化砷的水甘油通道蛋白9的含量，促使进入白血病细胞的硫化砷明显增多，因此两者都起到"使药"的

作用。复方黄黛片通过各组分的联合应用，产生协同效应。中药有效组（成）分配伍的研究一定要结合中医药理论的指导，尤其是方剂配伍理论，能体现方剂配伍的君、臣、佐、使关系。在进行中药有效组（成）分配伍研究时，应当主要是将作用效应相同而作用环节不同的有效组（成）分进行配伍，这样才可以起到协同增效的作用。

第九章　中医药科研论文写作

《现代汉语词典》中，"讨论或研究某种问题的文章"称为论文。医学科研论文是医学科研工作者对自己所从事的科研工作及取得的科学研究成果进行的详细报道，是著者所取得科研成果的重要标志。医学科技工作者通过文字介绍，将自己的研究成果和学术观点公布于世，才能与国内外学术界进行交流，并得到学术界的认可，也是进一步获得研究课题资助或科技奖励的重要依据。同时撰写医学科研论文对传播医学研究成果、交流实践经验、探讨学术思想、促进成果转化、评价学术水平、促进医学发展具有重要的科学意义与价值。

撰写医学科研论文是医学科学研究工作的重要组成部分，是科研过程的总结，也是医学科技工作者的重要基本功之一，只有具备较高水平的论文写作能力，才能对自己在实际工作中所取得的成果进行及时准确的报道，并能在论文的书写、修改和发表的过程中不断发现和解决问题，进一步提高科研和医疗水平。随着医学科学的发展，对医学科研论文的写作也提出了更高的要求，熟悉医学科研论文的基本特点与撰写论文的要求，熟练掌握撰写医学论文的基本程序及论文的基本结构与格式，是不断提高论文撰写质量的前提。

第一节　科研论文书写概述

科研工作者都需要不断进取，不断获取知识与信息，也就需要不断地进行学术交流。学术交流最重要的形式是科研论文。科研论文的质量，既反映了科研水平，也反映了科研领域发展的动态，同时也是后人发现和发明的基础。因此它不同于一般的工作报告或工作总结，而是将自己所做的科学研究或者在实践工作中所获取的第一手资料进行科学的归纳、分析、推理，并形成反映客观规律的论点。一篇科研论文的好坏，取决于论文的内容和写作方法。如果内容充实，有创新，有实用价值，加上精湛的写作技巧，可大大提高其质量；相反，不讲究写作规范和技巧，论文将大为逊色。如何撰写科研论文，怎样撰写一篇高质量的医学科研论文，是值得重视的问题。

一、科研论文在科研课题中的地位

科研论文是科学研究的重要组成部分，也是最重要的阶段，一项研究课题，只有在写出论文并发表后才算完成。论文通过发表，供广大读者借鉴，才能发挥其更大的经济与社会效益，为广大人民造福。通过论文的撰写，有助于提高作者的专业学术水平和写作能力，撰写论文的过程，也就是学习提高的过程。通过论文的发表，还可促进学术的交流。医学论文不仅可供他人阅读，还可归入世界科研文献库，积累科技资料，丰富人类科学研究宝藏，为发展科学研究做出贡献。

撰写医学科研论文对医学工作者至关重要。每一个富有进取心的科研工作者，都应该在各自的科研领域中，善于探索、阅读和思考，不断收集整理资料，结合实际工作，把自己的学术经验及研究成果总结出来，写出具有一定学术价值和较高水平的医学论文。

二、科研论文的价值和意义

科研论文作为科技成果的载体，在科学期刊、科学书籍及电子科技期刊等类别的传媒中占有主导地位。正是科技期刊与书籍的编辑和出版，才使得科技成果能够被记录、保存与传播，并能够为他人所学习、效仿或重复。在科学发展的过程中，期刊作为承载和传播论文的介质，所起的作用非常明显。期刊作为一种定期的连续性出版物，通过记录或报道科学研究（包括社会科学、自然科学和哲学三大领域），既起记载和报道科学研究最新成果与科学发展趋势的作用，又可作为提高和普及科学技术、探讨学术问题、培养科技人才、提高科技人员素质、促进科学繁荣和科技成果转化的重要工具。一些世界著名的科技期刊，对人类与社会发展的影响巨大，如《自然》杂志、《新英格兰医学》杂志等，发展长盛不衰，自有其独特的价值与意义。具体来说，科研论文的主要价值与意义体现在以下六个方面。

1. 记录和保存科技成果

通过记载不同的科学事实、技术方法和构思、假设、推理等科学研究成果，为从事不同行业、不同工程的科技工作者提供学习、借鉴和效仿的依据，使科技成果更好地服务于全人类。

2. 发现和培养人才

任何科技人员都希望自己所从事的科学研究能为他人所接受、认可，能为社会进步发挥作用。要达到这一点，必须有效、完整、真实地把自己的研究成果全面、客观、准确地展现于他人面前，科研论文就可以很好地做到这一点。科研论文通过期刊与书籍的编辑与出版，使人们可以更好地了解世界、认识世界，更好地掌握和了解当前世界科学技术发展的态势，也能从中发现人才。

3. 促进学术交流和提高学术水平

在每一期科技期刊中，都有最新的学术理论或科学假设、技术方法的发表与公布。通过阅读期刊后人们可以对其内容进行讨论、重复、借鉴，去伪存真，促进科技的进步与发展。

4. 有利于国际交流

科研论文一旦在期刊或杂志上公开发表，就可作为介质流通于世界不同的国家和地区，其承载的巨大信息，对于国际科技发展概况及发展态势的了解与掌握，具有连续性强、速度快、不受时间与空间限制等优点，使人们足不出户即可知天下事。

5. 促进科技成果转化为生产力

科研论文中承载的大量科技理论与技术信息，通过人们的学习、效仿等方法，能够转化为新技术、新工艺、新产品、新成果等，从而达到启发思维、创造财富、促进劳动生产率提高的目的，使科技成果转化为巨大的生产力；反过来，新技术、新工艺、新产品的开发与应用，通过科技期刊论文的记录与传播，又促进新理论、新方法、新发明创造的完善与发展。

6. 促进理论与实践的结合

科学认识是从感性向理性的飞跃，科学观察和实验所得出的数据、推论、假设等，以科研论文的形式发表后，再通过实践与不断地总结提高，积累经验与数据，使假设或推论成为理论；然后通过新的理论再去建立新的假设、推论，反复循环，不断发展。科学发展史上的重要理论无不体现了"实践—理论—实践—理论"这个周而复始、不断完善的过程。

第二节　科研论文的格式与书写技巧

科研论文是科研工作者研究总结的高级形式，是科学研究必不可少的组成部分。由于研究项目、内容、要求和文章体裁的不同，论文的格式与写作方法也不完全一样。其中常见的医学科研论文有比较固定的格式。国际生物医学期刊编辑委员会 1978 年第一次公布"医学期刊投稿的统一要求"（温哥华式），并于 1982 年和 1988 年分别公布了第二版和第三版，对医学论文的书写做了统一规定。我国 2009 年发布了《期刊编排格式》（GB/T 3179-2009），对期刊的编排和论文的书写做了新的规定。

一、一般医学科研论文的格式

论文的格式是由其内容决定的。医学科研论文属于自然科学技术论文的范畴，因而它的基本撰写格式应遵循国家、国际的有关标准和规定，国家标准如《科学技术报告、学位论文和学术论文的编写格式》（GB7713-87）、《期刊编排格式》（GB/T3179-2009）等，国际标准如《文献工作——期刊编排格式》（IS08-1977）、国际医学期刊编辑委员会《生物医学期刊对原稿的统一要求（第 4 版）》等。上述标准或规范，并非一成不变，有关机构或学术团体一般都会根据实际情况的变化进行必要的修订。目前，医学科研论文已有了较为固定的结构与格式，其格式一般为题目（title）、作者署名（authors）、作者单位（address）、内容提要或中英文摘要（abstract）、主题词或关键词（key words）、引言（introduction）、材料（或对象）与方法（material and methods）、结果（results）、讨论（discussion）、结论（conclusion）、致谢（acknowledgments）、参考文献（references）等。

二、SCI 源期刊科研论文写作技巧

（一）什么是 SCI 期刊

随着科学研究日益全球化，目前在国际科学界，如何正确评价科学研究成果已引起越来越广泛的关注。SCI 是 *Science Citation Index*（《科学引文索引》）的缩写，是从文献之间的引证关系揭示科学文献之间的内在联系。通过引文的统计与分析，可以从一个重要侧面揭示学科研究与发展的基本走向，评价科学研究质量，为人文社会科学事业发展研究提供第一手资料。因此，SCI 既是一部文献检索工具，又是科研评价的一种依据。被 SCI 收录

的科技论文数量的多少，被看作衡量一个国家科学研究水平、科技实力和科技论文水平高低的重要评价指标。因此，科技论文被 SCI 收录和引用是评价其国际学术地位、基础科学研究水平、科技创新实力和科技论文质量的国际通用依据。被 SCI 收录的期刊简称为"SCI 期刊"。

SCI 是美国 Eugene Garfield 创建的科学情报研究所（Institute for Scientific Information，ISI）于 1960 年编辑出版的科学引文索引数据库。1992 年，ISI 归属于 Thomson Scientific & Healthcare，并改称为 Thomson ISI。现属于汤姆森公司（The Thomson Corporation）的汤姆森科技信息集团（Thomson Scientific）旗下。详情可见该集团网站（website）。其链接网址为 http://scientific.Thomson.corn。

SCI 作为一部检索工具，一反其他检索工具通过主题或分类途径检索文献的常规做法，而设置了独特的"引文索引"（citation index）概念。它通过早期的文献被当前文献的引用来说明文献之间的相关性及早期文献对当前文献的影响，并跟踪其发表后被引用的情况。反映了文献之间的相互引证和科学研究间的内在联系，而文献之间的相互引证反映科学研究的贡献与影响。因此，SCI 有别于《化学文摘》（*Chemical Abstract*，*CA*）、《生物学文摘》（*Biological Abstract*，*BA*）、《工程索引》（*Engineering Index*，*EI*）、《科学文摘》（*Scientific Abstract*，*SA*）。通过检索 SCI 就可以获得如下信息。

1）相关论文是否被引用过？

2）论文的主要内容是什么？

3）相关课题的综述以及最新进展和延伸？

4）某理论有没有得到进一步的证实？

5）某方法有没有得到改进？

6）某概念是什么?由谁提出来的?

7）某问题有没有进一步勘误和修正？

8）还有谁在从事这方面的研究？

9）某研究机构或大学最近发表了哪些文章？

10）某理论或概念有没有应用到新的领域中去？

11）相关研究人员发表过哪些论文？

因此，SCI 是一种国际公认的被广泛使用的科学引文索引数据库和科技文献检索工具。SCI 数据库已经成为当代世界最重要的大型数据库，被列在国际著名检索系统之首。此外，由于 SCI 的独特性，SCI 又是科研水平评估的一种依据。

ISI 通过其严格的选刊标准和评估程序挑选刊源，每年略有增减，从而做到 SCI 收录的文献能覆盖世界上最重要和最有影响力的研究成果。SCI 选录期刊的依据是文献分析法，即 Eugene Garfield 提出的科学引文分析法。该分析法以期刊论文被引用的次数作为评价指标，被引用频率越高，则该期刊影响越大。Eugene Garfield 认为期刊的覆盖面实际是一个经济学的实例。就成本而言，对一个无用的文献条目的索引与对一个有用的文献条目的索引是一样的。这样，对每个覆盖面的讨论就转换为商业的讨论。高质量的索引必须严格限制它的收录范围，尽可能地只收录那些可能对用户有用的信息。基于这种理解，Eugene Garfield 着手建立了 ISI 和期刊选择程序。ISI 的选择程序包括四个主要方面：考查期刊出版标准、编辑内容、国际多样性和引文分析。不能说这四个方面孰重孰轻，期刊的每一项评价都有它的作用和侧重面。ISI 对全球的自然科学刊物进行考察，凡影响因子大于某一临界值的刊物，则可以进入 SCI 系统。

SCI 的记录包括论文与引文，其引文记录所涉及的范围十分广泛，包括书籍、期刊论文、会议论文、专利和其他各种类型的文献。所涵盖的学科超过 100 个，它收录了全世界出版的数学、物理、化学、农业、林业、医学、生物、环境、材料、工程技术、行为科学等自然科学领域的核心期刊。经过 40 多年的发展完善，已从开始时单一的印刷型发展为功能强大的电子化、集成化、网络化的大型多学科、综合性检索系统。

SCI 根据期刊来源的种类划分为 SCI 和 SCI-E。SCI 指来源期刊为 3500 多种的 SCI 印刷版和 SCI 光盘版（SCI Compact Disc Edition，SCI-CDE）。SCI 扩展版（SCI Expanded，SCI-E）收录了 6400 多种来源期刊，可通过 Internet 进行检索。1997 年 Thomson Scientific 推出了 SCI 的网络版数据库——Web of Science 检索系统。该检索系统中的 SCI-E，信息资料更加翔实，收录期刊更多，同时该系统充分利用 Internet 的优势，检索功能更加强大，更新更加及时。Web of Science 的网站为 http://scientific.thomson.com/products/wos/。

要查找 SCI 收录期刊（按学科分类），见网站 http://www.isinet.com/cgi-bin/jrnlst/jlsub-catg.cgi?PC=K。

要查找 SCI-E 收录期刊（按学科分类），见网站 http://www.isinet.com/cgi-bin/jrnlst/jlsub-catg.cgi?OC=D。

SCI 最能反映科学研究水平和论文质量。该检索系统收录的科技期刊比较全面，可以说它是集中各个学科的高质优秀论文的精粹，该检索系统历来就是世界科技界密切注视的中心和焦点。本章主要探讨有关生命科学论文的写作。因此，SCI 期刊为重点研究对象。

（二）SCI 论文的基本要求

目前中国的科技论文被 SCI 期刊接受率仍然很低，不少人认为是由语言障碍或对 SCI 期刊的评审机制不太了解所致。当然有这方面的因素，但关键问题还在于中国的科技论文的学术水平。事实上，很多 SCI 期刊的编辑和 Reviewers 是能够理解英语为非母语国家的作者所投寄稿件中存在的诸多语法和修辞上的毛病。但是，只要句意能够表达清楚，编辑对文章的定夺还是看其论文的学术水平。因为语言问题而退回论文的情况非常少。大多数情况下还是由于内容不够创新，也就是科学的创造性价值没有达到你所投 SCI 期刊的标准。就如 *Science* 杂志 senior editor Guy Riddihough 所说的："中国学者的投稿没有被接受。关键不是语言。而在于成果的创造性上。"

因此，科研研究工作中的选题显得非常重要。课题研究的目标也就是课题最后要达到的具体目的。要解决哪些具体问题。Albert Einstein 曾经说过："提出一个问题往往比解决一个问题更重要。因为解决问题，也许仅是一个数学上或实验上的技能而已。而提出新的问题、新的可能性，从新的角度去看待旧问题，却需要创造性的想象力，而且标志着科学的真正进步。"

1. 科技论文的定义

美国生物科学协会把科技论文定义为：一篇能被接受的原始科学出版物必须是首次披露，并提供足够的资料，使同行能够：①评定所观察到的资料的价值；②重复实验结果；③评价整个研究过程的学术。此外，它必须是易于被人们的感官接受、本质上持久、不加限制地为科学界所使用，并能为一种或多种公认的二级情报源（如《化学文摘》等）所选用。中国国家标准 GB771-87 所指的学术论文是："某一学术课题在实验性、理论性或观测性上具有新的科学研究成果或创新见解和知识的科学记录，或是某种已知原理应用于实际中取得新进展的科学总结。"

2. SCI 论文的特点

（1）学术性　SCI 论文不同于教材，也不同于读书笔记。它是一种学术性的文章。所谓学术是指系统和专门的学问，是有较深厚的实践基础和一定的理论体系的知识。科技论文的学术性是指一篇科技论文应具备一定的学术价值（理论价值），运用科学的原理和方法，通过思考分析或实验，做出判断，最后得出新的见解或结论。这种新的见解或结论，可以是推翻旧的理论，也可以是用新的观点将一些分散的材料系统贯穿起来，经过提炼、加工，从理论上进行符合逻辑的论证与分析或做出说明。因此，学术性是科技论文最基本的特征。

（2）创造性（原创性和创新性）　SCI 论文是对科研工作的文字性总结，强调原创性和创新性。原创性不等同于创新性，创新性可以是别人研究的延续，而原创性意味着一个新事物、新领域、新问题的开创。科学研究的目的在于创造。因此衡量 SCI 论文价值的根本标准就在于它的创造性。

（3）规范性　SCI 论文必须按一定的格式和要求进行规范写作。例如，SCI 论文的参考文献著录应规范，文字表达应规范，语言和技术细节应采用国际法定的名词术语、数字、符号、计量单位等。SCI 论文要求准确、简明、通顺、条理清楚。

（4）科学性和准确性　科学性是 SCI 论文同一般论文及一切非科技文体的基本区别。科学性主要包括两个方面：一方面指论文的内容是科学技术研究的成果；另一方面指论文的表达形式结构严谨，思维符合逻辑规律，材料真实，方法准确可靠，观点正确无误。准确性主要指 SCI 论文的实验过程、实验结果具有可重复性。

3. SCI 论文的格式和整体构思

一般 SCI 论文的格式如下。

（1）Title（标题）。

（2）Authors（作者姓名）和 Address（工作单位名称、地址）。

（3）Abstract（摘要）。

（4）Introduction（引言）。

（5）Material and Methods（材料和方法）。

（6）Results（结果）。

（7）Discussion（讨论）。

（8）Acknowledgements（致谢）。

（9）References（参考文献）。

撰写 SCI 论文之前，应该对 SCI 论文有总体结构的构思。构思是文章写作过程的一个重要阶段。在构思的整个过程中，包括拟在文中说明什么论点、用哪些论据进行说明和论证、如何进行文章的布局、各种数据如何穿插等。应大致勾绘出比较清晰、完整的轮廓。拟出先写什么、后写什么、详写什么、略写什么、如何做出评价等。论文的总体结构上要严谨、环环相扣。SCI 论文构思可以用拟定提纲来体现。一方面提纲可帮助作者从全局着眼，明确层次和重点，文章才写得有条理，结构才严谨；另一方面，通过提纲把作者的构思、观点用文字固定下来，做到目标明确，主次分明，随着思路的进一步深化，会有新的问题、新的方法和新观点的发现，使原来的构思得到修改和补充完善。写提纲时，应将每一部分内容的素材准备好，如图、表、方程等，在提纲中注明，以备写作时参考。提纲的拟写多采用标题式和提要式两种。示例见表 9-1。

表 9-1　SCI 论文的格式和写作要点

SCI 论文的格式	写作要点
Abstract（摘要）	What did I do in a nutshell?（概略）
Introduction（引言）	What is the problem?（存在什么问题?）
Material and Methods（材料和方法）	How did I solve the problem?（我怎么解决这个问题?）
Results（结果）	What did I find out?（我发现了什么?）
Discussion（讨论）	What does it mean?（我的发现意味着什么?）
Acknowledgements（致谢）	Who helped me out?（谁帮了我?）
References（参考文献）	Whose work did I refer to?（我参考了哪些文献）
Appendices（附录）	Extra information（额外数据或资料）

（三）SCI 论文的写作技巧

1. 如何书写 SCI 论文的标题

SCI 论文的标题（Title）又称"题目"、"题名"或"文题"，是论文的重要组成部分。有的题名还包括副标题或引题。一篇 SCI 论文还可以有若干段落标题，也称层次标题或小标题。SCI 论文的标题应该以最恰当、最简明的词语来反映论文中最重要的特定内容。必须用心斟酌选定。一般而言，写好 SCI 论文的标题还是很难的。但是实际上很多人写论文标题时，并不很重视，往往写得不准确、不恰当，从而影响整个论文的形象与质量。

（1）SCI 论文标题的重要性

1）就像我们平时看报纸先看标题一样，审稿人一般首先查看 SCI 论文的标题和（或）作者。如果感兴趣，再看摘要。如果还有兴趣，他们看论文中的图和表，然后通读全文。因此，SCI 论文标题的好坏直接影响到审稿人对论文的第一印象。

2）论文标题是一篇论文给出的涉及论文范围与水平的第一个重要信息，有画龙点睛的作用。有人认为 SCI 论文标题是文章的一半。

3）SCI 论文的标题是否反映 SCI 论文内容是审稿评估标准之一。

4）SCI 论文的标题是文摘、索引或提录等情报资料的重要组成部分。目前，文献或资料的检索主要依赖于计算机网络系统，SCI 论文标题是查询的根据。因此。如果您的标题不充分，很少有人会找到你的结果或阅读你的论文，影响你的 SCI 论文引用次数和交流。

（2）SCI 论文标题的要求　最佳标题的标准是用最少的必要术语准确描述论文的内容。写作要求准确（accurate）、简洁（brief）、清楚（clear）、有效（effective）和吸引人（attractive）。反复斟酌后确定标题。

1）准确完整：作为 SCI 论文的"标签"，论文标题要能准确表达论文内容，恰当反映所研究的范围和深度，应该与 SCI 论文的内容非常贴切，既题要扣文，文也要扣题，毫不含糊。这是撰写 SCI 论文的基本准则。读者和 Reveiwer 一看标题就应该知道你的论文是研究什么、有什么发现。标题不应过于华丽或承诺太多。为确保标题的含义准确，应尽量避免使用非定量的、含义不明的词。一般而言，研究论文的标题应包含关键词描述结果。常见错误如下：

a. 论文标题太大或太小。

> 示例：
> 论文题目"Transplantation of Corneal Stem Cells Cultured on Amniotic Membrane for Corneal Burn: Experimental and Clinical Study."（Chinese Medical Journal，2002，115（5）：767-769）太大。该论文主要研究了 corneal stem cells 的体外培养和体内对兔烧伤的影响，没有临床研究。因此，写成"experimental and clinical study"不是很恰当。用"in vitro and in vivo"来替代"experimental and clinical study"更合适。

b. 论文标题表达不准确。

> 示例：
> "Experimental Study on Mechanism and Rarity of Metastases in Skeletal Muscle."（Chinese Medical Journal，2002，115（11）：1645-1649）这个标题就没有把研究的对象、问题说清楚。

2）简明扼要：论文题目要简洁，不能太长。过于烦琐会使人感觉不到鲜明的印象，难以记忆和引证。用词要简短、明了。以最少的文字概括尽可能多的内容，即在能够准确反映、清楚表达最主要的特定内容的前提下，字数越少越好。能不要的字就尽量不要，尽可能删除多余的词语，用词需要精选。至于多少字算是合乎要求，并无统一的"硬性"规定，一般希望一篇论文标题不要超出 100 个英文字符（characters），包括空格、标点。当然，不同的 SCI 期刊有不同的要求。例如，*Science* 要求论文标题不要超出 90 个字符。*Journal of Biological Chemistry* 要求论文标题不要超出两行。

不过，不能因一味追求精选字数而影响标题对论文内容的恰当反映。在遇到两者确有矛盾时，宁可多用几个字也要力求表达明确。若简短题名不足以表述论文内容或反映出属于系列研究的性质，或在内容层次很多的情况下，最好采用主、副题名相结合的方法。来补充说明特定的实验材料、方法及内容等信息，使标题既充实准确又不流于笼统和一般化。

> 示例：
> "Importance of Replication in Microarray Gene Expression Studies: Statistical Methods and Evidence from Repetitive cDNA Hybridizations."（Proc Natl Acad Sci USA，2000，97（18）：9834-9839）其中的副标题起补充、阐明作用。*Science* 规定副标题仅限用于研究文章、评论、特邀文章。

3）清楚：标题要清晰反映文章的具体内容和特色，明确研究工作的独到之处，力求简洁有效、重点突出。为表达直接、清楚，以便引起读者的注意，应尽可能地将表达核心内容的主题词放在标题的开头。

4）醒目：标题应具吸引力（attractiveness），即要一目了然。虽然论文标题居于首先映入审稿人眼帘的醒目位置，但仍然存在标题是否醒目的问题。所用词句及其所表现的内容不同，会产生截然不同的效果。好的标题能把作者的论文在同类研究中突出出来，既概括了全文，又引人注目。

> 示例：
> 标题 Identification of Human Brain Tumour Initiating Cells.（Nature，2004，432（7015）：396-401）

该论文标题特别醒目。一看就知道他们发现了脑肿瘤干细胞。因此，论文具有突破性的意义。如果该论文标题改成"CDl33+Brain Tumour Fraction Contains Cells that are Capable of Tumour Initiation in Non-obese Diabetic Severe Combined Immunodeficient Mouse Brains."就显得太长，而且不够醒目。

但要注意分寸，不要过分醒目。

> 示例：
> "Mechanism of Ligustrazini Against Thrombosis."（Chinese Medical Journal，2002，115（11）：1645-1649）这个题目如果是一篇综述或研究课题的名称，应该还可以。但作为论文标题，并不是很恰当，因为 mechanism of ligustrazini against thrombosis 有许多方面或因素，包括已经知道和不知道的。一般在一篇论文中很难阐述清楚。

常见错误包括省略不当和介词使用不当。

> 示例：
> ［不推荐］Adhesion Kinase Controls Actin Assembly.（省略不当的标题）
> ［推荐］Focal Adhesion Kinase Controls Actin Assembly Via aFERM-Mediated Interaction with the Arp2/3 Complex.（修改后）

> 示例：
> ［不推荐］Mouse Behavior.（省略不当的标题）
> ［推荐］Androgen Administration to Aged Male Mice Increases Anti-anxiety Behavior and Enhances Cognitive Performance.（修改后）

SCI 论文标题的选择与确定，除了遵循前述的方法外，标题文字的组织还应做到结构合理、选词准确、详略得当、语序正确、修辞和逻辑规范，给人以美感。

（3）SCI 论文标题的格式　标题应位于首页顶部。当题名较长时，题头空 4～5 格，如一行写不完，另起一行，比上一行缩进两格书写。如有副标题时，另起一行，比主标题名缩进两格加破折号书写题名。当标题较短时，居中书写。标题空两行再写作者名字和单位。

示例：论文标题和作者书写。

Gli1，Down-regulated in Colorectal Cancers，Inhibits Proliferation of Colon Cancer Cells Involving Wnt Signalling Activation.

Akiyoshi T，Nakamura M，Koga K，Nakashima H，Yao T，Tsuneyoshi M，Tanaka M and Katano M.

论文标题不能用艺术加工过的文学语言，更不得用口号式的标题。它最基本的要求是能直接、鲜明概括出文章的中心论题，以便引起读者关注。标题中应慎重使用缩略语，尤其是可有多个解释的缩略语，应严加限制，必要时应在括号中注明全称。可以使用公认的缩略语。此外，论文题目必须考虑到有助于选定关键词、编制题录、索引等，可以为二次文献提供检索的特定实用信息。为方便二次检索，标题中应避免使用化学式、上下角标、特殊符号（数字符号、希腊字母等）、公式、不常用的专业术语和非英语词汇（包括拉丁语）等。SCI 论文标题还要避免使用特殊术语，应该使用一般常用的通俗化的词语，以使本学科专家或同行，甚至非专业人士也能理解，这样才有利于交流与传播。此外，还要注意下列事项。

1）标题不用斜体字。

示例：

［不推荐］IGF and FGF Cooperatively Establish the Regulatory Stem Cell Niche of Pluripotent Human Cells *in Vitro*.

［推荐］IGF and FGF Cooperatively Establish the Regulatory Stem Cell Niche of Pluripotent Human Cells in Vitro.

2）尽可能不用非标准缩写。

3）标题一般不用大写。

示例：

［不推荐］A THREE-PROTEIN SIGNALING PATHWAY GOVERNING IMMUNITY TO A BACTERIAL CANNIBALISM TOXIN

4）尽量使标题成为一个句子，每个词的第一个字母大写。

示例：

［推荐］A Receptor-Modifying Deamidase in Complex with a Signaling Phosphatase Reveals Reciprocal Regulation.

（4）SCI 论文标题和基金课题名称的区别：SCI 论文标题的选择与确定不同于申请课题名称。前者主要讲你的结果（你发现了什么），后者主要侧重于你的计划（你将研究什么）。

以下所列是国家自然科学基金中标项目标题。

短尾猴种群生态学及行为学研究。

魔芋病害生态防治技术的基础研究。

CRKs 对炎症诱导肺微血管内皮细胞骨架变化的调控研究。

肌球蛋白轻链激酶与实验性动脉粥样硬化关系的研究。

从中不难发现，标题都含有"……研究"。但是，在 1972～2007 年 NIH 中标基金库，只有一个基金含有 Study："Study of Women's Health Across the Nation."

如下所列是 NIH 中标项目的标题：

Adult Stem Cells for Repair Cardiac Damage.

Biology of Multiple Myeloma Stem Cells.

Gene Expression Pattern of Liver Stem/Progenitor Cells.

mTert-GFP and Pancreatic Progenitor Cells.

The Role of ABC Transporters in Stem Cells.

很多初学者把 SCI 论文的标题写成"The Study of..."、"The Reseach on..."等。这类标题在 SCI 论文中是很少见的。

示例 1：

［不推荐］The Study of Argonaute2 in Mammalian Gastrulation and Proper Mesoderm Formation.

［推荐］Argonaute2 is Essential for Mammalian Gastrulation and Proper Mesoderm Formation.

示例 2：

［不推荐］The Experimental Study of Neuroglobininbeta-Amyloid Neurotoxicity in Vitro and Transgenic Alzheimer Phenotype in Vivo.

［推荐］Neuroglobin Attenuates beta-amyloid Neurotoxicity in Vitro and Transgenic Alzheimer Phenotype in Vivo.

（5）标题的句法结构：标题通常由名词性短语构成，如果出现动词，多为分词或动名词形式。由于陈述句易使标题具有判断式的语意，同时也不简洁，因此，大部分编辑和学者都认为标题不应由陈述句构成。由于标题比句子简短，并且无须主、谓、宾，因此词序也就显得尤为重要。特别是，如果词语间的修饰关系使用不当，就会影响读者正确理解标题的真正含意。

写 SCI 论文的标题时，不要先写成中文再翻译成英文。

示例：

作者想描述 B7-H4 蛋白主要表达在非增生性肿瘤细胞，其中一部分为肿瘤干细胞：

［不推荐］B7-H4 Most Expresses on Ki67 Negative Braintumor Cells and Can Express on Brain Tumor Stem Cells.

［推荐］B7-H4 is Preferentially Expressed in Non-DividingBrain Tumor Cells and in a Subset of Brain Tumor Stem-LikeCells.

［推荐］B7-H4 is Predominatly Restricted to Ki67-Negative Brain Tumor Cells Including a Small Subpopulation of BrainTumor Stem-Like Cells.

2. 如何署名、单位名称和地址

（1）作者资格标准　国际上对于作者的资格（authorship）是有严格要求的。有资格成为 SCI 论文作者应符合下列所有标准（criteria）。

1）至少参与部分课题的构思与设计、资料或数据的分析和解释。

2）论文稿的起草、写作或对其重要学术内容作重大修改。

3）同意最后定稿。

因此，作者的资格应以是否实际参与以上工作为基础。仅仅筹集或提供资金或收集资料者并不应当成为作者，可放在致谢栏中，如国家自然科学基金、"863"项目、"973"项目。对研究小组进行一般性地管理指导者也不足以成为作者。

（2）署名的目的

1）著作权拥有的声明。署名本身即向社会声明作者对该作品拥有了著作权，任何个人和单位不能侵犯。

2）署名表示文责自负的承诺。

3）署名便于读者同作者联系。

（3）作者（两人以上的）排序和表达形式　作者排序应以每个作者实际参与工作的重要性为基础。

1）第一作者是主要负责收集和分析数据、论文稿的起草和写作。

2）最后一个作者一般是课题负责人，对课题和论文全面负责。

3）其他作者应根据其在研究中的贡献来排序。

当有两位或两位以上作者为第一作者时，可以在工作单位名称和地址下方说明（示例）。

示例：

Wang X and Lee Y contributed equally to this work 或 These authors contributed equally to this work。

有时课题为合作项目，因此可能有两位作者为通信作者，表达形式可以如示例。

示例：

Correspondence author：

Xxxx，MD，PhD

Department of Neurology

University of San Francisco

4410 Clement St.

San Francisco，CA 94945

Tel：415-555-XXXX

Fax：415-555-XXXX

E-mail：kxxx@ucsf. Edu

Or（可以不用）

XXXX，MD，PhD

Department of Neurosurgery

Huashan Hospital，Fudan University

Shanghai 200135，China

Tel：021-555-XXXX

Fax：021-555-XXXX

E-mail：kxxx@yahoo.com.cn

（4）作者职责

1）不能一稿两投。

2）不能捏造和欺骗。

3）论文作者是主要的研究者，对研究做出了重要的贡献，并熟悉原始数据。

4）所有作者看过最后定稿并对其内容负责。如果该论文或其部分内容被发现有误或欺诈，他们应分担责任。

（5）署名格式　作者的姓名写在论文标题的下方，居中书写。当有两位以上作者时，每一作者的名字用逗号分开，最后作者名字的前面改用 and 分开。工作单位名称和地址应位于署名的下方。当作者来自不同工作单位时，可以用符号或数字说明（示例）。不要在"教授"后面加"博士导师"。一般来说，作者（通信作者除外）单位的详细地址如街道名和号码不需要写明。

示例：Title page 的式样

Vascular Endothelial Growth Factor Overexpression Prolongs

Survival in Amyotrophic Lateral Sclerosis Mice

Hong Tang[1,2*]，Xiao Wang[3*]，Jian Shen[4]，SuritaBanwait[l] and Kun Jinl[1] [1]Department of Neurology，University of California，SF，CA 94121，USA

[2]Department of Neurology and Institute of Neurology，Ruijin Hospital，Shanghai Jiao Tong University School of Medicine，Shanghai，China

[3]Departments of Neurosurgery，Huashan Hospital，Fudan University，Shanghai 200040，China

[4]Department of Neurosurgery，First Affiliated Hospital，Zhejiang Medical University，Zhejiang，China

*H. T. and X.W. contributed equally to this work

Corresponding author:

Xxxx，MD，PhD

University of San Francisco

4410 Clement St.

San Francisco，CA 94945

Tel：415-555-XXX

Fax: 415-555-XXXE-mail: kxxx@ucsf.edu
Running title: VEGF Overexpression in ALS Mice

（6）常见问题和注意事项　SCI 论文署名体现的意义不仅是荣誉，更重要的是责任。但是成为 SCI 论文的作者，尤其是第一作者，可能与找工作或晋升或申请基金直接相关。因此，有时候系主任并没有直接参与课题的研究，但有可能被纳入为作者。年资比较低的研究人员也经常把资深研究人员列为论文作者以表示感谢他（们）的支持，或者提高论文发表的概率。有时基础研究者列临床医生为论文作者以作为组织样品和患者数据的交换条件。根据国际论文署名准则，所有这些方法或者理由均被视为不恰当行为。

有时会有著作权和作者排列纠纷。比较简单的方法是：首先，你和你的合作者同意遵循国际论文署名准则；其次，在研究开始之前，确定作者名单；最后，事先探讨作者排序和谁将是通信作者。

（7）中国人姓名在 SCI 论文中的表达　中国人姓名在 SCI 论文中有不同的表达方式，见示例。

示例：
中国人姓名：金校安。
表达方式如下。
Xiaoan Jin（常见于 SCI 期刊），检索关键词为 Jin，X
XiaoAn Jin（常见于 SCI 期刊），检索关键词为 Jin，X
Xiao-An Jin（常见于 SCI 期刊），但检索关键词为 Jin，XA
Jin，Xiaoan（少见于 SCI 期刊），检索关键词为 Jin，X
JIN Xiaoan（少见于 SCI 期刊），检索关键词为 Jin，X
Xiao An Jin（An 表达为 Middle name，不推荐）
Jin Xiao An（中式表达，不正确）

3. 如何书写 SCI 论文的摘要

（1）摘要的定义　摘要（abstract 或 summary）是对论文内容的概括，是以提供文献内容梗概为目的，简明扼要、正确记述文献重要内容的短文。摘要主要说明论文的目的、所用的方法及取得的结果及意义。摘要是 SCI 论文的必要附加部分，只有较短的文章才能省略。

（2）摘要的作用

1）报道论文信息：摘要应具有独立性和自明性，并且涵盖论文的主要信息，即不阅读全文也能了解文章阐述的主要内容，以便读者迅速做出判断，是否有必要阅读全文。因此，摘要使读者既浏览了大量的信息，同时又能节省精力，许多作者的 SCI 论文摘要较简略，没有注意将文章主要内容体现在摘要内，从而影响论文的交流和发表。

2）电子文献检索：摘要是二次文献的著录内容。因此，摘要必须纳入足够的关键信息，如结果、观察、趋势等，使读者可参考你的工作。

3）用于审稿过程：一般 SCI 期刊编辑把论文的题目和摘要送给候选审稿人，审稿人根据摘要内容来决定是否有兴趣或者值得花时间审阅此稿（示例）。

示例：邀请审稿信包含摘要内容。

Dear Dr.X X X，

I would appreciate your expert opinion as a reviewer of the manuscript recently submitted for publication to JCI. Given your knowledge and expertise in the subject areas upon which this manuscript is focused，I hope you will agree to participate in the review process.

The title of the manuscript is：XXX

The abstract is shown at the bottom of this letter.

Please click on the appropriate link below-either accept，decline or not available...

Eaitor

ABSTRACT：XXX

（3）摘要结构　一般摘要为一个自然段（one paragraph）。摘要的主要结构可以概括为下列四部分，按顺序排列如下。

1）存在的问题和研究的主要目的（Motivation/Problem statement）。

2）实验设计与方法（Methods/Procedure/Approach）。

3）最重要的结果（Results/Findings/Product）。

4）主要结论（Conclusion/Implications）。

（4）摘要的具体内容　摘要的具体内容可以概括为几个方面，见示例（表9-2）。

表 9-2　论文摘要的结构和内容及来源

摘要结构	内容	来源
背景资料、问题、研究目的	What did you investigate and why?（研究了什么？为什么？）	Introduction（引言）
实验设计与方法	What did you do?（做了什么？）	Method（方法）
结果	What did you find out? （发现了什么？）	Result（结果）
解释和讨论	What do your result mean? So what?（结果是什么？代表什么？）	Discussion（讨论）

（5）书写摘要的基本要求和注意事项

1）摘要为 SCI 论文全文的高度浓缩。因此应字字推敲，力求做到多一字有余，少一字则不足。确保准确、简洁而充分地表述论文的主要目的、方法及取得的主要结果及意义。

2）简短精练，内容明确、完整。一般 SCI 论文摘要以 200～300 字为宜，但应注意不同的 SCI 期刊要求也不一致，如 *Science* 要求摘要在 125 字或更少。

3）摘要只是文字描述。没有任何形式的说明，如图、表和注解。为方便检索系统转录，应尽量避免使用化学结构式、数学表达式、角标和希腊文等特殊符号。

4）摘要的第一句话最重要，内容包括了研究动机（motivation：why do we care about the problem and the results?）和存在的问题（problem statement：what problem are you trying to solve?），因此反映了文章的研究方向和重要性。

5）应阐述论文主要的内容。内容必须精心编写，尝试许多版本。

6）要引起读者的兴趣，要原创。

7）避免不必要的话，如 "In recent years..."、"...has received great attention..."、"There has been great interest in..."。

8）避免用可能导致读者混淆的缩略语或术语。如确有需要，应在缩写符号第一次出现时给出其全称。

9）不应包含参考文献。

10）不应包含冗长的背景资料。

11）可以有一些数字，但不要过多。

12）再次确认摘要内容。一旦你完成摘要，需要再检查，以确保内容与论文完全相符。

（6）摘要写作的人称和语态　由于主动语态的表达更为准确，且更易阅读，因而目前大多数 SCI 期刊都提倡使用主动态。*Nature*、*Cell* 等期刊普遍使用第一人称和主动语态的表达方式。避免用第三人称，如 "This paper reported that..."。

（7）摘要写作的时态　摘要写作时所采用的时态因情况而定，应力求表达自然、妥当。写作中可大致遵循以下原则。

1）介绍背景资料或阐述研究的主要目标时，如果句子内容不受时间影响，是普遍事实，应使用现在时；如果句子的内容为对某种研究趋势的概述，则使用现在完成时。

2）概述实验程序、方法和主要结果时，通常用过去时。

3）叙述结论或建议时，可使用现在时。

小结见示例（表 9-3）。

表 9-3　摘要结构和时态

摘要结构	时态
阐述研究的主要目标	现在时或现在完成时
描述使用方法	过去时
扼要说明最重要的结果	过去时
阐述主要结论	现在时

然而，不同的 SCI 期刊有不同的要求，因此要确定在递交论文之前通读作者指南，按照该期刊的要求进行正确的格式化。

（8）摘要写作技巧　尽管摘要出现在论文的最前面，但摘要一般应该在文章各主要部分完成后再写。因为摘要总结了论文，这样有利于文章要点的提炼。优秀的摘要能有效抓住读者的兴趣。开始写作摘要时，可以从 Introduction、Material and Methods、Results and Discussion 章节中选择整个句子或关键短语，并把它们按逻辑顺序排列。然后着手修改或添加文字。要做到准确、简洁、清楚地表达论文的中心内容。句子之间要上下连贯，前后呼应。句型应力求简单，慎用长句。每句话要表达清楚，无空泛、笼统、含混之词，即不阅读全文，读者也能获得必要的信息。简单来说，一般先从一些简单的背景资料开始，用一两句话解释为什么要做这项研究及与研究相关的背景特色（背景与目的）。其次是简述（用一两句话）做了什么（目标/基本方法）。不必详述，但必须注明使用的关键技术，然后清楚地简述主要成果或发现（用一两句话）及重大意义（用一两句话）。最后一句应为研究结论，为什么结果是很重要，强调研究的创新和意义。

（9）缩短摘要方法　不同的 SCI 期刊，其摘要的长度有所不同。因此，当重投其他 SCI 期刊时，有时需要缩短摘要，以达到该期刊的要求。一般缩短摘要方法如下。

1）取消不必要的字句，如"It is reported..."、"Extensive investigations show that...""The author dis-cusses..."、"This paper concerned with..."。

2）对物理单位及一些通用词可以适当进行简化。

3）取消或减少背景介绍（background information）。

4）只描述新情况、新内容，过去的研究细节可以取消。

5）作者在文献中谈及的未来计划不纳入摘要。

6）尽量简化一些措辞和重复的词语。

4. 如何书写 SCI 论文的关键词

（1）关键词（key words）　是摘要内容的浓缩，是反映 SCI 论文主题内容的最重要的词、词组和短语。一般选用 3～6 个。关键词也是 SCI 论文的文献检索标识，表达文献主题概念的自然语言词汇。关键词是为方便计算机检索（search engine）用的，要求词义明确，一词一意。

（2）关键词的遴选　关键词可从以下四个部位去寻找。

1）从题目中找：题目是论文的主题浓缩，最易找到。

2）从摘要中找：摘要是论文的内容浓缩，包括了最重要的方法、结果、结论和关键数据。

3）从论文的小标题中找：它是反映论文主题的层次标题。

4）从结论中找：可找到在题目、摘要、小标题中漏选的较为重要的关键词。

（3）关键词的书写　左顶格起，后空一格写关键词。

示例：

Title：Vascular Endothelial Growth Factor Overexpression Delays Neurodegeneration and Prolongs Survival in Amyotrophic Lateral Sclerosis Mice.（The Journal of Neuroscience，2007，27（2）：304-307）

Key words：vascular endothelial growth factor，amyotrophic lateral sclerosis，motor neuron，superoxide dismutase-1，neurodegeneration，transgenic

（4）关键词的位置　一般情况下，关键词位于摘要之后（示例）。

示例：

Abstract

...A model of postnatal neurogenesis is considered in light of known embryonic events and reveals a limited developmental potential of SVZ stem/progenitor cells。Whereby ancestral ceils in both embryonic and postnatal adult settings give rise to glia and GABA ergic interneurons.

Key words：adult stem cells，electrophysiology，in vitro，neurogenesis，subventricular zone

（5）书写关键词应注意的事项

1）关键词不要全部来自论文的题目。

2）关键词不要重复。

示例：

Title：Sensory Experience Alters Cortical Connectivity and Synaptic Function Site Specifically.（The Journal of Neuroscience，2007，27（13）：3456-3465）

Key words：synaptic，plasticity，experience-dependent plasticity，somatosensory，cortex，whisker。其中，关键词 plasticity 重复了，没有必要。

5. 如何书写 SCI 论文的引言（前言）

引言（introduction）又称前言、绪论、引子、绪言等，是 SCI 论文的一篇开场白，写在正文之前。其作用是向读者揭示论文的主题、目的和总纲，便于读者了解本论文所论述内容的来龙去脉。引言的初步介绍还可以使读者更便于阅读本文，引导读者更好地领会这项科研成果的意义、试验、采用的方法和论文展开论点的计划等。一篇 SCI 论文的引言中应包括研究的背景、目的、方法和结果。很多人写 SCI 文章的缺陷就在于引言没有内涵，过于简单，没有真正体现这个领域发展的历史及本研究的创新之处。在 SCI 论文中，其实引言也是很难写的部分。一个好的引言相当于文章成功了一半。

（1）引言包括的内容

1）课题的提出背景。

2）前人的研究经过、成果、现实情况及存在的问题和评价。

3）说明你做这项研究的原因。介绍课题的性质、范畴及其重要性。突出研究的目的或者需要解决的问题。

4）研究过程所采用的方法，研究工作的新发现和意义。

（2）引言写作的基本要求

1）言简意赅，条理清晰。以最精练的语言，表述研究课题的来龙去脉及研究结果。一般 SCI 论文引言在 450 字以内，2～4 个自然段（paragraphs）。

2）尽量准确、清楚且简洁地指出所探讨问题的本质和范围，对研究背景的阐述做到繁简适度。文献引用和数据提供一定要准确，切记避免片面摘录部分结果而不反映文献的总体结果。引用的数据也要正确，特别是"二次引用"的数据（即不是从原文献中查到，而是从别人文献中发现的另一篇文献的数据）。

3）要把该领域内过去和现在的状况全面概括总结出来，特别是最新进展的引用。在背景介绍和问题的提出中，应引用"最相关"的文献以指引读者。要优先选择引用的文献，包括相关研究中的原始、重要和最具说服力的文献。力戒不恰当地大量"自引"。引用文献时不要原文抄录。要用自己的话进行总结描述。

4）采取适当的方式强调作者在本次研究中最重要的发现或贡献，让读者顺着逻辑的演进阅读论文。

5）解释或定义专门术语或缩写词，以帮助编辑、审稿人和读者阅读稿件。

（3）引言的写作

1）存在什么问题？（What is the problem?）论文引言的作用是开宗明义地提出本文要解决的问题。引言应开门见山、简明扼要，描述你旨在解决的问题，总结相关背景研究、关键关系和概念，使读者能理解你的实验。

2）为什么你的研究是重要的？（Why is your proposal important?）简要叙述前人在这方面所做过的工作。什么是已知的，目前存在的问题或未解答的问题。回顾和总结相关研究，提出你研究的理由。在分析过去研究的局限性和阐明自己研究的创新点时要慎重。一定要遵循实事求是的原则来客观公正地评价别人的工作，不要把抬高自己研究的价值建立在贬低别人的工作之上。对前人工作的概括也不要断章取义和蓄意歪曲别人的意思而突出自己方法的优点。叙述前人工作的欠缺以强调自己研究的创新时，应慎重且留有余地。最常用的表达方式是"To the best of our knowledge，we find/identify for the first time..."。在一篇论文中，对前人工作的概括应尽可能放在引言中。在正文中，如非很必要，就不要再强调了。

3）你如何解决这些问题？（What solution do you propose?）简述你的实验；一般的实验设计或方法；你的新方法或重要结果有什么广泛的影响或意义。

理论性论文与技术研究性论文引言的写作内容、方法基本是相同的。

（4）引言写作时态和语态的运用

1）叙述有关现象或普遍事实时，常用现在时。

> 示例：
> Little is known about XXX.

2）描述特定研究领域中最近的某种趋势，或者强调表示某些"最近"发生的事件对现在的影响时，常采用现在完成时。

> 示例：
> Few studies have been done Little attention has been devoted.

3）在阐述作者本人研究的方法及结果的句子时，多使用过去时。

4）在阐述作者本人研究目的的句子中应有类似"In this study..."、"The experiment reported here."以表示所涉及的内容是作者现在的工作，而不是其他学者或者作者过去的研究。

5）适当地使用第一人称如"We"或"Our"，以明确地指明是作者本人的工作。

> 示例：
> ［推荐］We conducted this study to determine whether.
> ［不推荐］This study was conducted to determine whether.

（5）引言写作中常见的问题

1）引言过简。

2）相关背景研究交代含糊。

3）铺垫太远，绕了一个大圈子才进入主题。

4）描述该研究的重要性，但是没有交代相关的类似研究。

6. 如何书写 SCI 论文的实验材料和方法

实验材料和方法（Materials and Methods）章节描述你是怎样来研究问题（How did you study the problem）。包括：①你用了什么？（What did you use?）；②实验过程怎样？（How did you proceed?）。

（1）实验材料和方法的重要性

1）科学成果必须具有可重复性。"实验材料和方法"章节的关键是保证他人可以重复你的结果，因为本章节描述你做了什么、怎么做和用了什么。

2）审稿者常常仔细研究本章节。审稿者根据你提供的实验材料和方法来判断和决定论文的结果是否可以信任。如果审稿者认为实验材料和方法有缺陷，则该论文的实验设计也会有缺陷。其结果是该论文被拒绝。

因此，虽然实验材料和方法的写作相对较为简单，但是需注意的问题很多。重要的是完整的描述。完整性就是实验当中的每一个环节都要注意到，不要顾此失彼，遗漏一些重要内容。

（2）实验材料和方法的主要内容　实验材料和方法部分可按以下三个方面来描述。

1）你用了什么，包括如下内容。

a. 实验对象（experimental subjects）：一般是人、动物、植物或一些组织等，它们的基本信息要描述明确。要注意 SCI 期刊大多对牵扯到人或动物的实验都要动物管理与使用委员会（Institutional Animal Care and Use Committee，IACUC）或伦理审查委员会（Institutional Review Boards，IRB）通过。详情见链接地址：http://grants.NIH.Gov/grants/olaw/GuideBook. pdf 和 http://www.hhs.gov/ohrp/irb/irb-guidebook.htm。方法学一定要做到：临床研究有患者知情同意，通过伦理审查委员会批准；动物实验符合本大学或者研究单位的动物管理与动物实验的章程等。因此，要认真阅读投稿刊物中关于实验的详细规定。如果违反这一规定，可能会被不接受评审或发表。要描述实验动物的 full binominal latin names、种系和来源。

b. 实验材料（experimental materials）：对材料的描述应清楚和详细。如果采用通用材料和通用方法，只需简单提及。例如，"Details on calculating CBF have been described previously（reference）"或者"The CBF was calculated based on the protocol as previously described（reference）"。如果采用有改进的特殊材料和实验方法，就应较详细地加以说明。化学药品和试剂的商业来源应该说明，但是公司地址不必写明。如"...poly-1-Lysine（Sigma#1309）"。非商业来源的化学药品和试剂必须提供地址。如"The DCX antibody was kindly provided by Peter A. Rice（Buck Institute. La Jolla，CA）"。

c. 实验设备（experimental equipment）：要对仪器型号、生产厂家、实验过程中的用途等做详细说明；设备使用时一些必要的步骤不可省略，尤其是可能对实验结果造成特定影响的操作更要详细说明。这样做的好处是在 Discussion 章节中能够进行对应的分析。例如，一些设备在使用前要校正（calibration），有的要求每阶段实验之后都要重新校正，以保证结果的正确性。一定要详细说明你的操作步骤或校正过程，便于评审人分析你的结果的可靠性。

2）实验过程（experimental procedures）：对实验的整个操作流程描述要详略得当、重点突出。应遵循的原则是给出足够的细节信息以便让同行能够重复实验。如果方法新颖且不曾发表过，应提供所有必需的细节；如果所采用的方法已经公开报道过，引用相关的文献即可。叙述时，不要罗列实验过程，而只叙述主要的、关键的，并说明使用不同于一般实验的设备和操作方法，从而使研究成果的规律性更加鲜明。叙述实验经过，通常采用研究工作的逻辑顺序，而不按实验先后顺序，要抓主要环节，从复杂的事物中理出脉络，按其发展变化规律叙写。

3）结果的统计处理（How the data were analyzed?）：实验的结果需要进行统计处理时，要提供足够的信息，包括实验重复了几次，一般来说实验至少重复三次；均值；标准误（sx）或者标准差（s）；统计分析的方法；P 值（P value）。

示例：

Statistical Analysis

The results are presented as mean $\pm sx$. Statistical analyses were performed with an unpaired Student's test after the demonstration of homogeneity of variance with an F test or a one-way ANOVA for more than two groups. The Bonferroni's test was used for post hoc testing. The level was 0.05（two-tailed）.

Journal of Neuroscience，2007，27（15）：4036-4044

（3）材料和方法写作的要点

1）描述实验过程应遵循的原则是给出足够的细节信息以便让同行能够重复实验，避免混入有关结果或发现方面的内容。

示例：

Transfections

Transfection assays with lipofectamine reagent（Invitrogen）were performed as described（Kovalovskyeta1. 2002）. RSV-β-gal，coding for the bacterial β-galactosidase gene under the control of the viral RSV promoter，or pRL-Tk（Promega），coding for the Renilla luciferase gene under the control of the viral thymidin kinase promoter，were used as second reporter control plasmids.

2）写作时要详略得当。遵循的原则是：如果方法新颖且不曾发表过，应提供所有必需的细节；如果所采用的方法已经公开报道过，引用相关的文献即可。如有改进，可用"Briefly"、"In brief"将改进部分另加说明（示例）。

示例：

In Vitro SUMO Conjugation Assays

SUMO conjugation assays were performed following the manufacturer's instructions using the Sumoylation Kit from LAEBiotech International，assays were carried out in a final volume of 20 μL lin reaction buffer containing 20 mM HEPES，5 mM MgCl$_2$，2 mM ATP，7.5 μg/mL E1，50 μg/mL Ubc9，50 μg/mL SUMO-1，1.0 μg of the corresponding substrate protein，and 0.5 μg of recombinant RSUME where indicated. Reaction mixes were incubated at 30℃ for 1 hr and stopped by addition of 20 μL of a 2 x Laemmly sample buffer.

3）药品和试剂的浓度，什么时候处理的、处理时间的长度等描述也很重要，特别是当条件有变化时。

4）可以用流程图进行说明实验过程。流程图的画法很多，有文字式的，有文字和示意图结合的，不同实验有不同做法。一般来说，可能后者多一些（实验性学科尤其如此），因为这样能使评审人对实验过程一目了然。如果示意图画得漂亮，还可以增加一些印象分，描述时要有鲜明的层次感，对每个步骤之间的顺序和关联要描述清楚，不要造成实验过程混乱不堪的印象。

5）不要重复描述。

（4）论文中常存在统计方法选择不当和应用不正确等问题

1）统计方法描述不清，结论欠科学。文中未交代所用统计方法或统计方法交代不清或根本不予以交代，使读者对论文结论的正确与否无法判断。有的作者只提一句"经统计学处理"后，就写出结论。有的甚至直接用 P 值说明问题，笼统地以 $P>0.05$ 或 $P<0.05$、$P<0.01$ 便称结果差异有无显著性，P 值的大小不说明差值的大小，它还与抽样误差大小有关。因此，还应写明具体的统计方法。如有特殊情况，还应说明是否采用了校正，应写出描述性统计量的可信区间，注明精确的统计量值（如 t 值、F 值和 u 值等）和 P 值，然后根据 P 值大小做出统计学推断，并做出相应的专业结论。

2）统计检验方法应用不正确。具体表现如下。

a. t 检验误用于多组资料比较。

b. 成组 t 检验与配对 t 检验误用。

c. 对于偏态分布的数据采用 t 检验或方差分析。

d. 四格表的检验误用，构成比与率的误用，非正态分析资料用±SM 方式来描述。

这些错误的方法必然导致错误的结论。正确的做法是配对设计的计量资料宜选用 t 检验。t 检验和方差检验只能用于正态分布的数据中。当方差不齐时，应选用近似的 t 检验，若为大样本（$n>50$），可选用 u 检验。多组间均数比较时，如果资料呈正态分布，且方差呈齐性时，应该用方差分析（也称 ANOVA 分析，或 F 检验）。要研究某两个或某几个总体均数是否相等，还要在方差分析的基础上，进一步作两两比较的 q 检验（也称 Student-Newman-Keuls 检验法）。当多个观察组与一个对照组进行均数间比较时，应做 Dunnett t 检验。

（5）材料和方法写作时态的运用

1）若描述的内容为不受时间影响的事实，则采用一般现在时（示例）。

示例：
Spontaneous dissection of the cervical internal carotid artery（sICAD）is an important cause of ischemic stroke in young adults.

2）若描述的内容为特定、过去的行为或事件，则采用过去时（示例）。

> 示例：
> Ultrasound studies were performed on an emergency basis by a vascular technician or a resident，and supervised by K. J. The sonographer was blinded to the results of cervical MRI and angiography.

3）方法章节的焦点在于描述实验中所进行的每个步骤及所采用的材料。由于所涉及的行为与材料是论文的焦点，而且读者已知道进行这些行为和采用这些材料的人就是作者自己，因而一般都习惯采用被动语态（示例）。

> 示例：
> ［推荐］The samples were immersed in an ultrasonic bath for 3 min in acetone followed by 10 rain in distilled water.
> ［不推荐］We immersed the samples in an ultrasonic bath for 3 min in acetone followed by 10 rain in distilled water.

4）如果涉及表达作者的观点或看法，则应采用主动语态（示例）。

> 示例：
> ［推荐］For the second trial，the apparatus was covered by a sheet of plastic. We believed this modification would reduce the amount of scattering.
> ［推荐］For the second trial，the apparatus was covered by a sheet of plastic to reduce the amount of scattering.
> ［不推荐］For the second trial，the apparatus was covered by a sheet of plastic. It was believed that this modification would reduce the amount of scattering.

5）力求语法正确、描述准确。由于材料和方法部分通常需要描述很多的内容，因此通常需要采用很简洁的语言，故使用精确的英语描述材料和方法是十分重要的。需要注意的方面通常有以下几种情况。

a. 不要遗漏动作的执行者（示例）。

> 示例：
> Having completed the study，the bacteria were of no further interest. 显然，the bacteria 不会来 completed the study。

b. 在简洁表达的同时要注意内容方面的逻辑性（示例）。

> 示例：
> Blood samples were taken from 48 informed and consenting patients.... The subjects ranged in age from 11 months to 22 years. 其中的语法没有错误，但 11 个月的婴儿可能不能签知情同意书。

c. 如果有多种可供选择的方法能采用，在引用文献时提及一下具体的方法（示例）。

> 示例：
> "Cells were broken by as previously described"不够清楚，应改为："Cells were broken by ultrasonic treatment as previously described"。

d. 普通、简单的过程不必详细描述（示例）。

> 示例：
> ［不推荐］The petri dish was placed on the turntable. The lid was then raised slightly. An inoculating loop was used to transfer culture to the agar surface. The turntable was rotated 90 degrees by hand. The loop was moved lightly back and forth over the agar to spread the culture. The bacteria were then incubated at 37℃ for 24 h.
> ［推荐］Each plate was placed on a turntable and streaked at opposing angles with fresh overnight E.coli culture using aninoculating loop. The bacteria were then incubated at 37℃ for 24 h.
> ［推荐］Each plate was streaked with fresh overnight E.coli culture and incubated at 37℃ for 24h.

e. 避免使用含糊不清的描述（示例）。

> 示例：
> ［不推荐］A Spec 20 was used to measure A600 of Tubes 1，2 and 3 immediately after chloroplasts were added（Time 0）and every 2 min，thereafter until the DCIP was completely reduced. Tube 4's A600 was measured only at Time 0 and at theend of the experiment. 读者不知道句子中的"Tubes 1，2 and 3"代表什么。
> ［推荐］如改为"A Spec 20 was used to measure A600 of thereaction mixtures exposed to light intensities of 1500，750，and 350 uE/m2/sec immediately after chloroplasts were added（Time 0）and every 2 min. Thereafter until the DCIP was completely reduced. The A600 of the no light control was measured only at Time 0 and at the end of the experiment"则更容易理解。

7. 如何书写 SCI 论文的研究结果

研究结果（Results）是一篇论文的核心（the core of the paper），其水平标志着论文的学术水平或技术创新的程度，是论文的主体部分。总的要求是必须实事求是、客观真实、准确地用说明性材料（图和表）描述主要成果或者发现。文字描述要合乎逻辑、层次分明、简练可读。有人把 Results 和 Discussion 放在一起写，但是大多数论文要求分开叙述。这两种做法取决于论文的类型，比如是 research article 还是 rapid communication。有一些 SCI 刊物的 rapid communication 要求 Result 与 Discussion 合并。

（1）研究结果的写作要点

1）言简意赅（be concise）：对实验或观察结果的表达要高度概括和提炼。不能简单地将实验记录数据或观察事实堆积到论文中，尤其是要突出有科学意义和具有代表性的数据，而不是没完没了地重复一般性数据。

2）避免重复（avoid repetition）：决定哪一些纳入结果章节，哪一些迁移到讨论章节。在结果章节，你只描述结果，一般不做解释。在讨论章节进行解释，并与已知的报道比较，不要重复所有结果。

3）对实验或观察结果要客观地评价。你观察到什么或你发现了什么?对每个实验或程序要求如下。

a. 简述实验（没有详细方法），例如，"By Western blot analysis，we found that..."。

b. 报告的主要结果（main results），包括预期结果（positive results）和阴性结果（negative results）。

选用典型实例：最常见的（most common）。

选用最佳案例：最理想的例证（best example of ideal or exception）。

4）研究结果是表达作者思想观点的最重要部分，为表达清楚，多数研究结果必须分成若干个层次来写。有的研究结果只分成若干个自然段。注意一个自然段只能表示一个中心意思，也可以分成若干个小标题进行分层表述。但不论是分成若干个自然段还是用小标题进行表述，都要注意层次之间的逻辑关系。多结果的逻辑排列，应遵循以下原则：

a. 从最重要到最不重要（from most to least important）。

b. 由简单到复杂（from simple to complex）。

c. 按相同类排列，如 organ by organ、chemical class by chemical class。

d. 写作应按研究问题的逻辑关系来写，不应按实验或试验的时间顺序来写。

5）数据表达可采用文字与图表相结合的形式。如果只有一个或很少的测定结果，在正文中用文字描述即可；如果数据较多，可采用图表形式来完整、详细地表述。文字部分则用来指出图表中资料的重要特性或趋势。

6）一般不解释原始数据（do not interpret the data）。如果论文中还包括独立的 Discussion 章节，应将对于研究结果的详细讨论留到该部分（示例）。

示例：

结果没有解释："The duration of exposure to running water had a pronounced effect on cumulative seed germination percentages（Fig. 2）. Seeds exposed to the 2-day treatment had the highest cumulative germination（84%），1.25 times that of the 12-h or 5-day groups and 4 times that of controls"。

7）文字表达应准确、简洁、清楚。避免使用冗长的词汇或句子来介绍或解释图表。为简洁、清楚起见，不要把图表的序号作为段落的主题句，应在句子中指出图表所揭示的结论，并把图表的序号放入括号中（示例）。

示例：

［不推荐］Figure 2 shows that neurons were distinguished from astrocytes by the selective labeling of astrocytes with SR-101.

［推荐］Neurons were distinguished from astrocytes by the selective labeling of astrocytes with SR-101（Fig.2）.

［不推荐］The results are given in Figure 1.

［推荐］Temperature was directly proportional to metabolic rate（Fig.1）.

8）避免赘述。避免同样的数据出现在图和表中。

9）尽量用均值、百分数等概括原始数据值（rawdata）。

10）报告数据或统计资料时，应该赋予适当的单位（appropriate units）（示例）。

示例：

单个数据"The maximum time was 140 min"。

多位数据需要加上误差（error value）：女- "...was 10 ± 2.3 h"。

一系列的数字都具有相同的单位，在尾数加单位（units），如"No differences were observed after 2，4，6，or 8 h of incubation"。

（2）研究结果写作时态的运用

1）叙述研究结果的内容，通常采用过去时（示例）。

示例：

After flights of less than two hours. 11% of the army pilotsand 33% of the civilian pilots reported back pain.

2）图、表为主语时，常用一般现在时（示例）。

示例：

Figure 2 shows the variation in the temperature of the sampies over time.

3）对研究结果进行说明或由其得出一般性推论时，多用现在时（示例）。

示例：

The higher incidence of back pain in civilian pilots may be dueto their greater accumulated flying time.

4）不同结果之间或实验数据与理论模型之间进行比较时，多采一般现在时（这种比较关系多为不受时间影响的逻辑上的事实）（示例）。

示例：

These results agree well with the findings of Smith，et al.

（3）研究结果的写作语态 结果部分以被动语态为主，可以穿插主动语态（示例）。

示例：

To address the question of whether astrocytes lead or follow in the propagation of SD，we analyzed the time of onset the fast ［Ca^{2+}］ transients in neighboring astrocytes and neurons to determine whether the wave occurs first in neurons or in astrocytes.

8. 如何书写 SCI 论文的讨论

讨论（Discussion）是一篇文章的精华、全文的灵魂，也是最难写的部分。Discussion 之所以难写，是因为讨论部分最能反映作者复习的文献量和对某个学术问题了解和理解的深度和广度。深度就是论文对于提出问题的研究到了一个什么样的程度，广度指是否能够从多个角度来分析解释实验结果。

（1）讨论部分的重要性　要让审稿人和读者了解你的论文为什么值得引起重视：

1）你的结果有什么理论意义？

2）你的结果有什么实际应用价值？

3）你的发现是否可以扩展到其他领域？

4）你的结果是否有助于我们理解更广泛的领域（a broader topic）？

（2）讨论的内容　在 Discussion 这一章节，你应该解释你的结果。因此，讨论的内容主要有以下内容。

1）概述最重要的结果。你的结果有什么意思？数据是否符合你的最初假设？如果没有的话，为什么？你是否需要修改假说？

2）指出其是否能支持先前的假设及是否与其他学者的结果相互一致；如果不是的话，为什么？是否他们的实验设计有缺陷？

3）对结果提出说明、解释或猜测，根据这些结果，能得出何种结论或推论？

4）说明研究的局限性及这些限制对研究结果的影响。有什么进一步的实验需要进行？如果你的结果模棱两可，还需要什么实验能使结果更加明确？

5）指出结果的理论意义和实际应用价值。

（3）讨论部分写作的基本要求　Discussion 的重点在于对研究结果的解释和推断，并说明作者的结果是否支持或反对某种观点，是否提出了新的问题或观点等。因此撰写讨论时要避免含蓄，尽量直接、明确地做出完整的解释。说理要有根据，问题要讲清楚、讲透彻。因此，每个结论都要有证据。总是聚焦在你的结果上，不要讨论与你现在的工作无关的话题。

（4）讨论部分的写作结构　一般实验性 SCI 论文的讨论部分的写作结构如下。

第一段（first paragraph）：阐述主要发现。可以从摘要改写（示例）。

> 示例：
>
> In this study，we have shown that tumor cells organize a mitochondrial chaperone network，which involves Hsp90，its related molecule，TRAp-1，and the immunophilin CypD. This complex maintains mitochondrial homeostasis and antagonizes the function of CypD in permeability transition. Conversely，inhibition of mitochondrial Hsp90 chaperones with a novel class of mitochondria directed ATPase antagonists causes sudden loss of mitochondrial membrane potential，release of cytochrome c，and massive death of tumor but not normal cells.
>
> *Cell，2007，131（2）：257-270.*

中间段落（middle paragraphs）：段落的多少根据结果多少而定，可以是并列关系或者递进关系。但要保证每一段都有一个主题。而且每一段中要说明以下几点：

1）你的研究结果说明什么?有什么意义?（示例）

> 示例：
>
> The results presented here demonstrate an involvement of Shh signaling in the regulation of SVZ stem cells，leading to sustained neurogenesis，in the postnatal and adult mouse brain.Taken together，the gene expression analyses and the in vitro andin vivo experiments indicate that Shh signaling is critical for the modulation of the number of cells with stem cell properties，for the proliferation of early precursors and consequently for the production of new neurons.
>
> *Development，2005，132：335-344*

2）你的研究结果和别人的类似研究有什么异同?如果不同，可以讨论一些产生差异的可能原因（示例）。

> 示例：
>
> In contrast to other data（ref），we show that Shh is sufficient to increase the number of neurospheres derived from SVZ cultures grown over quiescent astrocytes. This difference mightrelate to the method used：it is possible that the astroeytes in the feeder layer produce enough cofactors but at low enough levels for Shh to act，whereas saturating levels of EGF mask the effects of Shh（ref）.
>
> *Development，2005，132：335-344*

3）如果你在研究结果中出现非常新的东西，用以前别人的理论很难解释，那么你可以提出你的假设理论来解释试验中非常新的东西，一定要做到能自圆其说。

末段（1ast paragraph）

在 Discussion 的最后要总结一下，告诉别人你这个研究的几个主要结果（两三句）。

（5）讨论部分写作的常见问题

1）没有选择深入讨论的问题。选择合适的结果在 Discussion 部分进行深入讨论，是写好该部分首先要面临的问题。要以每一个重大结果为基点。一般来说，可根据如下原则来判断：如果你的结果体现了实验的独特性，是其他研究中没有得出的，那这个结果就是要重点讨论的问题；有些结果和前人的研究一致，并没有显著性差异，就应该一笔带过而无须深入讨论。Discussion 的一个重要作用就是要突出自己研究的创新性，并体现出显著区别于他人的特点，区别大和小是另外一个问题，重要的是要有区别，区别就是创新。

2）没有对选中的问题按一定层次从多个角度进行讨论。选择的问题有时不止一个（多数情况是两个以上），因此要按一定层次描述清楚。问题无论大小、是否重要，都要从多个角度（横/纵，纵/横）展开深入讨论：首先要有类似结果的对比，说明自己结论的独特性。其次要系统阐述为什么会有异同。方法有多种（从实验设计角度、从理论原理角度、从分析方法角度或借鉴别人分析方法等）。重要的是将这个问题深入阐述清楚，不能让人有意犹未尽之感（So what?）。

3）与 Results 的不一致性。就是结果和讨论没有一一对应。少数出现讨论的内容可以推出与实验相反的结论。

4）作者在讨论时不引用或没有系统引用相关文献。发生这种情况的主要原因为：作者没有意识到查找和引用相关文献的必要性；作者因条件所限，无法查到和查全相关文献；少数作者故意不引用相关文献，以突显自己研究的"新颖"和"价值"。

5）作者虽引用了相关文献，但没有结合自身的研究讨论，也就是说，作者虽查到并引用了相关文献，但没有把以前的结果和自己的结果融合在一起讨论。这两种论文分割的结果都一样，就是使读者看完论文后，仍对该研究缺乏系统、完整、深入的了解和理解。

6）简单重复 Introduction 的内容。虽然讨论总与 Introduction 中援引的问题或假说相连。但不是简单地重复，而是 Introduction 的展开。

7）重复 Results 的内容。不要在讨论中再重复声明您的结果。虽然您可以偶尔在 Discussion 部分里提及图和表格帮助解释某事，但不能包含新的数据，可以用流程图说明。如果您需要提醒读者讨论的结果，可以用 bridge sentence 来进行链接。例如，The increased expression of neuroglobin in the damaged region after focal ischemia suggests that...（解释）。

（6）讨论部分写作的人称和语态　在这一部分内容尽可能使用主动语态。慎防啰唆词组，要简洁。可以使用第一人称描述自己的结果（示例）。现在时和简单的过去时可以用于讨论和结论章节（Present and simple past tenses may both be correct for results discussion and conclusions）。

示例：

We have also shown that transplantation of cell populations derived from either a limited number of CDl46$^+$CFU-Fs or single CDl46$^+$CFU-Fs results in the re-establishment，in the heterotopic ossicles，of CDl46$^+$CFU-Fs that can be secondarily passaged and directly assayed.By providing evidence for the ability of CDl46$^+$stromal cells to function as self-renewing，clonogenic skeletal progenitors，our data outline the long sought anatomical identity of SSCs（"mesenchymal" stem cells）in human BM and acrucial feature of their phenotype.While our data provide evidence for the self-renewal and multipotency of CDl46$^+$CFU-Fs，a larger-scale study would be necessary to accurately determinethe actual frequency of in vivo assayable，multipotent，and self-renewing clonogenic progenitors type-defined cells.Even though within our population of phenol such frequency would appear to be high based on our data（50%），the relative weight of inherent biological heterogeneity，versus heterogeneity relative to the specific experimental assay and its constraints（including culture and transplantation conditions），remains to be further analyzed.

Cell，2007，131（2）：324-336

9. 如何书写 SCI 论文的结论

结论（Conclusion 或 Summary）又称结束语、结语。它是整个课题研究的总结，全篇文章的归结，一般来说，结论中出现的问题不太多。有些 SCI 期刊要求有结论章节（段落），位于论文结论结束时。

（1）结论写作的内容

1）结果要点。本研究结果有什么新发现，得出什么规律性的结论，解决或完善了什么理论，适用于什么样的范围。对前人有关本问题的理论、方法或技术做了哪些检验，哪些与本研究结果一致，哪些不一致，做出了哪些修正、补充、发展或否定。

2）意义或实用价值、推广前景。

（2）结论写作要求

1）概括准确、措辞严谨。准确、完整地概括论文中创新的内容。

2）明确具体，简短精练。结论应提供明确、具体的定性与定量的信息。对要点要具体表述，不能用抽象和笼统的语言。

3）综合分析，客观评估，浓缩表达。避免以假设来"证明"假设，以未知来说明未知，并依次循环推论。不要把前言部分的内容，如立题依据、研究目的等写在结尾部分来讨论。

（3）结论写作方法

1）由于 MS Word 等文字处理软件提供的拷贝（copy）、粘贴（past）功能，论文摘要中的一些话可被拷贝到结论中，但要注意改变时态。

2）结论一般可以用几句话来表述。有时也可以把结论分成若干条来写，但不常见。

3）结论要恰如其分。

4）本研究尚未解决的问题及今后的研究方向的设想或建议和对应用的技术有哪些改进的建议一般不放在结论中。但有些 SCI 期刊要求在结论中加入这些设想或建议（示例）。所以通读 SCI 期刊的作者指南十分重要。

示例:

This lipidomics study reports for the first time a unique signature of GPLs in proliferating RSCs，its regulation by LACs，and its effects on plasma membrane fluidity. However，further work will be required to identify whether this novel finding can be extrapolated to other neural stem cells or possible to stem cells in general.

Stem cell，2007，25（11）：2864-2873

（4）结论人称和时态的写作　写他人研究结果用现在时或现在完成时；描述本文研究结果用过去时；普遍适用的结论是现在时。结论中不使用第一人称单数主格"I"。而较多使用第一人称复数主格"We"，以说明该工作是由多人完成的。

10. 如何书写 SCI 论文的致谢

科学研究通常不是只靠一两个人的力量就能完成的，需要多方面力量的支持，包括资金、设备、人力支持和帮助。特别是大型课题，需多人参与。因此，在论文结论之后或结束时，对于在研究过程中或在论文撰写过程中，曾给予帮助和支持的单位及个人表示谢意。当然，致谢章节是可以因作者的意愿而选择的（optional）。换句话说，致谢章节并非一定要出现在 SCI 论文中。

（1）致谢内容　致谢主要分为以下两个方面。

1）表明该项研究是在什么资金或基金资助的情况下完成的。中国一般都是国家自然科学基金（nature science foundation of China，NSFC）。美国大多是美国国家卫生研究院

（national institute of health，NIH）和美国国家科学基金会（national science foundation，NSF）。写基金时一般要标注清楚基金号码（grant number），只有这样才算是该项基金的研究成果；也可以算作实验室的研究成果（示例）。

示例：

Acknowledgments

We thank K. Hartung and K. Keller for technical assistance；O. Kobler for help with confocal microscopy；M.D. Welch forproviding anti-Arp2/3 complex antibodies；and E.D. Gundelfinger for support. This work was supposed by grants from the NIH（RO1AG1982 to J.K.），the Kultusministerium land Sachsen-Anhalt（XN3571A to B.O.），and the Deutsche Forschungsgemeinschaft（to B.Q. and M.M.K.）.

2）对参与人员和单位表示感谢。应对整个研究过程中，尤其是参加部分研究工作，包括提供实验设计或实验材料，但没有列在作者中的研究人员，要肯定他们的贡献，予以致谢。有些审稿人也很看重这方面（示例）。因此，需要引起重视。

示例：

Reviewer's comments：

The number of tumoral samples studied should be specified.The only mention of neuropath0109ical study is that "only the sections of human glioblastoma that were confirmed by neuro-pathologists were used"（no acknowledgements allow identifying these neuro-pathologists and their involvement in the study）...

但是，如果提供帮助的人过多，就不必一一提名，除直接参与工作、帮助很大的人员列名致谢外，一般人均笼统表示谢意。如果有的单位或个人确实给予帮助和指导，甚至研究方法都从人家那里学到的，也只字未提，是不应该的。如果写上一些从未给予帮助和指导的人，为照顾关系，提出致谢也是不主张。

（2）致谢在论文手稿中的位置 致谢通常位于论文结论之后或结束时。但少数 SCI 期刊要求把致谢放在参考资料之后，或者在第一节。

（3）利益冲突 有些 SCI 期刊要求在致谢章节内说明"Any clarification regarding conflicts of interest of the authors"。如果没有，你可以写上"The authors indicate no potential conflicts of interest"或者"The authors declare that they have no competing financial interests"。

（4）书写致谢常见的错误

1）写基金来源时，没有标注基金号码。当然，有些基金没有基金号码（示例）。

示例：

Acknowledgments

This work was supported by AIRC，Telethon and MIUR of Italy（to P. B. ），and in part by the DIR/NIDCR of the IRP/NIH（P. G. R. ）.

Cell，2007，131（2）：324-336

2）有人基于礼貌，添上对 editor 和 anonymous reviewers 的感谢，这是没有必要的。

3）有些名家、学者或教授，从未指导，也没有阅读过论文，借"致谢"来增加论文发表的可能性，是不对的。致谢词和致谢方式必须征得受谢人或单位的同意。

11. 如何书写 SCI 论文的参考文献

参考文献（References）是指为撰写论文或编辑论著而引用的有关图书和期刊资料。原则上，除了教科书上公认的方程和表达式外，只要不是自己的工作，都要列出处，并完整给出相应文献。即使是作者自己以往的工作，也要列出相应文献。这样做既对他人研究有充分肯定、免去剽窃之嫌。又能说明自己的论述依据充分，也突出了自己在该研究中的独创内容。因此，作者在论文中，凡是引用他人的报告、论文等文献中的观点、数据、材料、成果等，都应清楚地标注，完整地给出参考文献。

（1）参考文献的目的　便于读者查阅原始资料，便于自己进一步研究时参考。应该注意的是，凡列入参考文献的，作者都应详细阅读过，不能列入未曾阅读的文献。

（2）收录参考文献的原则

1）主要的文献（Primary literature）：该研究由谁始创的？（Who first lad the basic idea?）是谁做了最重要的工作？（Who did the most important work before?）还有谁贡献很大？（Who else contributed signifi-cantly?）

2）收录正式发表的文献。

3）规范的收录格式。

（3）收录参考文献应注意的事项

1）最好引用原始文献，不要二次引用。

2）注意文献编排格式，与你要投的刊物要一致。因为，不同的 SCI 期刊有不同的文献编排格式。投稿前，首先要了解该期刊的投稿指南。

3）尽量不要遗漏重要参考文献。

4）引用文献时，不要完全依赖于综述（review）。

5）尽量引用原创者的文献（give credit to originators）。

6）当引用自己已经投稿，但还没有被接受的论文时，可以写成"submitted"。如果你的论文已经被接受，但还没有出版时，可以写成"in press"。

7）参考文献的引用要根据收录参考文献的原则。因为，编辑部一般选用该领域中的专家来评审。如果评审专家发现他的论文没有被引用，可能会造成一定的负面影响。至少评审专家会认为你对该学术问题的了解和理解的深度及广度不够。

（4）参考文献的格式　不同的 SCI 期刊对参考文献格式的要求不一样，具体可分为以下几种情况（示例）。

1）作者的写法：有的是简写在前，有的简写在后，有的简写有点，有的简写没有点。

2）文章的名字：有的要加上引号，有的则不必加。

3）期刊的写法：有的要简写，有的要全称，有的要斜体，有的则不需要。

4）年和期卷号的顺序：有的是年份在前，有的是年份在后。

5）文献的排列顺序：有的是按照字母的顺序，有的则是按照在论文中出现的顺序用阿拉伯数字排序。

示例 1

期刊论文

Yalow，R. S.，and Berson，S. A. 1960. Immunoassay of Endogenous Plasma Insulin in Man. J. Clin. Invest. 39：1157-1175.

论文待发（In press）

Gardner，W.，and Schultz，H. D. 1990. Prostaglandins Regulate the Synthesis and Secretion of the Atrial Natriuretic Peptide. J. Clin. Invest. In press.

图书

Myant，N. B. 1981. The Biology of Cholesterol and Related Steroids. Heinemann Medical Books. London，United Kingdom. 882 pp.

图书章节（Articles in books）

Innerarity，T，L.，Hui，D. Y.，and Mahley，R. W. 1982. Hepatic Apoprotein E（remnant）receptor. In Lipoproteins and Coronary Atherosclerosis. G. Noseda，S. Fragiacomo，R. Fumagalli，and R. Paoletti，editors. Elsevier. Amsterdam，Holland. 173-181.

摘要

Packman，C. H.，Rosenfeld，S. I.，and Leddy，J. P. 1981. Inhibition of the C8/C9 steps of complement lysis by a high density lipoprotein（HDL）of human serum. Fed. Proc. 40：967a.（Ab-str）

示例 2：Proc Natl Acad Sci USA 对参考文献的格式要求

期刊论文

10. Neuhaus J-M，Sitcher L，Meins F，Jr，Boiler T（1991）A short C-terminal Sequence is Necessary and Sufficient for the Targeting of Chitinases to the Plant Vacuole. *Proc Natl Acad Sci USA 88：10362-10366.*

图书或图书章节（Articles or chapters in books）

14. Hill AVS（1991）in Molecular Evolution of the Major Histocompatibility Complex，eds Klein J，Klein D（Springer，Heidelberg），PP 403-420.

因此，投稿前仔细阅读所投期刊的指南，参考该期刊的文献录入格式。如果你的参考文献没有按照所投 SCI 期刊进行参考文献格式化，一般过不了初审。所以要认真对待。此外，还要注意引用文献的数量，不要超过要投 SCI 期刊的要求（示例）。

示例：引用文献的数量超标导致论文退稿范例

Dear Dr.×××，

Your manuscript has been unsubmitted，and your manuscriptnumber is：JCI-00XX-08-ORIG. It was necessary to unsubmit your manuscript for the following reason（s）: You have cited 43 references，but only 40 are allowed in an original manuscript（absolute maximum I can accept is 42）. Please reduce your citations to 42 or less and resubmit the manuscript...

Sincerely，

Editorial Manager

第十章　医学科研课题的申报

第一节　医学科研课题的种类

一、按研究的性质分类

1. 医学基础研究

以发现人类自然规律和发展医学科学理论为目标的创造性研究，其成果将成为一般的真理，或普遍的原则、理论或定律。中医药基础研究是在中医药理论指导下运用现代科学技术手段，对中医理论体系进行理论与实验研究，以阐明其科学内涵，提高中医药学术水平，促进中医药学术的发展。医学基础研究可分为纯基础研究和应用基础研究。

（1）纯基础研究　指认识生命和疾病的现象，揭示生命和疾病的本质，探索健康与疾病相互转化的规律，增加新的医学科学知识。在中医研究中，藏象、经络实质的研究即为纯基础研究。

（2）应用基础研究　指认识人体生理和病理变化，探索疾病病因、发病机制及病程转归，通过基础研究工作，为建立有效的疾病诊断、预防、治疗、康复方法等提供理论依据。如中医学应用基础研究的重点是病因、证候、治则、治法、方剂配伍规律等基础理论研究。

2. 医学应用研究

通过应用研究可以把理论发展到应用的形式，医学和中医药临床研究属于应用研究，其研究目的明确，周期较短。其主要是为解决临床防病治病中各种问题进行的科学、技术知识的创造性的系统研究。如疾病的诊断、预防、治疗、康复的新方法与新技术的研究；新药、新生物制品的筛选；重大疾病的治疗方案等。中医临床研究的重点是，利用中医药的优势和特色，研究常见病、多发病、疑难病、重大疾病等创新性的治疗方法、治疗方案和诊疗设备等。

3. 医学实验发展（开发）研究

医学实验发展（开发）研究是对应用基础研究和应用研究成果的实现，为了推广新材料、新产品、新设计、新流程和新方法进行的系统的创造性活动。对现有疾病诊断、预防、治疗、康复技术进行实质性改进提高；对新的诊疗技术和方法的开发、引进与应用。例如：磁共振成像、断层造影术、超声波技术等的应用；计算机在疾病诊断和治疗中的应用；新型复合材料的开发、引进及在临床医学中的研制和应用；新药、新生物制品、新医疗器械、新技术、新材料、新方法的研制开发和中间试验；应用生物技术对医用微生物、动物、药用植物进行属性改良和特殊用途的医用转基因微生物、动植物和遗传操作及培育。

4. 软科学研究

软科学研究是指应用软科学理论、方法和技术，针对社会、经济发展及各类工作中的问题，经过系统的研究，制定出新方案，常以咨询报告、科学论著等形式表达成果，如中医药事业发展战略研究。

二、按研究的时间点分类

1. 回顾性研究

回顾性研究是以现在为结果，回溯过去的一种科学研究方法。回顾性研究是从已有的记录中追溯从那时开始到其后某一时间或直到研究当时为止这一期间内，每一研究样本的情况，是一种由"果"至"因"的研究方法，如对名老中医临床经验的回顾性整理研究。

2. 前瞻性研究

前瞻性研究指选定研究对象，预定研究方式和条件，利用这些条件，去做研究追踪，分析判断，最后在原定的计划和时间内做出评估，把符合原设计的所有病例和影响因素都进行统计学处理，最后把全部结果呈现出来。其特点是有明确研究目的，研究计划周密，观察指标合理，并严格按设计要求收集资料，进行归纳、统计分析后得出结论。如采用随机对照方法进行的新药物、新诊断方法、新治疗方案的研究，是目前中医药研究中常用的方法。

三、按研究的方法分类

1. 实验研究

实验研究是研究者能够人为给予干预措施的研究，通过实验手段取得科学资料的研究方法。其特征是为了明确科学目的，突破自然条件的限制，完全在人工控制的条件下观察客观事物，搜集可靠资料，并进行分析、综合、演绎、归纳、判断、推理，获得理性认识。目的是揭示某种事物或现象的本质，阐明某种事物的运动规律及其机制。实验性研究课题需要在实验环境中进行，屏除外界因素的干扰，从而可获得比较可靠的科学数据，如病理学、生理学、药理学和部分临床医学方面及各种新技术的应用等研究。

2. 调查研究

调查研究是利用调查研究的方法和手段发现本质特征和基本规律的科学研究方法。为了弄清某些疾病在某个时期的发生、发展和转归状况，用调查的方法对被调查研究的对象进行接触、询问和现场调查，搜集可靠资料，进行统计分析研究，从而发现其本质特征和基本规律。调查研究的类型：按获得资料的时间可分为经常性调查和阶段性调查；按调查对象的范围可分为普查、典型调查、抽样调查；按调查目的可分为居民健康状况调查、卫生学调查、流行病学调查、临床随访调查；按收集资料的方式可分为现场测试法、采访法、填表法和通讯法。调查研究可以为流行病学、非流行病学、职业病、地方病、环境与健康、临床病例分析等方面的课题。

3. 经验体会

经验体会是中医药临床科研比较独特的研究方法。往往是在自己或他人临床经验的基础上，对某一问题产生新的认识，再搜集资料，进行规律性总结。特别是在对名老中医的经验继承和整理方面有其独特的优势。这类性质的课题一般以述评、商榷、建议等形式发表科研论文。

第二节　医学科研课题的来源

一、国家级课题

1. 国家重点科技攻关项目

国家重点科技攻关项目是国家指令性招标科研项目，该类项目针对国家亟待解决的重大问题，具有极强的方向性，投资大，要求高，务必形成标志性或原创性成果。攻关项目一般分为项目、课题、专题三级。主要为以下项目。

（1）国家科技支撑计划　又称为"攻关计划"，是我国综合性的科技计划，以重大公益技术及产业共性技术研究开发与应用示范为重点，结合重大工程建设和重大装备开发，加强集成创新和引进消化吸收再创新，重点解决涉及全局性、跨行业、跨地区的重大技术问题，着力攻克一批关键技术，提升产业竞争力，为我国经济社会协调发展提供支撑。自"七五"以来，中医药科研已纳入资助范围。

科技部负责支撑计划的组织实施，每五年招标一次，一般在国家每个"五年计划"的最后一年，由科技部提出下一个"五年计划"的科技攻关内容，并进行项目招标，在"五年计划"期内逐步实施。其实施周期为 3～5 年。

（2）国家高技术研究发展计划　又称为"863 计划"，是解决国家长远发展的战略性、前沿性和前瞻性的高技术问题，发展具有自主知识产权的高技术，统筹高技术的集成和应用，引领未来新兴产业发展的计划。"863 计划"以招标形式立项，共有 8 个领域、20 个主题。科技部负责计划的组织实施。其申报时间根据国家科技部通知确定。

（3）国家重点基础研究发展计划　又称为"973 计划"，是以国家重大需求为导向，对国家发展和科学技术进步具有战略性、前瞻性、全局性和带动性的国家科技"基础研究发展"计划，主要支持面向国家重大战略需求的基础研究重点领域和重大科学研究计划。"973计划"由科技部负责组织实施，研究期限一般为 5 年。实行"2+3"的管理模式，实行首席科学家领导下的项目专家组负责制。其实行项目课题制管理，申报时间一般为每年的 1～3 月。

2. 国家自然科学基金

国家自然科学基金是我国支持基础研究的主渠道之一，由国家自然科学基金委员会负责实施与管理。基金面向全国科技工作者，支持基础研究。采用同行专家通讯评议和学科评审组评议两级评审制度。国家自然科学基金申报时间是每年的 1～3 月。国家自然科学基金研究项目包括面上项目、地区项目、重点项目、重大项目、重大研究计划、联合资助基金、国际合作研究等；人才项目包括青年科学基金、创新研究群体、国家杰出青年科学基金（含外籍）、海外和港、澳青年学者合作基金、国家基础科学人才培养基金等；环境条件项目系列包括科学仪器基础研究、优秀期刊、科普项目、优秀重点实验室等。下面重点介绍与中医药科研密切相关的面上项目和青年基金。

二、政府管理部门科研基金

部级项目是指国务院直属的政府管理部门制定的各类科研课题，与中医药密切相关的主要有国家卫生健康委员会）科技项目、国家中医药管理局科技项目、国家新药研究基金等。

1. 教育部博士点基金

教育部博士点基金面向高校科研第一线工作的教学科研人员，分为博导类课题、新教师类课题及优先发展领域课题三种。

2. 国家卫生健康委员会科研项目

国家卫生健康委员会科研项目是面向全国医药卫生科技工作者的科研项目，择优支持，覆盖面广，带动性强，直接为防病治病服务，包括科学研究基金和优秀青年人才专项科研基金。

3. 国家中医药管理局科技项目

国家中医药管理局科技项目根据全国中医药科学技术发展规划和中医药学术需要，面向全国医药卫生系统，资助中医药应用研究、基础研究和软科学研究。着重解决提高中医药防病治病能力，提高临床疗效及对中医药学术发展有较大意义的科学技术问题。其包括：由国家中医药管理局以计划任务下达形式安排的重大项目；以招标形式确立的国家中医药管理局科学研究基金资助的重点课题；供有独立研究能力的青年中医药科技工作者研究的青年课题；主要资助少数民族开展的民族医药课题，如藏医药、蒙医药、傣医药等。

4. 国家新药研究基金

国家新药研究基金由国家新药研究与开发协调领导小组统一规划、协调、组织，由国家新药研究与开发管理办公室负责实施。新药研究基金面向全国从事新药研究的科研院所、学校和企业。申请者和合作者应具备较强的研究能力，有一定研究工作基础、基本工作条件和工作时间有可靠保证，三五年内可望取得预期成果或结果。其主要资助：可取得专利保护的、对人类健康威胁大的难治疾病的防治药物的研制，以及相关的研究；择优支持从人工合成或天然资源中发现、寻找、研究、开发新药或先导化合物；从具有确切临床疗效和突出特色的中药方剂或中成药中开发符合国际规范的药物。

5. 省科技厅项目

省科技厅项目是面向本省经济和社会发展需求，以重大公益技术及产业共性技术研究开发与应用为重点，加强集成创新，重点解决涉及全局性、跨行业、跨地区的重大技术问题，提升产业竞争力，为本省经济社会协调发展提供支撑的课题。其包括：对本省科技进步和新兴产业发展有重要影响，对经济社会可持续发展有积极作用的科技支撑计划；用于资助在基础学科领域内，在理论创新和学术进步方面有利于提升本省科技发展水平的应用基础研究计划；围绕本省科技、经济、社会发展中的重大改革与发展问题，开展区域发展战略、规划，社会持续发展战略，重点产业、行业的技术政策的超前研究，对政府决策有重大作用和影响的软科学研究计划；资助在学术上已取得国内同行公认的创新性成绩，所从事的研究工作对科学技术发展和国民经济建设具有重要意义的青年科技基金项目。

三、厅局级项目

厅局级项目是指各省政府主管部门的科研项目，如省教育厅、省卫生厅、省中医药管理局、地方科技局等厅（局）级项目。省教育厅科技项目是面向全省高等院校，着眼于提高高校科研整体水平的自然科学类项目和人文社会科学类项目。省卫生厅科技项目是资助本省行政区域内的医疗卫生、预防保健、医药院校及科研机构等单位，针对疾病预防、诊断、治疗、护理、康复、保健等方面的研究课题。省中医药管理局科技项目是根据本省中医药事业发展规划，围绕中医药学术发展及科技进步中的重大问题而设立的。地方科技局项目是指在本地（市、县区）科技计划中安排的科学技术研究开发活动。

四、单位科研基金

单位科研基金是各院校、科研院所、医院根据本单位的实际情况自行设立的研究课题，一般可反映本单位的科研特色和优势，也是为了解决本单位发展中的关键问题，或是为了填补空白或加强某个学科而设立。单位科研基金是苗圃可行性课题研究，是为承担国家课题做好基础性研究工作，对促进单位科技人才的培养和专业、学科建设发挥着积极作用。

五、委托课题

委托课题又称为横向课题，是指社会生产部门或单位为了解决在医疗、科研、生产与管理实际过程中遇到的具体理论难题或技术难题提出来的，通过委托科研单位、高等学校或个人给予研究解决，以期促进自身生产水平提高的课题，也可以是科研单位、高等学校或个人与生产企业联合起来进行的"横向联合课题"。

六、个人自选课题

个人自选课题即研究者自己确定的研究课题，一般是指由研究人员个人独立或小组合作承担的课题，是个人根据自身长期的医学实践经验、业务专长、工作特点，发现某些有较好研究价值的课题，依靠自己已有的条件或者借用有关方面的力量开展科学研究，是作为国家课题或横向课题的预备性研究。

第三节 医学科研课题申请书的撰写

课题申请书是集体智慧的结晶，课题组成员应从自己的专业出发，根据个人在课题中承担的任务，提出周密而科学的设计，经课题组讨论后，最后由课题负责人整理，执笔成文。撰写申请书前要认真阅读填表说明，按要求进行。申请书要文笔流畅，内容实际，思路清晰，突出特色，有创新点。申请书外观要整洁，装订成册。

一、申请书的格式

由于科研项目资助渠道的要求不同，申请书的格式不完全相同，一般内容包括简表（个人信息、项目基本信息、项目组主要参与者）、立项依据、研究目标、研究内容（技术路线、关键点、可行性）、特色与创新、经费申请等。

二、申请书的撰写（以国家自然科学基金面上项目的申请为例）

（一）申请书的封面

1. 资助类别

国家自然科学基金面上项目。

2. 项目名称

项目名称是课题内容的高度概括，应简明、具体、新颖、醒目，并能准确反映课题的研究对象、研究方法、研究目标和创新点。其要体现三大要素：①研究对象；②研究采取的措施；③研究预计结果，字数以 15～25 字为宜。

3. 申请者

申请者指本项目的提出者，是课题的总设计者，负责科研工作的安排并从事该项科研的工作任务。

4. 依托单位

依托单位指课题负责人所在单位。

5. 通信地址

通信地址为申请者联系地址。

6. 申报日期

申报日期按项目招标单位提出的申请时间填写。

（二）基本信息

基本信息包括申请者信息、依托单位信息、合作单位信息、摘要、关键词。其中，摘要是对申报课题核心内容的具体概述，集中反映课题的核心与精华，包括主要方法、研究内容、预期结果、理论意义及应用前景（或预期的经济效益）等，要求准确清晰，阐述要逻辑严密，语言要言简意赅。摘要字数在 400 字以内，要认真提炼，反复推敲，字斟句酌。关键词不超过五个，注意摘要和关键词的中英文应保持一致。

（三）项目组主要参与者

主研人员是指在项目组内对学术理念、技术路线的制定及对项目的实施完成起主要作用的人员，在该项科研工作中具体承担任务，并有创造性贡献。

项目组成员一般宜 5～9 人，重点项目应有更多的人员参加，至少要有一定数量的高级职称人员。人员构成必须从科研项目的实际需要出发，应包含设计指导者、工作的主要操作者、必要的辅助人员，年龄、技术职称、知识结构及实验技能人员结构要合理搭配，分工明确，工作不互相重复。

（四）经费申请表

经费申请表是指研究经费、国际合作与交流经费、劳务费、管理费。申请者要根据课题研究任务的需要，按照经费的开支范围和有关规定，科学、合理、真实地编制课题经费预算。

（五）申请书正文

1. 立项依据与研究内容

立项依据与研究内容是正文中最重要的核心，包含了五个子项，涵盖了课题研究过程的全部内容，一般以 4000～8000 字为宜。

（1）立项依据　要科学阐述本项研究的背景、现状、水平和最新技术成果，当前国内外研究的现状和趋势。着重阐述本项目研究的意义，找出本课题研究领域中的空白点、未知数、难点、关键技术，确立本课题的着眼点，在已有的基础上形成清晰严密的假说和设想。在阐述上要论之有据，令人信服，可适当引用文献数据、学术机构的结论性意见及专家的评价。参考文献要引用适当，主要引用近 3 年的参考文献和综述，要注明目录及出处。

（2）项目研究内容、研究目标，以及拟解决的关键科学问题　①研究内容：是指重点阐述本项目的研究内容。内容要具体、全面、完整和适度，是为实现研究目标而具体要做的工作，应包括课题研究的范围、内容和可供考核的指标。主要填写准备从哪几个方面来研究论证提出的问题，明确从什么角度、什么范围、什么水平进行研究。每个方面选择什么样的可供考核的技术或经济指标。②研究目标：是指课题的核心及目标，是要研究解决的问题焦点，是课题完成后具有显示度的指标，目标一般要与招标指南和选题相吻合。研究目标包括最终目标和阶段目标，最终目标是指整个课题研究完成后将达到的目标。阶段目标是将研究周期分解成若干阶段，每一阶段拟达到的目标。阶段目标要围绕最终目标来制定。目标应采用概括性文字，准确的语言描述，有根据的预测。③拟解决的关键科学问题：是指在研究过程中对达到预期目标有重要影响的某些研究因素，以及为达预期目标所必须掌握的关键技术或研究手段，对项目涉及的关键科学技术问题要有恰当表述，并给出拟定的解决方案。

（3）研究方案及可行性分析　研究方案是指研究内容确定后，为完成该内容而对整个研究工作所做的总体设计。要求设计思路科学、清晰，主要方法先进，研究指标特异，技术路线可行，实施措施具体、明确。完整的研究方案必须结合研究内容，写明采用的研究方法，说明选取什么标准的研究对象，研究哪些内容，通过什么方法和指标进行观察，对实验数据如何统计处理，将采取何种技术路线或工艺流程。书写时一般包括以下内容，①研究对象：要充分考虑研究对象的敏感性、特异性和稳定性，要体现标准化、集中化和代表性。要估计样本量的大小，确保对象齐全。临床试验应说明研究对象选取的标准，即诊断标准、纳入标准、排除标准。明确样本量的例数和分组及分组的原则，研究的措施和方法，各组的治疗方法和疗程、剂量，不良反应的控制和记录，依从性控制和评价，终止的条件及执行等。②动物实验：应说明选取实验动物的种属、品系及来源、性别、体重、月龄及分级分类等。明确动物分组的原则和方法，造模方法和成功标准，实验给药方法、剂量、疗程、反应处置及记录等。③实验方法：要说明实验名称，具体实验方法的依据，所用仪器名称和厂家、型号、生产日期及稳定性，制剂的厂家、批号、规格、纯度、剂量，实验条件、操作程序和步骤、中间质控标准，实验数据的记录和保存。若采用的是通用的方法，可不必写明详细步骤，但应写明按××法，并将出处附列于参考文献。若有改进或使用创新性的研究方法或手段，一定要详细叙述，并注明改进点、改进依据和改动的原因，采用新方法的优势，改进后的效果及标准和评价。④技术路线：指具体研究的路线及进行研究的程序和操作步骤。按研究过程依次叙述，每一步骤关键点要讲清楚，要具有可操作性。可尽量采用流程图或示意图。技术路线的设计可按时间顺序为主线设计，也可按研究内容为主线设计，要求详细写清每个具体步骤。数据的采集和统计方法，要说明本项研究统计学设计采用了哪几种数据处理方法及标准，所使用的统计工具及软件名称。⑤可行性分析：是指研究方案设计初步完成后，对研究条件、研究基础等进行可行性分析，主要从所选方法是否有利于检验假说，课题组人员的科研能力和对相关技术的掌握程度，技术路线是否清楚，研究条件和财力、物力是否具备等方面进行说明。

2. 项目的特色与创新之处

这是科研项目的价值所在，要表明本项目与国内外同类研究在选题、设计、方法、技术、路线、成果、应用方面的特色和独创之处，尤其是作为中医药科研项目，要坚持中医药特色，有鲜明的创新点。创新点一般为 2~4 点为好。对创新性内容的提出必须科学和严谨。原始创新是指填补空白或修改传统的理论、新技术、新方法的发明创造。跟踪创新是指在已有成果基础上的补充和完善，是现有理论对原有技术、方法进行修改后产生的突破性效果。

3. 年度研究计划及预期研究结果

（1）年度研究计划　是根据项目研究方案对研究内容做的分期研究工作进度安排，用于检查考核指标，一般以 3 个月或半年为一个工作单元安排计划，各工作单元之间应具有连续性，一个工作单元可并列安排不同分题任务。每一工作单元的研究内容应具体、可行，并有明确和客观的进度考核指标，如观察病例数等。

（2）预期研究结果　是指成果的显现形式和体现研究目标。不同类型的课题预期研究结果也不同。一般为研究论文、专著，专利，临床治疗方案，新技术方法、新工艺、标准，新药材、药品、材料、器械、仪器设备、产品等。

4. 研究基础与工作条件

（1）研究工作基础　是指与本项目有关的研究工作的积累和已取得的研究工作的成绩，特别是为本项目立项而做的前期工作，包括临床基础、必要的预实验、选择实验方法和建立动物模型等，以及发表的相关论文论著、获奖情况。

（2）研究工作条件　是指研究人员的学术水平和科研能力，已具备的基本实验条件和技术条件，包括利用国家重点实验室和部门开放实验室的情况，已有的协作条件，原材料及加工条件，已从其他渠道得到的经费支持等。

（3）申请人简介　指申请人和项目组主要参与者的学历和研究工作简历，近期已发表的与本项目有关的主要论著目录和获得学术奖励情况及在本项目中承担的任务。论著目录要求详细列出所有作者、论著题目、期刊名或出版社名、年、卷（期）、起止页码等；奖励情况也需详细列出全部受奖人员、奖励名称等级、授奖年等。并写出申请人和项目组主要参与者正在承担的科研项目情况，要注明项目的名称和编号、经费来源、起止年月、与本项目的关系及负责的内容等。

5. 经费申请说明

科研经费申请要根据课题研究任务的需要，按照经费开支范围规定，科学、合理、真实地编制。计算方法要有充足理由，数额要包含经费总额、开支项目、拨款计划，对主要开支项目进行说明。

6. 其他附件清单

其他附件清单是随纸质申请书一同报送的附件清单，按要求填写。

7. 签字盖章

申请人、项目组主要成员、依托单位及合作研究单位对所申报项目的真实性，保证项目研究的顺利实施和开展工作给予条件支持等进行承诺并签章。有合作单位的科研项目，合作双方应本着"公平、平等、互利"的原则，签署合作协议书，明确工作任务和内容，明确知识产权归属，科研成果效益分成。